Carl-Auer

Die Pupille des Bettnässers

Siegfried Mrochen/Karl L. Holtz
Bernhard Trenkle (Hrsg.)

Hypnotherapeutische Arbeit mit Kindern und Jugendlichen

Achte Auflage, 2015

Umschlaggestaltung: Uwe Göbel
Satz u. Diagramme: Beate Ch. Ulrich
Printed in Germany
Druck und Bindung: CPI – Ebner & Spiegel, Ulm

Achte Auflage, 2015
ISBN 978-3-89670-583-9

Bibliografische Information der Deutschen Nationalbibliothek:
Die Deutsche Nationalbibliothek verzeichnet diese Publikation
in der Deutschen Nationalbibliografie; detaillierte bibliografische
Daten sind im Internet über http://dnb.d-nb.de abrufbar.

Informationen zu unserem gesamten Programm, unseren Autoren
und zum Verlag finden Sie unter: www.carl-auer.de.

Wenn Sie Interesse an unseren monatlichen Nachrichten aus der Vangerowstraße haben,
können Sie unter http://www.carl-auer.de/newsletter den Newsletter abonnieren.

Carl-Auer Verlag GmbH
Vangerowstraße 14
69115 Heidelberg
Tel. 0 62 21-64 38 0
Fax 0 62 21-64 38 22
info@carl-auer.de

Inhalt

Einleitung

Die Idee, das vorliegende Buch zu veröffentlichen, ist etwa drei Jahre alt. Mrochen hat mit Trenkle geredet – Holtz hat mit Mrochen gesprochen – Holtz mit Trenkle, Mrochen wieder mit beiden usw. Die von Trenkle initiierte erste Workshoptagung in Rottweil hat dann Fleisch an das Ideenskelett gebracht. Vorträge und ausgearbeitete Seminarpapiere brachten Material; vorläufiges, solides, interessantes und originelles Material über die unterschiedlichsten Weisen, Hypnosekonzepte auf die im weitesten Sinne therapeutische Arbeit mit Kindern und Jugendlichen zu übertragen.

Die Herausgeber bedanken sich bei den Autoren; sie sind alle Praktiker, die mit diesen Konzepten arbeiten. Praktiker, die gleichzeitig Theoretiker sind, weil sie reflektieren und (sich) zu erklären versuchen, wie sie was bewerkstelligen – und Autoren auch, weil sie sich getraut haben, es aufzuschreiben. Zu den deutschsprachigen Autoren – Österreich und die Schweiz sind ebenfalls vertreten – kommt ein Tschechoslowake hinzu, der auch schon lange „so" arbeitet; und damit es international ist bzw. wir daran denken, wo wir uns haben anregen lassen, sind US-Amerikaner mit von der Partie, Experten, die schon viel länger „so" arbeiten.

Bei allen Autoren wollen wir uns bedanken für ihre Ideen, ihren Fleiß und auch für die Bereitschaft, sich über die Schulter und in den Kopf gucken zu lassen. Wir sind sicher, daß die Beiträge des Buches eine Menge Anregungen enthalten für alle, die mit Kindern und Jugendlichen arbeiten, weit über den psychotherapeutischen, kinderärztlichen und kinderpsychiatrischen Kontext hinaus.

Als wir die Workshopreferenten und weitere Kollegen aufforderten, ihre Erfahrungen zu Papier zu bringen, war klar, daß dies kein hochsystematisches Lehrbuch der Kinderhypnose werden würde. Es handelt sich in der Summe um einen erfahrungsgeleiteten „Reader", fast ein Handbuch, das zu unterschiedlichen Symptomatiken und Problembereichen Stellung bezieht. Die Vielfalt unterschiedlicher Ansätze macht verständlich, daß sich strukturelle wie inhaltliche Redundanzen nicht vermeiden ließen, obwohl wir das Material auch unter diesen Gesichtspunkten gestrafft haben. Im Ergebnis finden sich Aussagen über eine Vielfalt von Methoden hypnotherapeutischer Arbeit, die dem Leser eine Fülle von Anregungen für die praktische Arbeit geben können sowie explizit und implizit eine Reihe interessanter Antworten zu entsprechenden, in der Praxis immer wieder gestellten Fragen der Indikation.

Die meisten Beiträge sind ihrer Art nach Erfahrungs- und Fallberichte, angereichert durch Theoriekonzepte hoher Plausibilität; es sind keine stringenten, über das Design abgesicherte Beweisführungen der Wirksamkeit im Sinne einer strengen empirischen Forschung.

Es ist beeindruckend und erstaunlich, wie begierig Fachleute unterschiedlichster Schulen sich für die vorgelegten Theorie- und Praxiskonzepte zu interessieren beginnen. Offenbar werden die Konzepte hypnotherapeutischer Arbeit nicht so sehr als konkurrente Verfahren, sondern als sinnvolle Ergänzung zu anderen Therapieverfahren und Veränderungskonzepten angenommen. Es scheint so zu sein, daß hier Konzepte vorliegen, die insgesamt dem Trend zur Kurzzeitbehandlung entsprechen. Gesundheitspolitisch betrachtet, eröffnen die mit diesem Buch vorgelegten kinderhypnotischen Behandlungskonzepte, die in ihrem innersten Kern ressourcenorientiert sind und auf die Stabilisierung der ganzen Persönlichkeit abzielen, eine hoffentlich bessere Art symptomorientierter Behandlung.

Abschließend möchten wir betonen, daß den Herausgebern die gemeinsame Tätigkeit viel Spaß gemacht hat. Die Heterogenität der Ansätze und Auffassungen, die Kreativität der Hypothesenbildung und der dargestellten Verfahren, kennzeichnend für ein so junges Fachgebiet, war erfrischend anregend und hat in den gemeinsamen Diskussionen Neugier und Freude an der Weiterentwicklung dieser Disziplin geweckt.

Siegfried Mrochen, Karl L. Holtz, Bernhard Trenkle
Heidelberg, September 1992

Einige Grundlagen der Kinderhypnose

Siegfried Mrochen und Hiltrud Bierbaum

Anmerkungen zur Geschichte der Kinderhypnose

Zeugnisse über die Hypnose von Kindern finden sich immer im Kielwasser von Berichten über Entwicklung und Anwendung der Hypnose bei Erwachsenen bzw. der Hypnose überhaupt. Karen Olness weist in der zweiten Auflage des Buches *Hypnosis and Hypnotherapy with Children* (1988) darauf hin, daß frühe Belege über die Hypnotherapie mit Kindern in erster Linie anekdotisch waren, oft eingebunden in die Kontexte emotional getönter Appelle, um gerade diskutierte Theorien und Spekulationen über unterschiedliche Aspekte menschlichen Verhaltens zu unterstützen oder zurückzuweisen. Dennoch gibt es daneben mit dem ausgehenden neunzehnten Jahrhundert auch Zeugnisse sorgfältigerer Betrachtungen über Kinder als Subjekte hypnotischer oder hypnotherapeutischer Bemühungen.

Die offizielle Geschichte der Kinderhypnose beginnt mit den Behandlungsberichten Anton Mesmers in Wien und später in Paris. Mesmer hatte dramatische Heilungserfolge – von ihm selbst sind etliche Berichte überliefert, Kinder und Jugendliche mit seiner Methode erfolgreich behandelt zu haben (Tinterow 1970). Interessanterweise galt seine Aufmerksamkeit auch dem ungünstigen Einfluß der Eltern auf die Behandlung (Ullrich in Peter, Kraiker, Revenstorf 1991). Die britischen Ärzte John Elliotson und James Esdaile benutzten im neunzehnten Jahrhundert den „magnetischen Schlaf" zur Schmerzbehandlung und zur Durchführung schwierigster Operationen ohne die damals üblichen Narkotika. Elliotson (1791–1868) berichtete in einer von ihm herausgegebenen Fachzeitschrift häufig über die Behandlung von Kindern mit den unterschiedlichsten Problemen durch „Magnetismus".

James Braid, schottischer Arzt und zunächst ein Skeptiker, ließ sich zwar von den Ergebnissen des Magnetismus überzeugen, suchte jedoch nach befriedigenden theoretischen Erklärungen der Phänomene. Er deutete die Trance als eine Art Nervenschlaf und griff daher auf das griechische Wort für Schlaf *(hypnos)* zurück; Braid machte darauf aufmerksam, daß hypnotisierte Personen häufig abnorm empfindsam für Sinneseindrücke waren und dazu neigten, Suggestionen mit großer Bereitschaft auf sich zu beziehen und wörtlich in Erleben und Verhalten umzusetzen. Auch von ihm ist eine Fülle von Material überliefert, in dem über seine therapeutische und experimentelle Arbeit mit Kindern und Jugendlichen berichtet wird (Braid 1855, zit. in Tinterow).

Jean Martin Charcot (1825–1893), ein geachteter Neurologe, der – den Quellen zufolge – selber nie Menschen hypnotisiert hatte, machte auf Grund der Erfahrungen seiner Assistenten einige gewichtige Aussagen zur Hypnose, die die Diskussionen in Europa bis heute beeinflussen. Nach Tinterow (1970) deklarierte er hypnotische Zustände zur Erscheinungsform der Hysterie und sah sie als unnormale neurologische Phänomene an. Auf ihn gehen auch die Behauptungen zurück, daß Kinder nicht trancefähig und Frauen leichter zu hypnotisieren seien als Männer.

Auguste Ambrose Liébault (1823–1904) und Hippolyte Bernheim (1840-1919) waren die ersten Forscher, die auf Grund ihrer Studien Hypnose zu einem normalen Phänomen erklärten. Sie benannten die gesteigerte Suggestibilität als essentielles Merkmal der Hypnose (Tinterow, a. a. O., 354 f.) und die Fähigkeit des Menschen zur Imagination als wichtigste Voraussetzung. Sie stellten fest, daß der Hypnotiseur den Klienten durch die Sprache mental beeinflußt. Die beiden sammelten Daten über 755 Versuchspersonen (Bramwell 1956) und widerlegten weitgehend die Aussagen von Charcot. Ihre wissenschaftlichen Verdienste lagen in einer differenzierten Darstellung individueller Reaktionen des Menschen in Trancezuständen. Sie konnten weder bestätigen, daß Frauen leichter zu hypnotisieren waren als Männer noch daß Kinder überhaupt nicht zu hypnotisieren waren. Bernheim wies ausdrücklich darauf hin, daß Kinder rasch in Trance zu versetzen waren, vorausgesetzt, es gelang, sie zu konzentrieren und ihnen die Anweisungen verständlich zu machen.

Bramwell (1852–1925) berichtet um die Jahrhundertwende von eigenen und Kollegenerfahrungen über die Behandlung sehr unterschiedlicher Störungen und Symptome bei Kindern und Jugendlichen. Die von Bramwell angeführten Erfolge sollen außerordentlich gewesen sein.

Mit dem steigenden Einfluß Freudscher Gedanken wurde die Hypnose in Europa, besonders im deutschsprachigen Raum in die Hinterzimmer oder auf Varietébühnen verdrängt. Sigmund Freud hatte Hypnose bei Liébault und Bernheim gelernt und zeitweise angewandt, sich jedoch später für die Techniken der freien Assoziation und der Traumdeutung entschieden. In der Folgezeit wurden Forschungen und Entwicklungen von Hypnose vor allem im therapeutischen Bereich in den USA vorangetrieben. Hier gewinnt auch die hypnotherapeutische Arbeit mit Kindern neues Leben und neue Konturen. R. O. Mason, F. Baumann, M. H. Erickson sind wichtige Namen bei der Entwicklung der Kinderhypnose. J. R. Hilgard, K. Olness und G. Gardner stehen sowohl für eine intensive Weiterentwicklung als auch für seriöse wissenschaftliche Forschung im Bereich Kinderhypnose.

Je mehr Kenntnisse wir über die Szene erlangen, desto wahrscheinlicher und richtiger ist die Aussage, daß es immer schon Fachleute – Kinderärzte, Pädagogen, Psychologen, Heilpädagogen – gegeben hat, die oft unbewußt „so" mit Kindern und Jugendlichen gearbeitet haben. Richtig ist jedoch auch, daß mit dem steigenden Einfluß Milton Ericksons in Europa und Deutschland sowie anderer kurzzeittherapeutisch und strategisch orientierter Verfahren auch das Interesse an kinderhypnotischer Arbeit in den deutschsprachigen Ländern wuchs.

Eine lebendige und ressourcenorientierte Art, mit Kindern umzugehen, hielt seit den siebziger Jahren Einzug in Beratungsstellen und Therapiezimmer. Einer, der eher im Stillen gewirkt und weniger geschrieben hat, ist mit Sicherheit Peter Nemetschek in München. Der Einfluß von Violet Oaklander, die sich zwar selbst als Gestalttherapeutin bezeichnet, aber eine sehr originelle und trancedurchdrungene Art hat, mit Kindern zu arbeiten, ist hier nicht zu unterschätzen. Viele Therapeuten und Pädagogen sind in ihren Workshops inspiriert und ermutigt worden.

Die Herausgeber dieses Buches selber nehmen – in aller Bescheidenheit – für sich in Anspruch, die Entwicklung in ihren jeweiligen Wirkungsfeldern theoretisch wie praktisch gleichfalls mit beeinflußt zu haben.

In einer naiven Betrachtung der Hypnose besteht weitläufig das Vorurteil, daß die hypnotisierte Person vom Willen einer anderen Person mit besonderen außergewöhnlichen Kräften beherrscht wird: nämlich denen des Hypnotiseurs, der während der Hypnose die Person dazu bringen kann, all das auszuführen, was er will. Mangelhaft ausgebildete oder unseriöse Hypnotiseure, wie sie häufig in mystifizierender oder auch karikierender Weise in Geschichten, Gruselfilmen und ähnlichen Werken dargestellt werden – auch Bühnenhypnotiseure – haben seltsame Annahmen und Vorurteile über Hypnose verfestigt, so daß diesem Verfahren bis heute der Ruf des Anrüchigen oder – Mystisch-Übernatürlichen anhaftet.

Möglicherweise kommt dieser Aspekt auch dem Wunsch des Menschen entgegen, unkontrollierbare oder nur schwer heilbare Krankheiten durch Wunderheilungen, die keine Anstrengungen oder Eigenverantwortlichkeit des Patienten erfordern, zu bewirken. Auch das Bedürfnis nach „höheren Mächten", die auf dem Weg der Hypnose durch den „Magier", Medizinmann oder Therapeuten aktiviert werden und die zu übersinnlichen Leistungen befähigen, kommt hier zum Tragen.

Nun kann der Hypnotherapeut aber aus keinem Hobbymusikanten oder Hausmusiker einen Konzertpianisten schaffen, ebensowenig Einfluß auf Heilung oder Handlungsvorgänge nehmen, die nicht ausdrücklich vom Hypnotisierten gewünscht oder in Kauf genommen werden. Ein funktionierendes Zusammenwirken von Hypnotiseur und Klient ist sogar auf die Frei-Willigkeit und Suggestibilität des anderen angewiesen. Hypnose kann allerdings zur Steigerung von Leistung und Kompetenzen führen, das heißt Potentiale wecken, Blockierungen lösen, Einstellungen und Vorstellungen des Selbstbildes sowie des Selbsterlebens verändern. Kinder akzeptieren schnell die natürliche Autorität von Erwachsenen. Ihre Suggestibilität erfordert in der hypnotherapeutischen Arbeit eine besondere Aufmerksamkeit und Verantwortlichkeit des therapeutischen Begleiters.

Im Sport wird schon seit längerem mit sogenanntem „mentalen Training" gearbeitet, das seinem Wesen nach auf die Wirksamkeit von Suggestion und Imagination baut. Die Beispiele des Sportlers oder Pianisten weisen auch darauf hin, daß die Fähigkeiten zur Utilisation autosuggestiver Vorstellungen geübt werden müssen, um sich entwickeln zu können; autosuggestive Vorstellungen, die wohl als etwas dem Menschen Ureigenes betrachtet werden können.

Allerdings neigen wir in unserem Kulturkreis dazu, diese spezifisch menschlichen Fähigkeiten der Selbstbeeinflussung eher in negativer, d.h. entwicklungsbehindernder Form einzusetzen – in Form von Entmutigungen, Bedenken, „Problemhypnosen" (s. Gunter Schmidt). Der Hypnotiseur kann nur den Rahmen anbieten, Vorstellungen anleiten und Erfahrungsmöglichkeiten erweitern. Aufgabe des Klienten ist es dann, die suggestiven Angebote zu nutzen und für das eigene Erleben durch Aktivierung unbewußter, „verschütteter" Potentiale im Verhalten umzusetzen.

Ein weiterer Grundsatz der Hypnose liegt in der Gesetzmäßigkeit der umgekehrten Wirkung. Sie besagt, daß die innere – auch negative – Vorstellung den Sieg davon trägt, wenn der Wille und die Vorstellung sich miteinander in einem Konflikt befinden. Ein Klient mag – auf dem Hintergrund logischer Erwägungen – den Willen haben, das Rauchen aufzugeben, möglicherweise kann er sich jedoch nicht *vorstellen*, daß er in der Lage ist, aufzuhören, beziehungsweise er ist nicht fähig, sich ein Bild von sich selbst ohne Zigaretten zu machen. Der Mensch wird weiterrauchen, möglicherweise nur für kurze Zeit aufhören.

Vielleicht ist es sinnvoll, zwischen Hypnose und Hypnotherapie zu unterscheiden. Hypnose ist ein veränderter Zustand des Bewußtseins; über diesen veränderten Zustand gibt es eine Reihe von experimentellen Untersuchungen, Beschreibungen und Annahmen. Keinem Experten ist es bislang gelungen, ein exaktes Verständnis über diese Vorgänge zu gewinnen. Möglicherweise ist Hypnose auch ein Oberbegriff für *unterschiedliche* Bewußtseinsphänomene. Analog zum Begriff der Hypnose wird in diesen Ausführungen Trance häufig ähnlich verwendet. Hypnotherapie ist eine Behandlungsmethode, durch die dieser „andere Zustand" therapeutisch genutzt wird; die Nutzungsmöglichkeiten reichen von einfachen Suggestionen bis hin zu Behandlungsmustern der Psychoanalyse und der Verhaltenstherapie. Karel Balcar weist in seinem Beitrag darauf hin, daß in der Arbeit mit Kindern die Trance durch eine Art hypnotischen Gesprächs ersetzt wird.

Zusammenfassend kann gesagt werden: Niemand wird durch „Hypnose" allein beeinflußt oder geheilt, sondern durch das Insgesamt spezieller therapeutischer Interventionen während des hypnotischen Zustandes und durch die in diesem Zustand ausgelösten Prozesse. In den moderneren Ansätzen der Hypnotherapie, in denen mit den

Konzepten des Indirekten, Strategischen und Systemischen gearbeitet wird – spätestens jedoch seit M. H. Erickson –, wird der Wechsel vom sogenannten normalen Wachzustand in einen besonderen Trancezustand als ein natürliches Phänomen betrachtet. Trancezustände im Alltag können sein:

- Tagträume
- entspanntes Dösen
- Phasen vor dem Einschlafen und dem Aufwachen
- das Erleben von automatisierten Tätigkeiten mit geteilter Aufmerksamkeit (Autofahren, Joggen)
- das gelöst-konzentrierte Hören von Musik
- das absorbierende Betrachten eines spannenden Filmes
- das Anhören einer interessanten Schilderung
- ein intensives erotisches Erlebnis
- intensives Hören von Märchen und Geschichten
- das dissoziierte Erleben im Spiel

In einer Mischung von Alltagsbeobachtung und Vermutung läßt sich sagen, daß es Menschen gibt, die – oft unbewußt – ein feines Gespür dafür haben, in welchem Zustand sich ihre Mitmenschen gerade befinden, und dies auf ihre Weise zur Gestaltung der Kommunikation nutzen. Das heißt, nicht nur die Seite der Trance ist ein „Alltagsphänomen", auch die Fähigkeit, hypnotisch-suggestiv diesen Zustand bei anderen herzustellen und zu nutzen, ist eine dem Menschen eigene Umgangsform. So kann die natürliche Interaktion zwischen Mutter und Kleinkind, die sogenannte „stimmliche Ansteckung", das In-den-Schlaf-Wiegen, Lieder und Reime, Gestik, Spiele usw. hypnotisch wirken. Es ist zu vermuten, daß die Ängste und Mißverständnisse, die der Hypnose gegenüber existieren, auch auf die Ängste vor diesen natürlichen Zuständen hinweisen; insbesondere dann, wenn Störungen in bestimmten wichtigen Entwick-lungsphasen (wie der magischen Phase) oder der frühkindlichen Mutter-Kind-Kommunikation stattgefunden haben.

Alltagshypnose hat freilich noch eine andere, kritisch wirkende Seite, auf welche die Familien- und Hypnotherapeutin Michele Ritterman mit Nachdruck hinweist (Ritterman 1983). Zwei Personen – etwa die Eltern – reden gleichzeitig auf eine dritte Person – das Kind – ein. Induktionstechnisch betrachtet handelt es sich dabei um die äußerst wirksame Methode der Doppelinduktion. Die Person geht unweigerlich in eine Trance mit allen Konsequenzen, die unter Umständen Hypnose so wirksam machen; und wenn dies, wie die Erfahrung zeigt, häufiger geschieht, kann der Kraft von negativen, krankmachenden Suggestionen im Alltag eben von seiten der Betroffenen wenig entgegengesetzt werden. Auch Double-bind-Situationen und widersprüchliche sowie Tabu-Kommunikation in belastendem Klima kann solche hypnotischen Effekte durch Konfusionen sowie Wahrnehmungs- und Erlebnisunsicherheit provozieren.

Es wäre sinnvoll, Familienkommunikation auch wissenschaftlich noch stärker unter dem Aspekt hypnotisch wirksamer Rituale zu analysieren. Ritterman hat auf ihre Weise plausibel den Zusammenhang zwischen elterlicher Jammerkommunikation und suizidalen Depressionsvarianten bei Jugendlichen deutlich gemacht. Hilgard erforschte zudem gründlich den Einfluß und die Rolle elterlicher Bestrafungen bei der Entwicklung hypnotischer Fähigkeiten (vgl. auch Trenkle in diesem Band). Das ständige Äußern von Bedenken, Suggestion von Ängsten oder belief-konstituierenden Rollenzuschreibungen in der Familie, manchmal sogar durch den Namen des Kindes, können ebenfalls auf diese Weise wirksam werden (vgl. auch den Artikel von Schmierer im vorliegenden Band). Folglich kann sich die Behandlung dieser Familien beziehungsweise der betroffenen Personen auf eine Aufdeckung solcher „unfreiwillig" hypnotischen Sequenzen und auf eine Dehypnotisierung richten (vgl. auch Lankton und Lankton 1986 sowie die Beiträge von Holtz und Trenkle in diesem Band).

Die implizite Verwendung hypnotischer Zustände spielt auch in medizinisch-therapeutischen Bereichen eine größere Rolle als bisher angenommen. Lankton hat darauf aufmerksam gemacht, wie viele Therapeuten, therapeutische Schulen Hypnose und Hypnotherapie praktizieren bzw. hypnotische Wirkungen an internalen Kontrollinstanzen vorbei erzielen, ohne sich dessen bewußt zu sein, oft ohne dies ausdrücklich in ihrem Konzept zu erwähnen (Lankton 1980). Das heißt, sie erreichen möglicherweise ihre Erfolge durch den natürlichen und geschickten Einsatz von Kommunikationsmustern, die ihrem Wesen nach „hypnotisch" wirken.

Aus eigener Erfahrung wird auf das therapeutische Talent der Familientherapeutin Virginia Satir hingewiesen, das mit Sicherheit aus einer hochkomplexen Handhabung von Dissoziations-, Konfusions- und Ankertechniken bestand. Dies geschah in Kombination mit griffigen Metaphern und emotionalen Erläuterungen, die in einer sehr facettenreichen Sprache und Mimik an den Klienten herangebracht werden. In die heilsame Verwirrtheit der Person, mit der sie arbeitete, hinein senkte Satir ihre zentralen therapeutischen Botschaften.

Die Phantasiereisen der Kindertherapeutin Violet Oaklander sind sehr wirksame Wege, die Widerstände der kleinen Klienten in einer sehr tiefen und eindrucksvollen Weise ernst zu nehmen und therapeutisch zu nutzen. Diese befinden sich oft nach kurzer Zeit in Trancezuständen. Die von ihr entwickelten Puppenspieltechniken und die Arbeit mit Teilen (siehe weiter unten) in Verbindung mit ihrer variablen Stimme sind sowohl dissoziativ- als auch suggestiv-hypnotisch.

Wenn man allgemein auch andere bedeutende Therapeuten beobachtet, wird man im Tonus, der Stimmodulation, dem Sprachstil und der Kommunikationshaltung häufig ähnliche Phänomene beobachten. So gibt es in der Verhaltenstherapie die beruhigenden Versicherungen in der Arbeit mit schwer depressiven Patienten, bei Suizidalen imaginäre Abschiedsrituale sowie in der Spieltherapie mit Kindern das begleitende Kommentieren von Spielhandlungen. Frank Farelly, der als ein effizienter und origineller Therapeut gilt, arbeitet ebenfalls mit solchen Mustern. In seinem Buch „Provokative Therapie“ wird jedenfalls nicht explizit deutlich gemacht, daß er mit wirksamen Trancetechniken arbeitet, nämlich mit Konfusion und Dissoziation.

Hypnotherapie kann bei der Bewältigung einer großen Zahl von habituellen Störungen, die häufig in der Kindheit vorkommen, nützlich sein. Es gibt inzwischen eine Fülle von Berichten, die Zeugnis von einer sinnvollen Anwendung auf vielen Gebieten der medizinischen und psychotherapeutischen Arbeit mit Kindern und Jugendlichen geben. Es betrifft die allgemeine Pädiatrie, die Schmerzkontrolle (Adolseck u. Novik 1980; Olness 1981; Zeltzer et al. 1979), die Verhaltensstörungen sowie neurotische Symptome, Enuresis und Enkopresis (Johnson 1981), Migräne und unbestimmte Kopfschmerzen (Olness u. McDonald 1981), Drogenmißbrauch (Baumann 1970), pädiatrische Notfallmedizin (Kohen 1986), Unterleibsuntersuchungen (Kohen 1980), Hämophilie sowie chronische bzw. unheilbare Krankheiten (LaBaw 1970, Gardner 1976, *Hykog*-Themenheft „Kinderhypnose“, 7 (1), April 1990.)

Das nächtliche Einnässen ist eine chronische Verhaltensstörung, mit der Kinderärzte oft konfrontiert werden. Bei bettnässenden Kindern über fünf Jahre gibt es selten deutlich wahrnehmbare organische oder psychologische Gründe für diese Störung. Untersuchungen haben gezeigt, daß die erfolgreichsten Behandlungsmethoden die sind, welche die Eigenverantwortlichkeit des Kindes für den Erfolg verstärken. Auf dieses Phänomen wird auch in den vorliegenden Beiträgen von Mrochen und Trenkle über die Behandlung von Bettnässern hingewiesen. Die Erfahrungen mit einer großen Zahl von bettnässenden Patienten, die in Selbsthypnose unterwiesen wurden, bestätigen das. Der Einsatz von Entspannungs- und Imaginationstechniken bei einnässenden Kindern, die sechs Jahre und älter sind, liegt nahe.

Psychophysiologische Störungen wie Asthma, Gürtelrose, Migräne, Bluthochdruck und andere physische Komplikationen mit deutlichen psychologischen Komponenten sind auf unterschiedlicher Weise einer Bewältigung durch Hypnotherapie zugänglich (siehe hierzu die Beiträge von Kohen in diesem Band). Asthmatische Kinder und Erwachsene, die mit Hypnotherapie behandelt werden und Fähigkeiten der Selbsthypnose durch Übungen entwickeln, lernen, die Asthmaanfälle unmittelbar nach dem Einsetzen zu lindern oder die Intensität spezifischer Bronchialspasmen zu verringern. Darüber hinaus lernen sie, mit den Anfällen verbundene Gefühle der Furcht zu verändern. Kinder demonstrieren, daß sie in der Lage sind, die Häufigkeit der Anfälle zu reduzieren und die Reaktionsbereitschaft auf allergene Stoffe zu verringern oder ganz abzustellen; in diesem Zusammenhang verringern sie gelegentlich auch ihren Bedarf an medikamentösen oder anderen Interventionen.

Über die Schmerzkontrolle durch Hypnotherapie wurden eingehende Untersuchungen angestellt. Ein Erfolg scheint vom subjektiven Erleben des Schmerzes durch den Patienten und der positiven Erwartung des Therapeuten abhängig zu sein. Schmerz kann durch die Anwendung von Hypnotherapie spürbar beseitigt werden. In anderen Fällen der Schmerzbewältigung durch den Einsatz von Entspannung und mentaler Imagination konzentriert sich die Erwartung häufig auf das Zulassen einer veränderten Wahrnehmung und Kontrolle des Schmerzes. Die entsprechenden Techniken können auf vielfältige Weise bei Kindern eingesetzt werden: Wenn in Notfällen Wunden genäht werden müssen, bei periodisch auftretenden Schmerzsyndromen, bei Kindern, die sich wiederholt schmerzhaften Knochen- oder Rückenmarkpunktionen unterziehen müssen, die der Behandlung von Leukämie ausgesetzt sind, oder bei regelmäßigen Infusionen für Bluter. Samuel LeBaron hat eine ausführliche Darstellung seiner Arbeit in diesem Bereich geliefert.

Auch in diesen Zusammenhängen lernen die betroffenen Kinder durch Entspannung und Imagination eine wirkungsvolle Behandlung ihrer Ängste. Diese Techniken können bei Kindern auch dazu verwendet werden, ihnen bei der Bewältigung von Angst und Streßsituationen zu helfen. Es liegen Hinweise vor, daß Zellwachstum mit Streß in Verbindung steht. Insbesondere bei der Behandlung von Warzen war der Einsatz von Entspannungs- und Imaginationstechniken erfolgreich; das Arbeitsfeld der Psychoneuroimmunologie wird in zunehmendem Maße untersucht, und die Möglichkeiten einer Steuerung des Zellwachstums durch Entspannungs- und Imaginationstechniken bleiben ein wichtiges und noch relativ unbekanntes Gebiet klinischer Forschung.

Für Kinder mit chronischen Erkrankungen (wie Asthma, Diabetes) und für Kinder mit Krebs können Entspannung und mentale Imagination (Selbsthypnose) wichtige Mittel zur Bewältigung ihrer Lebenssituation werden. Chronisch kranke Kinder benötigen besonders ein deutliches Gefühl der Kontrolle über ihr Leben. Die Anwendung der genannten therapeutischen Praktiken kann Kindern unter diesen Umständen helfen, Fähigkeiten und Möglichkeiten der Anpassung an einen zunehmend isolierten und begrenzten Lebensstil zu kultivieren, den Schmerz in den Griff zu bekommen – zu akzeptieren, daß man anders leben muß als andere Kinder, medizinische Prozeduren zu tolerieren und Bereiche der Kontrolle auszubauen, die die Entwicklung eines individuellen Gefühls ermöglichen, die Schwierigkeiten zu meistern – auch wenn das ursprünglich nicht für möglich gehalten wurde.

Wie auch auf anderen Gebieten sind die positive Unterstützung, der Glaube und die Erwartung der Eltern sowie die optimistische Einstellung des Therapeuten bedeutsame Aspekte für den erfolgreichen hypnotherapeutischen Rapport zu diesen Kindern.

Einige Anmerkungen zur Praxis der Hypnotherapie mit Kindern

Die weitaus meisten Kinder verfügen über eine natürliche Neugier und sind offen für neue Erfahrungen. Wechsel und Veränderungen sind konstitutive Elemente im Erfahrungsprozeß des Kindes. Der Erfolg hypnotherapeutischer Arbeit mit Kindern basiert auf der Tatsache, daß diese die Fähigkeit besitzen, ihre Imaginationskräfte zu gebrauchen. Kinder leben in Bildern und auditiven Vorstellungen – sie haben einen direkten Zugang zu ihren Emotionen. Das Denken des Kindes entwickelt sich in Etappen und ist überwiegend konkret und vereinfachend. Da Kinder zu einer Vermischung von Phantasie und Realität neigen, kann ein kleines Problem eine wichtige Bedeutung bekommen. Das Zeiterleben der Kinder ist anders, ihr Empfinden für Zeit ist eingeschränkt bzw. begrenzt. Vergangenheit, Gegenwart und Zukunft haben noch keine so strukturierende Funktion. Ein Kind lebt überwiegend im Jetzt. Kinder sind angewiesen auf andere, auf Gleichaltrige und Erwachsene; sie bedürfen anderer, um Anregungen zu erhalten und Begrenzungen zu erfahren, die in ihre Selbstregulation einmünden sollen (vgl. K. L. Holtz).

In einem Aufsatz über Josephine Hilgard schreibt LeBaron (1990): „In ihrem viel gelesenen Buch *Personality and hypnosis* beschrieb Dr. Hilgard den Zusammenhang zwischen verschiedenen Arten intensiver Aktivitäten in der Kindheit und den hypnotischen Fähigkeiten im späteren Leben. Aus Interviews mit College-Studenten über ihre derzeitigen und vergangenen Interessen und Aktivitäten zog sie den Schluß, daß es eine Vielzahl von Wegen gibt, die zur Ausübung hypnotischer Fähigkeiten führen können. Diese Möglichkeiten schließen Spielaktivitäten und Spiele ein, die mit der Phantasie zu tun haben, sowie phantasievolle Beschäftigung anderer Art. Zum Beispiel hebt sie die Bedeutung imaginierter Freunde in der Kindheit hervor. Sie betont außerdem die Bedeutung affektiver Erregung während der intensiven Beschäftigung mit Phantasien. Dieser Gedanke wurde in ihrer späteren Arbeit weiter ausgeführt, als sie zwischen den Stadien des Kinderspiels und den eher erwachsenen Formen der Hypnose unterschied. Sie beschrieb eine Art Protohypnose, die sich im körperlichen, soziodramatischen Spiel von Vorschulkindern zeigt und die sich schließlich zu einer mehr internalisierten Form von Bildern und Phantasien bei älteren Kindern und Jugendlichen entwickelt."

Das Erkennen und Respektieren der Gefühle und Bedürfnisse durch den begleitenden Erwachsenen wird dem Kind helfen, belastende und komplizierte Situationen zu akzeptieren und zu meistern. Psychologen und Ärzte oder andere Kindertherapeuten, die hypnotische Verfahren mit Kindern durchführen, müssen daher ein fundiertes Wissen über kindliche Entwicklung haben und ebenso über Erfahrungen in der Arbeit mit Kindern im Kontext ihrer jeweiligen Arbeitsfelder verfügen.

Es ist weiterhin unerläßlich, Informationen über die sozialen und kulturellen Hintergründe des Kindes zu haben, allgemeine Vorlieben, ablehnende Haltungen zu kennen und über Themen im Interessenbereich des Kindes aus Büchern, Comics, Filmen oder Fernsehprogrammen informiert zu sein. Gerade bei Kindern basiert eine erfolgreiche hypnotherapeutische Arbeit sehr oft auf der Grundlage dieses Wissens über spezielle persönliche Vorlieben und Abneigungen, sprachliche Besonderheiten, bevorzugte Örtlichkeiten und Spiele, vergangene Erfahrungen und Erwartungen an die Zukunft.

Ebenso sollte Klarheit über das Ziel solcher Induktionen bestehen. Häufig macht ein unerwarteter Widerstand gegen eine gewisse Technik den raschen Wechsel zu einer anderen erforderlich. Ein Hypnotherapeut muß, kurz gesagt, zuerst ein kompetenter Kindertherapeut sein. Die gleichen Anforderungen gelten für Wissenschaftler, die sich mit hypnotischen Phänomenen bei Kindern beschäftigen. LeBaron faßt die persönlichen Qualitäten des Hypnotherapeuten im oben genannten Artikel folgendermaßen zusammen: „... Sie umfassen die Fähigkeit, zu spielen, eine sorgfältige Vorbereitung, ein Interesse am Einzelnen, Offenheit gegenüber neuen Ideen und Großzügigkeit gegenüber Kollegen."

Die moderne Hypnotherapie ist ressourcenorientiert; der Klient wird konsequent unter dem Blickwinkel seiner positiven Möglichkeiten, seiner Kräfte, seines Wachstums und eben nicht seiner Defizite betrachtet. Die hypnotherapeutische Arbeit selbst hat zunächst folgende Elemente:

- Veränderung der Aufmerksamkeitsrichtung von außen nach innen;
- das Kind wird auf seine Ressourcen orientiert;
- körperliche Entspannung und Initiierung innerer Bilder;
- Suggestionen zur Ich-Stärkung und zur Steuerung der Selbstakzeptanz.

Innerhalb der Behandlung von Kindern und Jugendlichen spielen therapeutische Geschichten, Metaphern, Symbole und Rituale eine bedeutende Rolle. Je nach Geschicklichkeit des Therapeuten und den Bedürfnissen der kleinen Klienten ist die Arbeit mit Puppen ein sinnvolles und erfolgreiches Praxiskonzept, insbesondere mit jüngeren Kindern.

Aufmerksamkeit, Entspannung und Dissoziation

Die Aufmerksamkeit wird von außen nach innen gerichtet. Angestrebt wird ein Zustand körperlichen Wohlbefindens, ein Gefühl der Geborgenheit und eine Klarheit der inneren Wahrnehmung – es ist der Zustand einer leichten Trance, in welcher ein Mensch auf besondere Weise voll aufnahmefähig bleibt. Über die sensorischen Wahrnehmungen des Klienten und den Atem wird ein entspanntes, warmes und sicheres Körperempfinden hergestellt. Das trifft auch für die meisten Kinder zu.

Anders als beim Erwachsenen zeigen sich die interventionsrelevanten Zustände beim Kind jedoch nicht so sehr in den typischen Reaktionen von Reflexveränderungen und Muskeltonuserschlaffung, sondern eher in Dissoziationsphänomenen. Kinder können sich auf natürliche Weise binnen kürzester Zeit in dissoziierte Zustände hineinversetzen, eine kindgemäße natürliche Fähigkeit, die sich unter anderem beim Spielen zeigt. Oft reicht schon ein auditiver oder ein kinästhetischer Anker – die Stimme des Therapeuten, die Klänge einer bestimmten Musik, das Senken der Augenlider oder eine bestimmte Handbewegung in Verbindung mit einem tiefen Atemzug, um in diesen „anderen Zustand", das andere Erleben zu gehen.

Ich-Stärkung und Selbstakzeptanz

Bei den Induktionen zur Ich-Stärkung und zur Steigerung der Selbstakzeptanz werden unterschiedliche Wege beschritten. Häufig genutzte Möglichkeiten sind die Suggestion eines vertrauten und sicheren Ortes sowie die Konstruktion therapeutischer Geschichten. Diese Verfahren sind bewährte Muster hypnotischer Arbeit mit Kindern und Jugendlichen. Sie arbeiten mit den positiven Erfahrungen des Klienten und transportieren als therapeutische Botschaft die Aufforderung bzw. Erlaubnis zu persönlichem Wachstum, Autonomie und zur Entfaltung einer guten Beziehung und dem Aufbau eines Energiefeldes, in dessen Schutz sich ein Klima der Ruhe und Geborgenheit bildet und eine Atmosphäre, in der das Kind die wichtigste Erfahrung auf der Welt machen kann: sich selbst gern zu haben, sein eigener Freund zu sein usw.

Durch die Induktion bzw. Suggestion, an einen vertrauten Ort zu gehen, an dem das Kind sich geborgen und sicher weiß, werden die kindlichen Ressourcen in vielfältiger Weise mobilisiert. An diesem Ort kann das Kind mit allen seinen positiven Möglichkeiten, Kräften und Erfahrungen in Verbindung treten, die es braucht, um die Bewältigung seiner Probleme in Angriff zu nehmen. Hier entsteht das Klima der Selbstakzeptanz und eines legitimen Geltungsanspruches. Das Kind kann ein gutes Gewissen haben und sich ohne Bedingungen so annehmen, wie es ist. Alle Fähigkeiten des Kindes oder des Jugendlichen, seine Probleme aus eigener Kraft zu lösen, können direkt oder indirekt angesprochen oder angeregt werden.

Geschichten und Metaphern

Therapeutische Geschichten für Kinder, Jugendliche und Erwachsene gibt es ohne Zahl. Man kann unterscheiden zwischen sogenannten Standardgeschichten und solchen, die aus dem Erleben, den Erfahrungen des Kindes konstruiert sind. Beispiel für eine (variable) Standardgeschichte ist die eines kleinen Prinzen oder einer kleinen Prinzessin, die ein bestimmtes Problem hat. Berühmte Ärzte, Psychologen, Sozialarbeiter, Logopäden und andere Helfer werden vom Hof engagiert, um dieses Problem zu lösen. Der Erfolg bleibt fraglich, bis eines Tages ein kleiner Vogel auftaucht, um dem Prinzen (der Prinzessin) mitzuteilen, daß „jedes Kind ein Lächeln im Bauch hat, eine Kraft in sich", auf die es lernt, sich zu konzentrieren, sie zu nutzen, an jedem Ort und zu jeder Zeit. In diese Standardgeschichte mit den vorgegebenen Lösungsstrukturen werden die Probleme sowie Details zur Identifizierung durch das betroffene Kind eingewoben.

Die konstruierten Geschichten entstehen aus den individuellen Erfahrungsbereichen des Kindes. Man befragt das Kind entweder in einem direkten Interview oder beiläufig während der Spieltherapiesituationen nach solchen Vorlieben wie Helden, Essen, Farben, Tiere, Musikstücke, Kleidung, Spiele, Länder usw. und konstruiert daraus eine individuell auf das Kind und dessen Problem zugeschnittene Geschichte. Die Liste der genannten Vorlieben ist einerseits nach unten offen, andererseits ist eine Beschränkung auf wenige Angaben manchmal sinnvoll. Es ist allerdings auch möglich, längere Geschichten zu erzählen oder Fortsetzungen.

Oft reicht es wirklich aus, nur mit den Angaben des Kindes zu operieren, um es in Kontakt mit seinen positiven Kräften kommen zu lassen. Wenn einfach aus den Elementen, aus den Lieblingsangaben ein halbwegs sinnvoller Zusammenhang konstruiert wird, zum Beispiel eine Reise, eine Feier, ein Abenteuer und phantastisches Erlebnis usw., kommt der Zuhörer in einen Zustand des tieferen Wiedererkennens positiver Empfindungen. Nicht umsonst benutzen viele Hypnotherapeuten diese Art des Geschichtenerzählens zur Induktion und Utilisation von Trancezuständen.

Es ist auch möglich, die Geschichten zum Transportmittel bestimmter oder unbestimmter therapeutischer Botschaften zu machen. Eine genaue Zusammenstellung der Möglichkeiten, Geschichten zu konstruieren, findet sich in dem Beitrag von Charlotte Wirl über die Konstruktion von Geschichten auf dem Hintergrund der sogenannten Drei-Ebenen-Kommunikation. Dem Anfänger des „story telling" jedoch ist zu empfehlen, sich mit dem Erzählen einer schönen Geschichte, bestehend aus den obigen Elementen, zu begnügen. Je indirekter, je offener eine Geschichte ist, desto mehr Chancen hat der kleine Klient, sie mit seinen eigenen Erfahrungselementen zu komplettieren (vgl. Holtz).

Symptombezogene Metaphern

Neben der körperlichen Entspannung, d. h. Entwicklung eines kindgemäßen Trancezustandes, der Stärkung der Ich-Kräfte bzw. der Anregung zur Selbstakzeptanz, kommt gelegentlich ein Hypnosemuster zum Einsatz, das auf indirekte Weise das Symptom direkt zu beeinflussen sucht. Man kann bei der Konstruktion von Metaphern nach Bildern suchen, die sowohl aus dem Erfahrungsbereich der Kinder stammen, als auch sinnvoll für Lösungsprozesse eingesetzt werden können.

Ausgehend vom Stotterersymptom eines sportlichen Kindes zum Beispiel können Hobbys, bevorzugte Spiele oder sportliche Aktivitäten dazu benutzt werden, dem Kind eine lebendige visuelle, kinästhetische und auditive Vorstellung vom kraftvollen Springen, trickreichen Dribbeln, zügigen Dahinfahren, eleganten Gleiten, leichten Schweben usw. zu suggerieren, die es dann in sein globales oder spezifisches Körpergefühl übernehmen und speichern kann. So sind zum Beispiel sportliche Aktivitäten Metaphern für flüssige, elegante oder kraftvolle Bewegung, auch für Leichtigkeit und Mühelosigkeit.

Bernhard Trenkle schneidet in seinen Ausführungen ausführlich die Arbeit mit solchen Metaphern und entsprechenden metaphorischen Geschichten in der Arbeit mit sprachgestörten Kindern und Jugendlichen an.

Teilearbeit – Arbeit mit Puppen

Das Teilekonzept in der Psychotherapie scheint ein universales Konzept zu sein, in dem Sinne, daß es sich als facettenreiche Grunderfahrung des Menschen über den Menschen in den unterschiedlichsten Betrachtungsweisen wiederfindet. Die Grundidee ist, daß die Einheit der Person, die Ganzheit des Menschen, seine Heilheit über die Verdeutlichung, Auseinandersetzung, Versöhnung und Integration seiner vielfältigen Teile hergestellt werden kann, so auch bei Kindern. Teile, die als frühe Erlebnisse, Erfahrungen, Überzeugungen, als Selbstbildpartikel, Kränkungen, als Fremd- und Selbstbewertungen, sogenannte Charaktereigenschaften, Krankheiten, konservierte Mißverständnisse und Widersprüche im „Haus der Seele" ihr Wesen bzw. Unwesen treiben, werden profiliert nach ihrem Sinn und ihren Aufgaben gefragt und zur Auseinandersetzung angeregt, zur Akzeptanz angeboten und reintegriert.

Diese Abfolge von Identifizierung bzw. Profilierung eines Teiles, über das Herausarbeiten seiner Aufgaben in der Ökologie bzw. im Gleichgewicht der Person und der Anregung zur gründlichen Auseinandersetzung mit den ungeliebten Aspekten, zur Einleitung eines Prozesses der Versöhnung mit den abgespaltenen Anteilen bis zur vollständigen Integration in die Persönlichkeit des Betroffen, scheint generell eine wichtige Struktur von Veränderung und Heilung überhaupt zu sein; und zwar unabhängig davon, ob dieser Prozeß – initiiert – in einer einzigen Therapiestunde, in einem Jahr oder – zufällig – ausgelöst durch bestimmte Lebensereignisse ohne therapeutische Interventionen vonstatten geht.

Die klärende oder versöhnende Arbeit mit unbekannten, ungeliebten oder abgespaltenen Persönlichkeitsanteilen, traumatisierenden Erfahrungen usw. ist zweifellos eines der wichtigsten Konzepte therapeutischer Arbeit. Es handelt sich um Interventionen, die bei Behandelten möglicherweise ein kontrolliertes und überschaubares Erleben der eigenen Komplexität einleiten.

Ähnliches gilt wohl auch für die Motive eines identifizierten Verhaltens. Die Möglichkeit, den lebendigen Organismus und alles, was an impliziten Theorien, an Weltbildern, individuellen Lebenserfahrungen da ist, gedanklich in ein Mosaik oder in andere beliebige Figurationen zu verwandeln, vielfältig aufzuteilen und wieder zusammenzusetzen und damit auf sehr unterschiedlichen „Als ob"- und Realitätsebenen arbeiten zu können, ist außerordentlich faszinierend.

Man fordere das Kind auf, eine Puppe oder ein Stofftier auszusuchen, welches es mag oder nicht mag, die eine Stimmung oder Eigenschaft widerspiegelt usw. Sodann wird die Puppe aufgefordert, etwas über sich und, im Verlauf der Intervention, etwas über das Kind zu erzählen. Je kleiner das Kind ist, desto konkreter sind die Fragen. Eine „dialogische Teilearbeit" wird initiiert, indem wir das Kind einladen, zwei oder mehrere Stofftiere mit zum Beispiel Mut, Feigheit oder ähnlichen Gefühlen zu besetzen. Sodann werden diese Puppen, respektive Teile, interviewt und strukturell in der angekündigten Weise bearbeitet. Auch die negativ besetzte Puppe wird intensiv mit der positiven Bedeutung befragt, die sie für das Kind hat.

Dabei ist darauf zu achten, daß der Therapeut sich nicht in Rollenspiele mit dem Kind begibt, sondern die Korrespondenz der Teile dem Kind überläßt bzw. den internalen Dialog forciert. Erfahrungsgemäß kommt es nicht so sehr darauf an, eine schlüssige verbale Antwort vom Kind zu bekommen, als vielmehr die Idee zu säen, daß jeder Teil in irgendeinem Kontext sinnvoll sein kann (nach dem Prinzip „turn shit into roses").

Im Laufe der Jahre haben sich so wichtige Konzepte wie Selbstberatung, Selbsterlaubnis und Selbsternähren herausgebildet. Der jeweils starke Teil, der die Ressourcen darstellt, der „überlebt" hat oder sonstwie eine kraftvolle Möglichkeit aufzeigt, kann vielfältige Botschaften an den bedürftigen Teil übermitteln. Gelingt es an einer, zwei oder drei Stellen exemplarisch „Selbsterlaubnis" oder „Selbstberatung" in Verbindung mit einer bestimmten Eigenschaft oder Handlung in das kognitive System des Klienten einzupflanzen, wird gleichzeitig ein neues Konzept mit eingeschmuggelt; das Konzept nämlich der Selbsterlaubnis als prinzipielle neue Möglichkeit, sich selbst etwas zu gestatten: Veränderungen, neue Glaubenssysteme, Versöhnungen, Kongruenz usw.

Was strukturell tiefgreifend wirken kann, ist die Erfahrung, daß man sich selbst etwas geben kann, Erlaubnis, aber auch Nachsicht, Toleranz, Kraft aus guten *und* schlechten Erfahrungen zu lernen, Respekt, Selbstrespekt usw. Die Aufgaben des Kindertherapeuten bestehen mehr darin, dem Klienten bei der Suche nach Ressourcen behilflich zu sein, nach solchen Elementen seiner Erfahrungen und Befindlichkeiten, mit denen er sich selbst heilen kann. Im psychischen Apparat des Klienten erweitern sich die Konzepte der Selbstheilung, Selbstregulation und Selbstverantwortung. Die Verantwortung des Therapeuten besteht darin, ein Setting zu schaffen, in dem die zur Verfügung stehenden Ressourcen sich mit den Verletzungen, den unerfüllten Grundbedürfnissen usw. treffen können. Das hierfür ausgezeichnet geeignete „hypnotische" Medium ist die Puppe in Verbindung mit den internalen Imaginationskräften des Kindes.

Phong, ein vietnamesischer Junge, ist zum Zeitpunkt der Behandlung zehn Jahre alt. Seine aggressiven, kraftvollen Anteile werden von einem Tiger symbolisiert, die schwachen, regressiven von einer Kuh. Interessant ist, wie er, fast einem inneren Selbstheilungskonzept folgend, den Tiger für fähig erklärt, ihm beim Diktatschreiben und in Mathematik zur Seite zu stehen. Die Idee, sich selbst etwas geben zu können, hat diesen Jungen, der inzwischen das Abitur bestanden hat, bis heute begleitet.

Andi, zum Zeitpunkt der Behandlung neun Jahre alt, lebt seit über einem Jahr im Heim. Seine Familie ist durch einen Banküberfall, den seine Eltern unternommen hatten, auseinandergeflogen – eine Katastrophe für ihn und seine drei Geschwister, von denen er seit vielen Monaten getrennt war. Die für ihn entscheidende Passage lag darin, daß er gefühlsmäßig und erlebnismäßig zwischen „früher" und „heute" diskriminieren konnte. Während der Therapiestunde wurde er aufgefordert, dafür jeweils Puppen auszusuchen. Die Puppe vom letzten Jahr repräsentierte seine Verlorenheit, die Konfusion, den Verlust usw. Er wählte hierzu einen weißen Hasen mit großen, „traurigen" Augen. Die Puppe von diesem Jahr war ein roter Stier; er repräsentierte die Kraft, die Wut, das Überleben.

Die Aufforderungen an den Stier, dem Häschen Mitteilung zu machen, daß er überlebt hat, war in diesem Therapiekontakt mit Sicherheit der wichtigste therapeutisch wirksame Vorgang, der auch ihn strukturell bis heute begleitet. Zum Ende dieser Stunde kann er eine der Puppen mitnehmen, er entscheidet sich für den Hasen, den bedürftigen Teil. Wohl auch deswegen, weil er verstanden hat, daß es in ihm einen Teil gibt, der etwas braucht, und mindestens einen, der etwas geben kann.

Annette ist ein intelligentes, elfjähriges Mädchen mit lange währenden Selbstwertproblemen und zeitweiligen depressiven

Verstimmungen. Sie holt sich ihre Ressourcen über eine Klärung der Beziehungen innerhalb ihrer Familie. Jeder, der kann bzw. von dem sie es annehmen mag, läßt eine Portion Selbstbewußtsein auf sie, Annette, überfließen. Von ihrer „internalisierten“ Mutter akzeptiert sie schließlich die Erlaubnis, sich selber schön zu finden – und zwar nach der Anregung, etwas von dieser Empfindung an die Mutter zurückzugeben.

Das kleine Hypnoseritual, mit geschlossenen Augen sehr genau zu registrieren, zu sehen und zu fühlen, wie das, was da rüber fließt, beschaffen ist, wie es aussieht, welche Farbe es hat und wie es sich anfühlt – und vor allem, woran sie merken wird, wenn es „drin“ ist –, mag das ganze Verfahren komplettiert haben. Monate später erzählt die Klientin einer Cousine, die sich selbst häßlich findet, daß sie, die Klientin, dieses Problem früher auch einmal hatte.

Gute Erfahrungen werden also damit gemacht, die Struktur dieser Teileintervention auf die Bearbeitung sozialer Systeme des Klienten wie Familie, Schulklasse, Freundeskreis anzuwenden. Die Teilearbeit ist im Wortsinn aufschlußreich; auch Kinder und Jugendliche schätzen es, auf diese Weise einen Überblick über ihre erfüllten und frustrierten Bedürfnisse, ihre Wünsche und Enttäuschungen zu bekommen.

Symbolarbeit mit den Händen

Eine körperbezogene metaphorische Arbeit ist die Symbolarbeit mit den Händen. Hier kann es um Trennung oder Integration gehen. Im ersten Fall wird der Patient aufgefordert, die Hände ganz fest ineinander zu verschränken oder aneinander zu pressen und genau zu realisieren, wie heiß, unbequem, anstrengend und schmerzhaft eine solche Dichte bzw. Enge ist. Die je nach Suggestion sehr, sehr langsame und behutsame Lösung der Hände (Teile), sensibel und präzise beschrieben mit allen erforderlichen Empfindungs- und Gefühlsqualitäten, gibt dem Kind, Jugendlichen oder Erwachsenen die Möglichkeit, auf einer metaphorischen Bewußtseinsebene analog die Vor- und Nachteile von Nähe und Distanz zu reflektieren. Umgekehrt wird der „Integrationsgedanke“ durch Zusammenführen, Finden, In-Kontakt-Treten oder Zusammenschließen beider Hände vermittelt.

Die tanzenden Buchstaben

Für Schulkinder geeignet ist eine Suggestionsform, die auch im Erwachsenenbereich erfolgreich angewandt wird. Im Schnee, auf einer Leinwand, im Sand oder auf einem Bildschirm wird dem Klienten die Visualisierung eines gefühlsbesetzten Wortes suggeriert, zum Beispiel WUT. Danach erfolgt die Suggestion von Bewegung, eben von tanzenden Buchstaben, die nach einer Weile sich wieder zusammensetzen, verbunden mit der Aussage, daß nunmehr der erste Buchstabe auf dem Kopf steht, also MUT ergibt. Es können auch Buchstaben hinzugefügt, ausgetauscht oder weggenommen werden. Dies kann ein paarmal in wechselnder Reihenfolge wiederholt werden, bis der Klient analog wie digital begriffen hat, daß „ganz tief in ihm etwas verstanden hat, was dort passiert".

Kinder reagieren auf eine Vielzahl von hypnotischen Induktionen. So kann jede Induktionsmethode gleichzeitig als eine Vertiefungstechnik benutzt und mit unterschiedlichen Methoden und Techniken kombiniert werden, in fast unbegrenzter Anordnung. Welche Induktion für das Kind angemessen ist, hängt ab von seinen Bedürfnissen und Voraussetzungen. Selbstverständlich auch von den Erfahrungen und der Kreativität des Therapeuten. Es ist daher sinnvoll, daß ein Therapeut, der hypnotisch mit Kindern arbeitet, mehr als ein oder zwei Induktionstechniken beherrscht, auf die Kinder ansprechen. Dabei ist der Austausch mit Kollegen, die Suche nach Anregungen in aktuellen Geschichten, Filmen oder Büchern eine sinnvolle Hilfe.

Die hier dargestellten Techniken können bestenfalls eine Auswahl der bestehenden Möglichkeiten aufzeigen. Auch in Spielhandlungen, im Umgang mit Farben oder gestalterischen Aktivitäten im therapeutischen Kontext können hypnotische Technikelemente enthalten und in entsprechender Weise wirksam werden.

Entwurf einer konstruktivistischen Hypnotherapie für die Behandlung von Kindern und Jugendlichen

Hypnose – ein psychotherapeutisches Verfahren für Kinder?

Manfred Vogt

Hypnose als eines der ältesten psychotherapeutischen Behandlungsverfahren hat in den letzten Jahren eine große Renaissance in der Psychotherapie erfahren. Besonders in der psychosomatischen Medizin und Psychologie und in der Zahnheilkunde findet Hypnose viel Interesse. Im Bereich der Pädiatrie und Therapie mit Kindern und Jugendlichen hat sie bis auf Ausnahmen (Gardner a. Olness 1981; Oudshoorn 1985, 1988; Vanderlinden 1991) bisher geringe Beachtung erfahren.

Dabei erscheint gerade hier Hypnose als ein ideales Verfahren, da Kinder in ihrer Entwicklung permanent eine gesteigerte Imaginationsfähigkeit entfalten und dazu eine spielerische Neugier auf unbekannte und phantasievolle Verfahren zeigen. Kinder imaginieren spontan von innen heraus visuelle und akustische Halluzination, spielen vorgestellte Rollen und identifizieren sich mit phantasierten Objekten. Kleine Kinder kreieren animistische Denkweisen, indem sie sich unbelebte Objekte als Lebewesen vorstellen, wie zum Beispiel „Das kaputte Fahrrad ist ganz traurig, weil es nicht mehr fahren kann." Des weiteren tendieren Kinder zum Anthropomorphismus, das heißt, sie entdecken in unbelebten Objekten Wesenszüge von Lebewesen, wie zum Beispiel das Auto, das ein Gesicht hat, und erfinden so ihre ganz eigene Wirklichkeit.

Diese Fähigkeiten sind originale, schöpferische Akte in der kindlichen Entwicklung. Die seltene Anwendung der Hypnose in der Psychotherapie mit Kindern erscheint deshalb unverständlich und beruht unter anderem auf dem Mißverständnis, daß Kinder schwer hypnotisierbar und diesem Verfahren nicht zugänglich seien.

Diese Erfahrungen sind in Anwendungsversuchen der klassischen Hypnose mit ihren befremdlich klingenden formelhaften Vorsatzbildungen und ritualisierten Induktionstechniken begründet.

Standardisierte direktive Verfahren scheinen allerdings für wenige Kinder geeignet. Der Flexibilität und Kreativität von Kindern entsprechen klassische Hypnoserituale wenig. Gründe hierfür liegen unter anderem darin, daß vielfach eine „Ich-Stabilität" für Hypnose vorausgesetzt wird und damit bestimmte Klienten ausgeschlossen werden. Kinder entwickeln erst ihr „Ich", und so fällt die Vorstellung einer Arbeit mit veränderten „Ich-Zuständen" schwer, denn nur wer ein entwickeltes „Ich" hat, kann dieses auch in einen veränderten „Ich-Zustand" versetzen.

Des weiteren wird in der klassischen Hypnose erwartet, sich den verfahrenstechnischen Kontextbedingungen anzupassen, was für viele Praktiker Voraussetzung hypnotherapeutischer Praxis darstellt. Die Aufforderung, eine Therapie im Liegen durchzuführen, wird zum Beispiel von Kindern in der Regel als unattraktive regressive Beschränkung erlebt. Auch die Angst vor Kontaktverlust oder das natürliche Streben nach Autonomie verhindern häufig die Entspannung im Liegen und / oder mit geschlossenen Augen.

Mögen vereinzelt in stationären Einrichtungen, wie zum Beispiel Kliniken, auch mit hoch standardisierten Verfahren erfolgreiche Behandlungen von Kindern und Jugendlichen praktiziert werden, erscheint die Nutzung von Hypnose in ambulanten Behandlungskontexten, die für Kinder nicht eindeutig mit einem klinischen Behandlungssetting assoziiert werden, eher schwierig. Das eigene Interesse und die Kooperationsbereitschaft für psychotherapeutische Interventionen ist häufig gering. Um die jungen Klienten aufgrund der geforderten Anpassung an die Methode nicht von vornherein als unmotiviert und therapieresistent und somit psychotherapeutisch nicht behandelbar abzulehnen, müssen die therapeutischen Verfahren der kindlichen Kreativität und Schöpfungskraft angepaßt werden und nicht umgekehrt.

Den Anspruch für ein hypnotherapeutisches Behandlungskonzept zu erfüllen erfordert vor allem eine Entmystifizierung der unterschiedlichsten Vorstellungen von Hypnose. Folgende Merkmale und Phänomene können zur Charakterisierung herangezogen werden:

Merkmale hypnotischer Situationen

- eine eingeschränkte Kommunikation zwischen Klient und Therapeut, wobei die suggestiven Formulierungen des Therapeuten vorübergehend den wesentlichen Bezug zur „Realität" darstellen und somit hohen Wirklichkeitscharakter einnehmen;
- ein kooperativer Interaktionsstil innerhalb eines definierten sozialen Kontextes;
- eine erhöhte Aufnahmebereitschaft für therapeutische Suggestionen und verminderte rationale Kritikfähigkeit des Bewußtseins; Veränderungen von Bewußtseinsprozessen beim Klienten werden als Tranceprozesse oder -zustände bezeichnet;
- neurophysiologische Musterbildungsprozesse mit vegetativen Veränderungen, wie zum Beispiel modifizierte Hypothalamus-Funktionen (vgl. Bongartz 1985, 1987).

Psychologische Trancephänomene

- Prozesse nach innen gerichteter Aufmerksamkeit, die zu einem veränderten „Ich-Zustand" führen;
- Prozesse, in denen die Aktivität selektiver Wahrnehmung und die Fähigkeit zur Dissoziation sowie allgemeine Konzentrationsfähigkeit erhöht sind;
- Prozesse, in denen das Bewußtsein eine veränderte Bewertungs- und Bedeutungszuweisung von Sprache vornimmt: Worte werden sowohl wortwörtlich als auch in ihren vielfältigen Bedeutungsgehalten im Rahmen eigener Trancelogik verstanden. Widersprüchlich erscheinende Interpretationen werden in Trance in Koexistenz zugelassen und assimiliert;
- eine gesteigerte Vorstellungskraft und Imaginationsfähigkeit.

Physiologische Trancephänomene

- ein veränderter Atemrhythmus und Muskeltonus;
- ein defokussierter Blick der Augen bzw. Augenlidschluß,
- Veränderung der Hautfarbe, die durch eine verstärkte Blutzirkulation im Zustand der Entspannung eintritt, biochemisch lassen sich ein veränderter Stoffwechselprozeß des Gehirns

und damit einhergehende Änderungen der Gehirnstromaktivitäten nachweisen.

Was Hypnose eigentlich darstellt beziehungsweise was in Hypnose wie genau wirkt, wird vielfältig und kontrovers diskutiert. So reichen die Erklärungsversuche zur Hypnose von sozialpsychologischen und behavioristischen Theorien (Barber 1969; Sarbin a. Coe 1972; Spanos 1973) über dissoziationstheoretische Modelle, die von unterschiedlichen Ich-Zuständen ausgehen (Hilgard 1989), bis zu konstruktivistischen Theorieansätzen. Zu den letztgenannten zählen der systemische Ansatz (Fourie 1989; Fourie a. Lifschitz 1987) und die des radikalen Konstruktivismus (Maturana a. Varela 1987, Kruse u. Gheorghiu 1989; Kruse u. Stadler 1987, 1989).

Für eine wissenschaftlich begründete Beschreibung hypnotischer Phänomene und eine Positionsbestimmung von Hypnose bietet eine konstruktivistisch-systemische Erkenntnis- und Erklärungsperspektive eine nützliche Position.

Perspektive des radikalen Konstruktivismus

Grundsatz einer konstruktivistischen Erkenntnisperspektive stellt die Prämisse dar, daß wir unsere Welt nicht in Form einer Abbildung äußerer Realität wahrnehmen, sondern diese internal erfinden (Watzlawick 1984).

Für ein Verständnis von dem, was Hypnose ist, impliziert dieser Gedanke, Hypnose als eine Kontextdefinition zu beschreiben, die durch Aktivitäten evoziert wird, welche von den Beteiligten als hypnotisches Verhalten, je nach Perspektive als induzierendes oder reaktives Verhalten interpretiert wird, beschrieben werden kann.

Hypnose ist demnach kein kausal durch den Hypnotiseur verursachtes Verhalten seines Patienten, sondern stellt eine auf komplementären Kommunikationsprozessen beruhende, kontextgebundene subjektive Wirklichkeit dar. In der hypnotischen Interaktion wird eine gemeinsam geschaffene konsensuelle Wirklichkeit erzeugt und erlebt. Diese internal und interaktiv konstruierte Wirklichkeit wird von den Beteiligten als Realität beschrieben.

Die Frage, ob Hypnose ein „reales Geschehen“ darstellt, läßt sich aus der eingenommenen Perspektive so beantworten, daß eine Realität per se unabhängig vom subjektiven Interpretationsrahmen nicht existiert. (Existierende Realität stellen die Neuronenaktivitäten des Gehirns dar, deren Ergebnisse nicht einer Abbildung einer Realität entsprechen.) Die Gehirnfunktionen lassen sich als selbstorganisierende Prozesse verstehen, die maßgeblich nach Möglichkeits- und Nützlichkeitskriterien ausgerichtet scheinen, nicht aber nach denen von als „falsch" und „wahr" unterscheidbaren Realitätsmerkmalen.

Wirklichkeit ist das, was subjektiv wirkt. Hypnotisch erlebte Realität ist demnach abhängig von der Wahrnehmungsperspektive des Beobachters (Epstein 1990; Tafoya 1991). Wahrnehmung und subjektive Bewertungs- und Bedeutungsgenerierung stellen die Voraussetzung innerer Muster- und Ordnungsbildungsprozesse dar.

Perzeptive und interpretative Reizverarbeitung fördern eine Komplexitätsreduktion der zunächst unzusammenhängenden Welt „da draußen". Dadurch werden internal-stabile Ordnungszustände, die eine optimale Anpassungsleistung mit der äußeren Welt ermöglichen, erzeugt. Hierzu zählen verschiedene Grade von Bewußtseinsprozessen und Trancephänomene.

Dieser Akt subjektiver Wirklichkeitskonstruktion wird innerhalb einer biologisch-konstruktivistischen Erkenntnistheorie von Maturana et al. (1987) und Roth (1987a; b) folgendermaßen begründet: „Das Nervensystem empfängt keine Information, wie man häufig sagt. Es bringt vielmehr eine Welt hervor, indem es bestimmt, welche Konfigurationen des Milieus Perturbationen darstellen und welche Veränderungen diese im Organismus auslösen" (Maturana et al. 1987, S. 185). Externe Reize verlieren im Gehirn ihre ursprüngliche Qualität. „Es ist Nervenpotentialen als solchen grundsätzlich nicht anzusehen, was in ihnen codiert ist, gleichgültig, ob sie von den verschiedenen Sinnesorganen ... oder vom Gehirn selbst erzeugt wurden. Das Gehirn muß aufgrund sekundärer Hinweise die Botschaft erraten" (Roth et al. 1985, S. 6 zit. n. Schiepek 1986). – „In den Erregungszuständen einer Nerven-zelle ist nicht die physikalische Natur der Erregungsursache codiert. Codiert wird lediglich die Intensität dieser Erregungsursache, also ein *wieviel*, aber nicht ein *was*." (Foerster 1973, S. 43).

Der Akt der Erkenntnisbildung liegt also nicht in einer Reaktion auf äußere Reize, sondern darin, was wir als Reiz interpretieren. Dieser operationale Akt kann als Schaffung psychologischer Konstrukte verstanden werden. Ein psychologisches Konstrukt ist dabei mehr als ein rein kognitives Konzept, da es den Akt der Perzeption der äußeren Welt mit einschließt, das heißt, die Organisation von Wahrnehmungsprozessen ist selbst ein Konstrukt. Das Konstrukt wirkt rückbezüglich zirkulär auf die zukünftige Perzeption der Welt.

Für ein konstruktivistisches Verständnis hypnotherapeutischer Praxis erscheint mir eine pragmatisch-operationale Definition von Hypnose nützlich. Hypnose ist kein Verfahren der Psychotherapie per se, sondern eine Methode bzw. eine kontextgestaltende Operation, in der eine „Wirklichkeit" zwischen Therapeut und Klient konstruiert wird, die beiden erlaubt, innerhalb dieses Kontextes einen besonderen Kommunikationsprozeß zu gestalten.

Die hypnotische Situation kann als ein ritualisierter suggestiver Kommunikationsprozeß beschrieben werden, innerhalb dessen der Klient multistabile Bewußtseinsprozesse erleben kann. Eine hypnotisch konstruierte Trance ermöglicht in einer Phase erhöhter Aufnahmebereitschaft und gesteigerter Imaginationsfähigkeit, Neu-Konstruktionen für Lösungsperspektiven zu suggerieren (vorzuschlagen) und anzuregen.

Diese theoretischen Kernannahmen zum Verständnis kognitiver Organisationsprozesse führen zu einer konstruktivistischen Definition von Hypnose. Auf dieser Ebene grundsätzlicher Überlegungen ist der Bereich praktischer Behandlungsmöglichkeiten noch offen.

Für die Entwicklung einer klinischen Behandlungstheorie stellt der hypnotherapeutische Ansatz von M. H. Erickson (Erickson 1967; Erickson, Rossi a. Rossi 1978) eine interessante Perspektive und eine kindgerechte Alternative gegenüber klassischen Hypnosetherapien dar. Seine Arbeit und seine unkonventionellen Vorgehensweisen sowie die originell maßgeschneiderten Interventionen sind in den letzten Jahren in der Bundesrepublik bekannt und stark verbreitet worden (Erickson a. Rossi 1981). Für ein Verständnis seines Ansatzes spielen weniger eine Ansammlung der von ihm vielfältig genutzten und modifizierten psychotherapeutischen Verfahren eine Rolle, als seine grundlegenden Ideen und Prinzipien hypnotherapeutischer Praxis.

Grundannahmen Ericksonscher Psychotherapie aus konstruktivistischer Perspektive

Die entscheidende Grundannahme seines Ansatzes stellt die Auffassung von hypnotischer Trance als einem Alltagsphänomen dar.

Aus konstruktivistischer Sicht bedeutet dies, Bewußtsein als Prozeß multistabiler Zustände zu beschreiben. Multistabilität meint fließende Übergänge kognitiv-emotionaler Ordnungsbildungen, innerhalb derer wir uns alle mehr oder weniger mehrmals täglich in Trance befinden, nämlich dann, wenn wir „tagträumen", „ein hohes Konzen-trationspotential entfalten, wie zum Beispiel beim Verrichten bestimmter kognitiver Aufgaben" oder beim „Nachhängen an bestimmte Gefühle". So kann die Identifikation mit einer Person durch visuelle und akustische Wahrnehmung eines Films unsere Aufmerksamkeit fesseln und uns zur Entwicklung einer Trance einladen, wenn wir beginnen, unsere Umwelt um uns zu vergessen und uns „ganz" in die Situation zu begeben. Beim Betrachten eines Films, wenn wir emotionale Reaktionen wie zum Beispiel Trauer erleben und zeigen, während wir körperlich entspannt dasitzen und die Welt um uns herum an Bedeutung verliert, erfahren wir ähnliche Phänomene, wie sie in einer hypnotischen Trance möglich sind. So schränkt gesteigerte Vorstellungskraft unsere Beziehung zur Außenwelt ein.

In einer Phase sich schnell wandelnder Ordnungszustände, die während eines hypnotischen Induktionsprozesses angeregt werden, wenn wir weniger und weniger zwischen „innen" und „außen" und zwischen „bewußt" und „unbewußt" zu unterscheiden in der Lage scheinen, suchen wir Stabilität und Struktur herzustellen, indem wir nach Strohhalmen eines ordnungsstiftenden Realitätsangebots in Form von Suggestionen greifen. Während dieser Bemühungen sind wir für Vorschläge und neue Perspektiven besonders empfänglich, da sie dem Bedürfnis zur Herstellung eines ökologischen Gleichgewichts psychischer Stabilität entgegenkommen.

In der klinischen Praxis kann Trance als Prozeß beschrieben werden, in dem innere Suchprozesse ausgelöst und angeregt werden, um Musterbildungsprozesse psychischer Konstrukte zu fördern, die Re-Assoziationen ermöglichen und andere Verknüpfungen und somit neue Wahrnehmungsperspektiven erlauben. Neue Stabilitäten bisheriger Erklärungs- und Bewertungsrahmen werden konstruiert, die neue Lösungsmöglichkeiten implizieren können.

Diese erweiterte Auffassung von Trance als Alltagsphänomen impliziert die Annahme, daß Tranceprozesse auch außerhalb klassischer Hypnoserituale auf der Ebene der Alltagskommunikation angeregt und induziert werden können, und daß hypnotische Trance für mehr Individuen erreichbar ist, als dies mit der Anwendung klassischer

Hypnose zu gelten scheint (Peter 1985). Zu einer gesprächsweisen indirekten Tranceinduktion zählen unter anderem das Erzählen von Geschichten, Anekdoten und Wortspielen sowie der Gebrauch von Metaphern (Trenkle 1985).

Eine ebenso bedeutsame Grundidee von Erickson ist das Prinzip der Utilisation, das besagt, daß jede Kommunikation über Gefühle, Gedanken, Verhaltensweisen, Einstellungen und Symptome als nützliche Information für ein Angleichen an die innere Erlebniswelt des Klienten und für eine indirekte Induktion genutzt werden kann. Ziel des Angleichens an die Realitätswahrnehmung und der Wirklichkeitskonstruktion des Klienten ist die Erzeugung einer akzeptierenden „Ja-Haltung", in der das kritische Alltagsbewußtsein eine gesteigerte Aufnahmebereitschaft für Suggestionen erlaubt und unbewußten Erfahrungsprozessen gegenüber „aufgeschlossen" ist.

In der Hypnose sind es neben verbalen Äußerungen vor allem Körperbewegungen und -signale, die zum Beispiel in den Induktionsprozeß inkorporiert und somit nutzbar gemacht werden können. Sehr aktive Kinder, denen es schwer fällt, sitzen zu bleiben, können während der Vorbereitungs- und Induktionsphase aufgefordert werden, sich viel zu bewegen, bevor sie sich auf den Stuhl bewegen, sich hinsetzen und sich dann nach innen in Richtung einer Erinnerung oder Phantasie bewegen usw.

Das Gefühl von Anerkennung der eigenen individuellen Wirklichkeit erlaubt Klienten, sich vom Therapeuten führen zu lassen, um durch Fixierung der Aufmerksamkeit die Unterbrechung gewohnter kognitiver Schemata, Glaubenssysteme und „schöpferische Augenblicke" (Erickson et al. 1981) anzuregen. Utilisieren verschiedenster Reaktions- und Handlungsstile fördert die Kooperationsbereitschaft des Klienten (Gilligan 1987)

- nonverbales Angleichen durch Spiegeln von Gestik und Mimik,
- auf sprachlicher Ebene der Repräsentationen von Wirklichkeitskonstrukten über die verwandten Sinnesmodalitäten und Repräsentationssysteme, wie sie im NLP analysiert sind (Bandler a. Grinder 1987), auf der Ebene der Glaubenssysteme und Wertvorstellungen und dazugehöriger Wirklichkeitskriterien, wie zum Beispiel Submodalitäten (Bandler a. Mc Donald 1990; Dilts, Hallboom a. Smith 1991),

- Ebene präsentierter Verhaltensmuster,
- symptomatische Ebene, Verhaltensweisen, die „Widerstand“ gegenüber therapeutischen Prozessen signalisieren.

Das Widerstandskonzept, das durch das Prinzip der Utilisation zu einem Kooperationskonzept transformiert wird, verdient besondere Beachtung, kommt es doch einem paradigmatischen Wechsel in der Psychotherapie gleich (Gilligan 1987). Das Konstrukt, jedes Verhalten als nützliche Information zu verstehen, in dem eine positiv-ökologische Absicht und eine beziehungsgestaltende Qualität unterstellt wird, die letztlich dem Lernen des Klienten dient, erlaubt das Aufgeben der Annahme eines Widerstandes bei Klienten. Aus dieser Perspektive gibt es keinen Widerstand an sich, sondern lediglich Angebote, die dem Therapeuten Zugangswege signalisieren.

Diese Grundannahme ist eng an ein weiteres Prinzip, das der Orientierung auf Fähigkeiten und Ressourcen der Klienten als handlungsleitendes Ziel therapeutischer Praxis, angelehnt. Ganz im Sinne konstruktivistisch-systemischer Theorien der Selbstorganisation und Selbstreferentialität kognitiver Systeme (Riegas u. Vetter 1990) hat sich Erickson an dem Glauben orientiert, daß jede Person alle natürlichen Fähigkeiten beziehungsweise das Potential des Lernens und der Selbstentfaltung in sich trägt. Er sah die Aufgabe von Psychotherapie unter anderem im Aufspüren und Fördern dieser Fähigkeiten und in der qualitativen Bedeutungsänderung subjektiv erfahrener Begrenzungen und Entfaltungsmöglichkeiten. Statt Entwicklungsdefizite und -störungen im Vordergrund zu problematisieren, legte er den Schwerpunkt auf eine ressourcenorientierte Erweiterung verfügbarer Wahlmöglichkeiten und auf persönliches Wachstum.

Im Gegensatz zu anderen psychotherapeutischen Paradigmen, die mit dem Konzept des Unbewußten als alles beherrschende Lagerstätte von abgewehrten Konflikten, Triebimpulsen und als moralisierende und beschränkende Instanz operieren, wird das Un-bewußte bei Erickson als Aspekt der Persönlichkeit verstanden, in dem die Schätze von Lernerfahrungen und Fähigkeiten zukünftiger Entwicklung angelegt sind. Das Vertrauen in die Fähigkeit unbewußter Prozesse, sich jene entsprechenden Anregungen seiner indirekten Suggestionen wie therapeutische Doppel-Bindungen, paradoxe Handlungsanweisungen und Inhalte von Anekdoten, Geschichten und Metaphern – so zunutze zu machen, daß ein individuell bedeutsamer Sinn kreiert wird, ist die Voraussetzung erfolgreicher Hypnotherapie.

Ein anderes Prinzip liegt im Gebrauch des Unterschieds zwischen direkten und indirekten Kommunikationsformen innerhalb der hypnotischen Situation. In klassischen Hypnoseritualen wird vorwiegend mit direkten Kommunikationsstilen gearbeitet. Mit indirekter Kommunikation ist der Gebrauch von eingestreuten Metaphern und Anekdoten, das Abdecken aller Reaktionsmöglichkeiten während der Arbeit mit ideomotorischen Zeichen, wie zum Beispiel Armlevitation und vage Formulierungen gemeint. Ein indirekter Induktionsstil erlaubt Klienten, individuell passende Bedeutungsgenerierungen der therapeutischen Angebote vorzunehmen. Folgende Formulierungen zeigen den Unterschied zwischen direkten und indirekten Suggestionen mit verschiedenen Reaktionsmöglichkeiten:

„Der rechte Arm wird leicht und beginnt, sich zu heben."

„Vielleicht hast du bemerkt, daß sich deine Hände unterschiedlich anfühlen, vielleicht unterschiedlich schwer oder unterschiedlich leicht, als hinge ein Luftballon an einem deiner Handgelenke und zieht den Arm leicht nach oben, wobei du am besten weißt, ob der linke oder der rechte Arm im Moment leichter leicht nach oben zieht."

Eine weitere Perspektive stellt eine systemische Sichtweise menschlicher Schwierigkeiten dar. Individuelle Probleme und Symptome werden nicht als Ausdruck persönlicher Eigenschaften, sondern innerhalb der jeweiligen systemischen Funktionalität des sozialen Bezugssystems reflektiert und behandelt.

In diesem Zusammenhang ist auch die Handlungs- und Verhaltensorientierung Ericksonscher Hypnotherapie hervorzuheben. Damit unterscheidet sich dieser Ansatz von einsichtsorientierten und auf kognitive Erfahrungen gestützten Modellen. Im Handlungsprozeß werden Re-Assoziationen zu den Ressourcen der Klienten möglich, und die daraus resultierenden Reaktionen und Konsequenzen der sozialen Umwelt werden als ganzheitliche Erfahrungen erlebt. Reaktionen der Umwelt gelten als authentische Rückkoppelungsschleifen für Klienten, durch die sie ihre eigenen Wirklichkeitskonstruktionen modifizieren können. „Learning by doing" ist eine Basisannahme für therapeutische Aufgaben und Experimente, die Erickson seinen Klienten anbot.

Zusammengefaßt führen die Grundannahmen Ericksonscher Psychotherapie dazu, Hypnose nicht als Kausalfaktor für Heilung und Veränderung zu verstehen, sondern als kontextgestaltende Kommunikationsvariable im Sinne eines therapeutischen Instruments, mit dessen Hilfe Bewegungen multistabiler Ordnungszustände genutzt werden, um Suchprozesse für Lösungsperspektiven anzuregen. Mit diesem Verständnis erscheint der Grad der Bewußtheit hypnotischer Tranceerfahrungen für ein hypnotisches Verfahren sekundär. Hypnose beziehungsweise die Konstruktion einer gemeinsamen Wirklichkeit innerhalb einer hypnotischen Situation ist somit ein Mittel zum Zweck der Psychotherapie, das mit anderen Verfahren, wie zum Beispiel Verhaltenstherapie (Kossak 1987) und systemischer Kurztherapie (Vogt 1990), sowohl bei Erwachsenen als auch in der Behandlung von Kindern erfolgreich angewandt werden kann.

Entwurf eines konstruktivistisch-hypnotherapeutischen Modells

Im Zusammenhang der erkenntnistheoretischen Perspektive eines konstruktivistischen Verständnisses von Hypnose und den Grundannahmen der Ericksonschen Psychotherapie schlage ich ein synergetisches Metakonzept für den Bereich der Psychotherapie mit Kindern und Jugendlichen vor. Die folgenden skizzierten Modellvorstellungen sind ebenfalls Grundlage für eine systemische Kurztherapie mit Erwachsenen und Familien (Vogt 1991). In Anlehnung an das Drei-Phasen-Modell von Kruse (1991) schlage ich folgenden Entwurf eines konstruktivistisch-hypnotherapeutischen Ansatzes vor.

Konstruktevaluation

In dieser Phase sucht der Therapeut die Kriterien und Repräsentationen der Wirklichkeitskonstruktionen des Klienten aufzunehmen und nachzuvollziehen. Die Analyse der nonverbalen Informationen, der Sinnes- und Submodalitäten und der konstruierten Wahrnehmungsmuster spielen neben der inhaltlichen Untersuchung der verwendeten Sprachmuster auf den unterschiedlichen logischen Ebenen (Dilts 1988) sowie den Glaubens- und Wertvorstellungen und den verwendeten Metaphern eine zentrale Rolle.

Konstruktutilisation

Indem der Therapeut die erzeugten Informationen aufnimmt und für sein Verfahren verwendet, begibt er sich in die Wirklichkeit des Klienten. Dazu bedient er sich der dargestellten Sprachmuster und Schlüsselworte, um mit Techniken des Spiegelns von Gestik, Mimik sowie den Pacing-leading-Strategien des NLP die Informationen des Klienten für eine konstruktive Therapieplanung zu nutzen (vgl. Bandler a. Grinder 1987). Innerhalb einer gemeinsam geschaffenen Wirklichkeit werden so die eigenen Fähigkeiten aktiviert. Therapeut und Klient kreieren ein hypnotisches Lösungssystem.

Konstruktperturbation

Mit den therapeutischen Verfahren des Umdeutens, der positiven Konnotationen, den Techniken des „Reframing" (Bandler a. Grinder 1985) und der Symptomverschreibungen werden „Verstörungen" der bisherigen Ordnungsstabilitäten subjektiver Wirklichkeitskonstrukte angeregt. Mögliche Konfusionen fördern die Suche nach neuen Ordnungsstabilitäten. Die Verstörung innerer Stabilitäten und das Streben nach wiederzuerlangender Homöostase erlauben, daß neue Ideen in Form von Suggestionen an bestehende Konstrukte angekoppelt werden.

Konstruktmodellierung

Ausgelöste Suchprozesse nach Herstellen subjektiver Stabilität ermöglichen es, angebotene Änderungen bisheriger Bewertungs- und Bedeutungsgenerierungen, sowie die Modifikation spezifischer Handlungsmuster in wiederhergestellten Ordnungszusammenhängen zu integrieren. In dieser Phase werden gemeinsam geschaffene Neukonstruktionen angeboten. Handlungsorientierte Aufgaben erlauben es, die stabilitätsstiftenden Aspekte und Funktionen neuer oder erweiterter Wirklichkeitskonstrukte zu überprüfen, zu bewerten und entsprechend zu modellieren.

Dieser Modellentwurf ermöglicht eine systematische Planung therapeutischer Handlungsstrategien und kann sowohl für eine einzelne Therapiesitzung als auch über einen gesamten Therapieverlauf Anwendung finden. Ein entmystifiziertes Verständnis von Hypnose ist die Voraussetzung für einen konstruktiven Gebrauch einer „Neuen Hypnose" (Araoz 1989), die einen entscheidenden Beitrag innerhalb der Psychotherapie mit Kindern und Jugendlichen darstellt.

Hypnose bei Kindern und Jugendlichen

Der Gebrauch von hypnotischen Verfahren bei Kindern braucht bei einem spielerisch indirekten Vorgehen in der Therapie nicht als Hypnose bezeichnet werden, wenn dies für die Kinder mit Befremden und negativen Assoziationen verknüpft wird. Die Anwendung idealtypischer Techniken, wie zum Beispiel Armlevitation, die ältere Kinder vielleicht von Hypnosedarstellungen aus Büchern, Comics und Fernsehen kennen, erfordert dahingegen eine ausführliche Aufklärung über die intendierten Absichten des Therapeuten. Eltern und andere Bezugspersonen sollten ebenfalls aufgeklärt werden. In Aufklärungsgesprächen zur Hypnose und eigenen Referenzerfahrungen von Alltagstrance fördert der Therapeut nützliche Informationen, die später therapeutisch utilisiert werden können.

Werden die entwicklungspsychologischen Faktoren wie verbales und kognitives Niveau und die emotionale Reife berücksichtigt, kann Hypnose bei Kindern ab dem zweiten Lebensjahr genutzt werden. Zwar sind solche junge Klienten selten, aber zum Beispiel können bei akuten Schmerzen oder bei Einschlafstörungen hypnotische Induktionstechniken angewandt werden. Als Induktionen kommen nonverbale Techniken, wie rhythmische Bewegungen durch Schaukeln, und interaktive Spiele in Betracht. Aber auch Singen oder monotone Sprechweise können veränderte Wahrnehmungs- und Konstruktionsprozesse anregen. Therapeuten wird bei so kleinen Kindern ein hohes Maß an Flexibilität in der Kommunikation zwischen den sich schnell wandelnden psychischen Zuständen abverlangt, ist doch eine Trancephase in diesem Alter häufig von kurzer Dauer.

Bei älteren Kinder von 3 bis 12 Jahren eignen sich ganz unterschiedliche Vorgehensweisen zur Anregung hypnotischer Trance.

Induktionstechniken für 2–14jährige Kinder und Jugendliche

Techniken	Beispiele
körperliche und musikalische Rhythmusübungen, die durch den monotonen Wiederholungscharakter Entspannungs- und Tranceprozesse anregen	Schaukeln, Laufen und Musizieren mit Rhythmusinstrumenten

aktive Rollenspiele, in denen sich Kinder mit anderen identifizieren	„Stell dir vor, du bist ein Tier oder eine bestimmte Figur aus einem Märchen, und die macht ... “
gelenkte Phantasien	Abenteuerfiguren erfinden, die ungewöhnliche Geschichten erleben
Metaphern für hypnotische Phänomene	„Tu mal so wie entspannt oder hypnotisiert!“
Visualisierungstechniken	„Stell dir einen Fernseher vor, in dem ein Film gezeigt wird, den du selbst gemacht hast!“
Imagination von Märchen- und Filmfiguren	„Stell dir vor, wie dein Lieblingsheld mit deinen Schwierigkeiten umgeht!“
Metaphern menschlicher Körperfunktionen	„Stell dir vor, du bist ein Roboter oder Computer!“
Augenfixationsübungen	„Suche einen Punkt, den du konzentriert im Auge behälst, auch dann, wenn die Augen sich schließen!“; „Halte eine Münze auf deinem Daumen und beobachte, wenn sie herunterfällt, und sich dann die Augen schließen!“
Utilisieren bisheriger Entspannungsverfahren	„Wie war das, als du das letzte Mal gemütlich ferngesehen hast?“
Ideomotorische Zeichen für eine Induktion nutzen und inkorporieren	Körpersignale wie Fingerbewegungen, Arm-Levitation, kataleptische Phänomene und Augenlidflattern und -schluß sind Anzeichen beginnender Trance

Konfusions- und Overloading-Strategien	gleichzeitiges Erzählen von verschiedenen ineinander verschachtelten Geschichten, in denen sich Realitäten vermengen; Zählinduktionen mit verwirrenden Zahlenfolgen, wie zum Beispiel das Rückwärtszählen in Dreierschritten: 100-97-94-91 …

Konstruktivistische Hypnotherapie – ein Praxisbericht

Der folgende Bericht von einer Therapie eines 10jährigen Jungen demonstriert, wie die dargestellten Grundannahmen und Strategien innerhalb eines konstruktivistisch-hypnotherapeutischen Therapiemodells in der Praxis realisiert werden.

Während meiner psychotherapeutischen Tätigkeit mit Kindern und Jugendlichen eines Kinderheimes wird mir ein Junge zur Behandlung vorgestellt. Grund der Zuweisung ist die beobachtete Trichotillomanie (Haarausreißen), seine Ängstlichkeit und allgemeine motorische Entwicklungsstörungen.

Die Anamnese ergibt, daß er seit circa dem vierten Lebensjahr allein mit seiner überängstlichen Mutter, die verschiedene psychiatrische Aufenthalte wegen depressiver Zustände hinter sich hat, zusammenlebt. Seit dem fünften Lebensjahr reißt er sich die Haare heraus. Die vordere Kopffläche ist fast kahl. Sein bisheriges Leben zu Hause bestand vornehmlich aus dem Betrachten von Science-fiction- und Horrorvideos. Die überängstliche Mutter ließ ihm wenig Gelegenheit für altersgemäße Selbständigkeitsentwicklung. Nach dem plötzlichen unerwarteten Tod der Mutter kommt er ins Heim. Hier lernt er zum Beispiel erst im Alter von zehn Jahren Fahrrad fahren. Seine Symptomatik wird im Heim zu einem großen Problem, da die anderen Kinder ihn wegen seines Aussehens hänseln. Diese Situation steigert sein Gefühl der Minderwertigkeit und des Versagens. Er entzieht sich sozialen Kontakten. Hin und wieder versucht er, mit seinen verbal-altklugen Verteidigungsversuchen die inneren Ängste zu kompensieren und seine körperliche Schwäche zu überspielen. Damit bewegt er sich außerhalb eines handlungsorientierten, über die Körperkräfte definierten Verhaltenskodex des Heims und isoliert sich weiter. Er wird von den Kindern ausgelacht und gerät stärker unter Streß. Dieser scheiternde Lösungsversuch führt zu weiterem autoaggressiven Verhalten. Sein Handlungsmuster ähnelt einem Teufelskreis. Ziel der Behandlung ist es, durch therapeutische Interventionen sein selbstdestruktives Verhalten zu modifizieren, um eine soziale Integration zu ermöglichen und eine altersgemäße Entwicklung zu fördern.

Eine spielerische Überprüfung seiner Suggestibilität anhand einer Abwandlung der Stanford-Suggestibilitätsskala (Weitzenhoffer u. Hilgard 1959), weist auf eine große Offenheit bezüglich des Gebrauchs suggestiver Verfahren hin. Zu Beginn verweigert er sich klassischen hypnotischen Induktionsritualen, wohingegen er durch seine angebotene Metapher, daß nicht er seine Haare ausreiße, sondern ein Computer „hier oben im Kopf", einen Zugang für eine hypnothera-peutische Vorgehensweise bietet. Ich bitte ihn, mir verständlich zu machen, wie ich mir diesen Prozeß vorstellen könne. Er beginnt mit einer bildhaften Erzählung von Computern, Disketten und Programmierung. Ich stelle mich unwissend und bitte ihn, mir seinen Computer zu malen. Die Exploration ergibt, daß er sich diesem Computer machtlos ausgeliefert fühlt und sein Bewußtsein keinen Einfluß auf das Computerprogramm habe, schließlich reiße er sich vorwiegend nachts die Haare aus. Diese Phase dient der Evaluation subjektiv gebräuchlicher Konstrukte.

Im Sinne des Prinzips der Utilisation Ericksonscher Hypnotherapie benutze ich seine Computervorstellung des menschlichen Gehirns als Metapher für eine Steuerungszentrale seiner Hände. Aufgrund seiner Erfahrungen mit Science-fiction-Szenarien fällt es ihm leicht, sich den menschlichen Körper als mechanisches System vorzustellen. Später frage ich ihn, ob er den Komiker Otto Waalkes kenne. Er strahlt und bejaht. Er beginnt, typische Körperbewegungen des Komikers nachzuahmen, und erzählt die ihm bekannten Witze, woraufhin ich eine Anekdote erzähle, in der Otto auf der Ebene einer personifizierten Organvorstellung die innere Kommunikation während des Trinkens von Alkohol darstellt. Seine beginnende Aufmerksamkeitsfokussierung auf innerliche Steuerungsprozesse des Körpers nutze ich, um die Symptomatik aus dem Bereich des Übermächtigen durch Externalisieren zu entmystifizieren (Tomm 1989).

Dazu benutze ich ein Blatt Papier, auf das ich ein Gehirn, die Leber, den Mund und die Hände zeichne und sie in einem Interaktionsnetz von Linien miteinander verbinde. Die einzelnen Organe treten in eine „Sprechfunk-Konversation“: „Leber an Großhirn ..., Großhirn an Hände ...“ etc. Er schaut konzentriert und amüsiert zu. Aus den einzelnen Organen male ich einen Roboter. Dieser Roboter hat Haare, und seine Hände erhalten aus der Schaltzentrale den Befehl, zum Kopf zu gehen, Haare auszureißen und diese zum Mund zu führen. Meine Frage, ob ich mir sein Haareausreißen so vorstellen könne, bejaht er. Daraufhin schmücke ich meine Zeichnung weiter aus und wiederhole immer wieder die innere Kommunikation der Organe. Durch die Modulation meiner Stimme beginnt er, ausgeprägte Trancephänomene zu zeigen: Seine Aufmerksamkeit ist auf die Zeichnung gerichtet, sein Muskeltonus ist entspannt, die Atmung verändert, und er hört meinen Ausführungen konzentriert zu. Er scheint eine unbewußte Identifikation mit dem Roboter einzugehen. Seine Konstrukte werden für eine angestrebte Lösungsperspektive im Sinne erweiterter Wahlmöglichkeiten utilisiert.

Auf meine Frage, ob er seinen Computer zwischenzeitlich fragen kann, wie der die Hände nachts irgendwie anders beschäftigen könne, fällt ihm nichts ein. Er zeigt einen defokussierten Blick. Während ich das Kommunikationsnetz immer wieder nachzeichne, biete ich ihm indirekte Suggestionen in der Form an, daß ich Beispiele von anderen Kindern erzähle und wie sie gelernt haben, mit ihren Schwierigkeiten und Problemen anders umzugehen, und welche Software ihrer Fähigkeiten ihnen dabei half, den Händen unterschiedliche Befehle zu senden. Es müssen nicht die eigenen Haare sein, mit denen sich Hände beschäftigen, manche Kinder benutzen ihre Hände zum Beispiel, um sich zu raufen oder etwas ganz anderes zu tun. Mit diesen Geschichten beende ich die Sitzung.

In der folgenden Sitzung nehme ich die Metapher des Computers nochmals auf und frage ihn, ob das Programm nach wie vor dasselbe ist. Er bejaht. Mein Vorschlag, als Programmierer zu arbeiten, fasziniert ihn. Ich stelle mich unwissend und bitte ihn, mir Möglichkeiten der Programmierung zu zeigen. Angespornt durch die Anerkennung als Experte für Science-fiction beginnt er, einen Computer und Disketten zu malen. Später geht er unvermittelt dazu über, ein Kriegsschiff und eine rechteckige Fläche mit kleinen Kreisen zu malen. Tief in seine Tätigkeit versunken antwortet er auf meine Frage, was er denn male, daß es sich neben dem Kriegsschiff um ein Brett mit Löchern handelt. Überrascht frage ich ihn, ob sein Computer damit meine, daß seine Hände als Alternative zum Rausreißen seiner Haare Löcher in Bretter bohren könnten. In einer leichten Trance antwortet er mit „ja". Ich bin sehr überrascht und frage noch einmal nach. Er ist über sich selbst irritiert, fährt aber in seiner inneren Trancelogik fort und antwortet abermals mit „ja". Verstörungen der bisherigen Konstrukte über die Unvermeidlichkeit der Autoaggression werden angeboten.

Ich zweifle weiter daran und fordere ihn auf, mir die Richtigkeit dieses Programms zu beweisen. Er willigt ein, und wir gehen in einen Werkraum, wo er mit einer großen Bohrmaschine anfangs sehr ängstlich Löcher in ein Brett bohrt. Ich halte meine Zweifel aufrecht und gebe im Sinne der Handlungsorientierung eine Aufgabe: Er bekommt ein Brett, auf das er bis zum nächsten Mal jeden Abend vor dem Zubettgehen einen Kreis mit Datum malt.

In der nächsten Sitzung nach ca. zehn Tagen bringt er das Brett mit, und er bohrt zehn Löcher in die aufgemalten Kreise. Die kahle Fläche auf dem Kopf ist unverändert groß. Nach fünf weiteren Sitzungen mit etwa zweiwöchigen Abständen hat er, bevor wir uns jeweils über sein aktuelles Erleben unterhielten, eine Unmenge an Löchern gebohrt. Sein Haar ist seitdem gut nachgewachsen. Es gibt keine weiteren kahlen Stellen. Seine anfängliche Scheu vor der Bohrmaschine ist gewichen. Die Konstrukterweiterungen beziehungsweise in Tranceprozessen angeregten Neukonstrukte werden in handlungsorientierten Praxisphasen modelliert.

In der nächsten Sitzung hat er das Brett nicht mehr gekennzeichnet. Diese Bohrerei sei ihm zu langweilig. Statt dessen kommt er mit einem ausgeliehenen Judoanzug und will mit mir kämpfen lernen. Dieser Perspektivenwechsel, weg von seiner rational-kognitiven Orientierung, hin zu sportlichen Übungen, führt letztendlich zu einem gesteigerten Selbstvertrauen. Später will er sogar boxen. Die einsetzende Modifikation seines Körperschemas führt zur Unterbrechung des genannten Teufelskreises, und die Symptomatik des Haareausreißens ist in der Zeit nicht mehr aufgetreten.

Anmerkungen zur Hypnoseeinleitung bei Kindern

Karel Balcar

Die Anwendung von Hypnose bei Kindern weist einige wichtige Unterschiede zur Erwachsenenbehandlung auf. Der hypnotische Zustand von Bewußtseinsversenkung und dissoziierter Konzentration ist in der Regel bei Kindern schwankender und wandelbarer, insbesondere bei jüngeren Kindern. Diese erreichen den Trancezustand schnell, kommen aber auch leicht und manchmal unerwartet wieder heraus. Der Zustandswandel läuft so plötzlich und fließend ab, daß man dazu neigt, die Echtheit der Trance beim Kind zu bezweifeln. Die hypnotische Beziehung von selektivem Rapport und Beeinflußbarkeit ergänzt sich bei Kindern mit ihren natürlichen Autoritäts- und Abhängigkeitsbeziehungen und Erfahrungen den Erwachsenen gegenüber. Da hierin mehr Gefahr als Hilfe besteht, kommt der Beziehungsgestaltung viel Aufmerksamkeit zu. Sie wird zur Hauptsache der hypnotischen Arbeit.

Die hypnotische Wirkung erfolgt bei Kindern nach verschiedenen Mustern. Konkrete Vorstellungen, die dann zum Halluzinieren von Szenen, Ereignissen und Handlungen gesteigert werden können, werden von ihnen bereitwilliger zugelassen und realisiert als rein ideomotorische oder abstrakt formulierte Suggestionen der erwünschten Effekte.

Hypnotische und posthypnotische Wirkungen werden durch die Besonderheit der Wahrnehmungs-, Verstehens- und Vorstellungskraft des Kindes bereichert oder auch beschränkt. Das konkrete prähypnotische und posthypnotische Verfahren ist dem mentalen Reifungsniveau des Kindes und seinen besonderen unmittelbaren Bedürfnissen anzupassen.

Im folgenden wird eine allgemeine Hypnosestrategie vorgestellt. Was ihre differenzierte Adaption betrifft, kann zum Beispiel bei

Gardner und Olness (1988), bei Mrochen und bei Holtz (beide in: Peter u. Kraiker 1998) studiert werden. Obwohl für verschiedene Altersstufen, Intelligenzniveaus, Sprachbeherrschungsgrade, Temperamenttypen, Einstellungen der therapeutischen Situation gegenüber und Störungsbesonderheiten auch allgemeine hypnologische Leitfäden dargestellt werden, bleibt in jedem Einzelfall noch vieles, was gerade bei diesem Kind individuell zu untersuchen, von ihm zu lernen und mit ihm improvisiert zu gestalten ist.

Die Hauptschritte zur Nutzung von therapeutischen Potentialen der Hypnose kann man wie folgt aufzählen:

1. eine sichere und arbeitsorientierte Partnerschaft mit dem Kind gestalten.
2. das hypnotische Interaktionsniveau mit dem Kinde erreichen und nach Bedarf durchlaufend regulieren;
3. die Wirkungskräfte der hypnotischen Interaktion zu therapeutischen Lebensfunktionsveränderungen beim Kind nutzen;
4. die posthypnotisch heilenden Entwicklungen, die auch die Leistungssteigerung und Lebenszufriedenheit fördern können, für das Kind programmieren;
5. die hypnotische Erfahrung und Leistung des Kindes vorteilhaft in sein Selbstbild integrieren.

Hypnotherapie mit Kindern beinhaltet zwei Komponenten: Zum einen die Hypnoseeinleitungs-, Hypnoseleitungs- und Hypnosebeendigungstechnologie; andererseits die Nutzung der suggestiv vermittelten therapeutischen Eingriffe, die die erwünschte Erlebens-, Körpergeschehens- und Verhaltensänderung hervorbringen.

Dieses Kapitel wird dem ersten dieser Themen gewidmet; und nur die Anfangsphase, die Hypnoseeinleitung, wird hier ausführlicher erläutert.

Beziehungsgestaltung

Eine entsprechende Voraussetzung für die arbeitsorientierte Partnerschaft mit dem Kind besteht darin, es mit dem therapeutischen Angebot zu fesseln (siehe Mrochen 1998, in: Peter u. Kraiker) und ihm den Therapiekontext verständlich und annehmbar zu strukturieren. Die Fragen nach dem „Warum, Was und Wie" der angebotenen hypnotherapeutischen Interventionen tauchen auf und sollen im Laufe eines kontaktschaffenden Gesprächs besprochen werden.

1. Die Warum-Frage

Das Kind kennt selten genau den Zweck des Besuches beim Therapeuten, hat sich aber in seiner Vorstellung manchmal sehr verschiedene Antworten auf diese Frage und mehr oder weniger konkrete Erwartungen bezüglich der kommenden Ereignisse gebildet. Aufgrund der gehörten oder aber auch der fehlenden Äußerungen von Eltern, Ärzten, Lehrern usw. kann es diese Begegnung als Hilfe, Strafe, Schmerz, Spiel oder irgend etwas anderes wahrnehmen, und mit entsprechenden Gefühlen, Gedanken und Verhaltensweisen in die Therapiesituation, oft zum Nachteil dieses Unternehmens, hineinzugehen.

Die Warum-Frage hat ein doppeltes Gesicht. Im Versuch, auf diese gewöhnlich unausgesprochene, aber latent anwesende und wertende Frage zu antworten, ist es von Vorteil, sich auf das „Wozu" anstatt von „Weshalb" zu konzentrieren. Das bedeutet, weniger über das zu beseitigende Versagen, die Verhaltensstörung, Schwäche, das Kranksein oder Leiden, als über das erwünschte, anziehend formulierte Ziel (Selbstregulation oder Bewältigungsfertigkeiten, Gesundsein und anderes) zu sprechen. Diese Aufgabe erfordert vom Therapeuten manchmal eine diplomatische Reformulierung oder Reinterpretation von dem, was das Kind von den Erwachsenen oder von anderen Kindern über den Zweck eines Psychologen- oder Arztbesuches gehört hat. Eine solche Einführung in das therapeutische Setting hilft dem Kind, sich der Teilnahme im therapeutischen Prozeß zu öffnen.

Analoges gilt auf entsprechendem Verstehensniveau auch für die begleitenden Erwachsenen. Sollte man dabei auf einen Konflikt zwischen dem Kind und seinen Eltern oder Erziehern stoßen, der den Grund und Zweck der Behandlung betrifft (zum Beispiel den, dem Kind den Kopf zurechtzusetzen) und der bis in die Therapiesituation und Therapiemotivation reicht, gehört es zu der psychotherapeutischen Aufgabe, eine strategische Allianz (siehe Haley 1973) mit dem Kind zu schaffen, ohne seitens der Bezugspersonen eine Behandlungssabotage zu provozieren. Die spezifische Frage, warum gerade Hypnose angewandt werden soll, kommt selten vor. Wenn sie aber vorkommt, ist sie häufig mit Befürchtungen oder Wundervorstellungen bei den Eltern oder auch bei einem älteren Kind verbunden, die richtig zu stellen sind. Damit kommt man zur nächsten Frage.

Zusammengefaßt: Man kann die hypnotherapeutische Behandlungssituation als eine gute Gelegenheit ansehen, erwünschte Veränderungen im Leben des Kindes oder auch seiner Familie zu erreichen.

2. Die Was-Frage

Mit der Bearbeitung und Klärung von Vorstellungen, Erwartungen und Motiven, die häufig hinter den Forderungen nach psychotherapeutischer oder sogar hypnotherapeutischer Behandlung stehen, ist auch die Frage nach dem Inhalt (Was soll getan werden und geschehen?) und nach dem Ausgang (Was kann und wird dadurch bewirkt und erreicht?) verknüpft. Die Indikation der Hypnose ruft vielfach unrealistische Erwartungen, manchmal zu viel Hoffnung auf rasche Veränderungen durch außerordentliche Wirkungen und Effekte, aber manchmal auch Ängste hervor. Insbesondere bei Eltern, die in der Regel die Therapie veranlassen, aber auch bei einigen der älteren Kinder. Es kann auch mitunter von Vorteil sein, nicht mit und vor dem Kind über die Hypnose zu sprechen.

Eine Klärung dessen, was hier und jetzt sowie in näherer Zukunft mit dem Kind geschehen kann, was es erleben und was erreicht werden kann, ist zentrale Aufgabe und bereits Teil des strategischen Vorgehens des Hypnotherapeuten. Es unterstützt zum einen die kognitive und emotionale Anpassung der Klienten an die Arbeitsweise der Hypnotherapie, zum anderen enthält die Antizipation von möglichen Veränderungen erwiesenermaßen eine bedeutende Suggestivkraft (im Sinne positiver Voraussage). Gegenüber dem Kind erscheint es geeignet, die Hypnose seinem Alter, seinem Auffassungsvermögen und seinen Bedürfnissen entsprechend als ein interessantes Spiel, eine Übung, Vorstellungs- und Erfahrungsprobe oder den Versuch vorzustellen, mit dem es die gewünschten Ziele herbeiführen kann. Das Vorgehen kann auch mit Übungen, Versuchen und Prüfungen verglichen werden, die von Personen ausgeübt werden, die das Kind bewundert (zum Beispiel Flieger, Sportler, Schauspieler etc.) Eine andere Möglichkeit ist die Verwendung von Gewohnheiten und Tätigkeiten anderer Kinder oder auch von Tieren, mit denen das Kind sich spontan identifiziert, zum Beispiel Turnen, Spielen, Lernen etc.

Die helfenden oder heilenden, in Aussicht gestellten Wirkungen können am besten mittels der Begriffe von Lernen und Selbstregulation oder Selbstheilung anhand praktischer Beispiele aus dem Lebensumfeld der Kinder erklärt werden. Um den gewohnten Druck durch Aufforderung zur Willensanstrengung (Du mußt) zu umgehen und den Kindern die hypnosuggestive Wirkungsweise deutlich zu machen, schreibt man das Geschehen den Fähigkeiten und Vorgängen ihres eigenen Organismus zu (je nach Alter der Kinder auch als Körper-, Sinn- oder Vorstellungskraft zu bezeichnen). Die Erklärung, daß Hypnose in der Lage ist, Leistungs- und Heilungspotentiale, die dem Kind bislang nicht bewußt und zugänglich sind, zu mobilisieren und nutzbar zu machen, bereitet eine positive Einstellung und innere Annahme der Vorgehensweise vor und hilft dem Kind dadurch, sich der Tranceinduktion und den bild- und gleichnishaften Informationsverarbeitungsprozessen sowie deren Utilisation zu öffnen.

Was das Ansprechen der Versagensseite des Kindes betrifft, gilt im Vorgehen der Hypnotherapie die Orientierung hin zur Selbstachtung und Selbstschätzung. Das bedeutet, daß die Möglichkeit angeboten wird, bisheriges Fehlverhalten oder Versagen nicht als Schande, Minderwertigkeit, Verlust oder Schuld zu betrachten, sondern dem Kinde zu ermöglichen, es als eine Gelegenheit zum besseren Lernen, zum Versuch einer Bewältigung und als eine Herausforderung zur Überwindung interner Blockaden zu erleben.

In die therapeutische Zielsetzung sollen auch erforderliche Veränderungen der Einstellung und des Verhaltens der betreffenden Bezugspersonen dem Kind gegenüber oder untereinander einbezogen werden. Ohne den nötigen Wandel im sozialen Umfeld kann die therapeutische Arbeit nur bedingt wirksam werden oder sogar den pathogenen Druck steigern (zum Beispiel durch Loyalitätskonflikte).

Zusammengefaßt: Hypnose kann als Kooperationsprozeß zu einem gemeinsam erstellten oder zumindest auch vom Kind als wünschenswert angenommenen Ziel aufgefaßt werden.

3. Die Wie-Frage

Nach der erreichten Verständigung, was erwartet und erzielt werden soll, bleibt manchmal noch die dritte Frage zu beantworten. Es handelt sich dabei nicht so sehr um die Frage der Technik des

Verfahrens, sondern um die Aufteilung der Rollen und der Verantwortung. Einen kritischen Standpunkt zur Kinderhypnose findet man bei Spiel (1976). Er sagt, Hypnose in der Kindertherapie sei ein ungelungenes Verfahren, da sie extreme Abhängigkeit und Übertragungen vom Kinde zum Therapeuten auslöst, die kaum mehr beherrschbar seien. Diese Kritik ist, unserer Meinung nach, dann berechtigt, wenn eine ungünstige Hypnoseeinleitung praktiziert wird, die auf Mißbrauch der Übermacht des Erwachsenen gegenüber dem Kind und der natürlichen kindlichen Neigung zur Abhängigkeit beruht.

Das Ziel jeder Psychotherapie sollte sein, die Abhängigkeit, auch die von Kindern, angemessen zu regulieren, um die Autonomie und Selbstbestimmung zu stärken. Daher ist eine ausgewogene Teilung der Verantwortung, der Tätigkeiten und des Erfolges zwischen dem Therapeuten und dem Kind im Laufe der Hypnosebehandlung wünschenswert. Dies führt beim Kind zu einer Förderung und Weiterentwicklung eines Gefühls von Selbständigkeit und Selbstvertrauen. Um dies zu erzielen, ist es wünschenswert, dem Kind zu vermitteln, daß es ein vollwertiger Partner in der therapeutischen Mitarbeit ist.

Es ist angebracht, dem Kind klar mitzuteilen, daß ihm in unserer Zusammenarbeit eine aktive selbständige und nicht auswechselbare Rolle zufällt. Während der Therapeut ihm Anweisungen zu bestimmten Vorstellungen, Handlungen und Erfahrungen anbietet, wird das Kind zuhören, sich die geschilderten Dinge selbst vorstellen und dabei gut beobachten, was wirklich los ist, um dann dem Therapeuten darüber berichten zu können. Dadurch wird signalisiert: Weder das Kind noch der Therapeut ist imstande, das Erwünschte allein zu erreichen. Ein unersetzlicher Beitrag von beiden ist unerläßlich, und ein günstiger Ausgang wird bloß mit vereinten Kräften erzielt. Auch auf die Intensität des hypnotischen Erlebens und Geschehens sollte das Kind vorbereitet werden. Man kann ihm erklären,

- daß es zum Beispiel verschiedene vom Therapeuten vorgeschlagene oder selbst vorgestellte Dinge wahrscheinlich früher oder später ganz „wie wirklich erleben" (sehen, hören, fühlen, geschehen lassen) kann. Etwas, wie in einem Nacht- oder Wachtraum oder gar wie in der Wirklichkeit,

- daß es dabei lernen wird, viele interessante Erlebnisse entweder mit geschlossenen oder geöffneten Augen sich selbst herbeizuführen,
- daß es immer die Wahl haben wird, über diese Erfahrungen mit dem Therapeuten gleich oder später zu sprechen, oder sie nur für sich selbst zu behalten und zu genießen,
- daß es natürlich immer mit dem Therapeuten besprechen kann, was es in dieser Weise zu erleben wünscht usw.

Dadurch wird signalisiert, letzten Endes ist es das Kind, das darüber entscheiden wird, was aus den vom Therapeuten vorgeschlagenen Geschehnissen zustande kommt. Selbstverständlich wird die Wie-Frage nur so ausführlich erörtert, wie das Kind wirklich daran interessiert ist und Wissen hierüber braucht. Man soll im Grundsatz nur so viel wie nötig und so wenig wie möglich erklären; aber genug, damit das Kind an das Hypnoseverfahren mit Vertrauen und Unternehmungslust herangeht.

Zusammengefaßt: Nachdem der Hypnotherapeut dem Kind mit seinem Verhalten bewiesen hat, daß es von ihm gut verstanden, aufrichtig geachtet und freundlich angenommen wird, kann er dazu übergehen, ihm zu zeigen, daß er unabhängig davon, was im Erleben und Verhalten des Kindes gerade los ist, auch fähig ist, mit ihm kompetent umzugehen.

Trance-Einleitung

Die hypnotische Beziehung und der hypnotische Zustand entwickeln sich fortlaufend aus der vom Therapeuten eingeleiteten günstigen Interaktion dem Kind gegenüber. Die große Bereitschaft der Kinder, sobald und solange sie sich hinlänglich sicher verstanden und geachtet fühlen, neue Erlebnisse neugierig aufzunehmen und aktiv mitzugestalten, macht viele technische Überlegungen und taktische Schritte, wie bei der Ersthypnose von Erwachsenen, unnötig. Dagegen ist kontinuierliches Anbieten (Erickson 1958) von interessanten und grundsätzlich angenehmen Anreizen von außen oder von innen viel wichtiger, um die notwendige Aufmerksamkeit des Kindes hypnotisch zu fesseln, zu steigern und therapeutisch zu nutzen. Als von außen induzierte Anreize kann man suggerierte Erlebnisse oder Erfahrungsschilderungen einführen; die von innen kommenden

Anreize stammen dann aus dem Erleben von schon hervorgerufenen oder spontan eingetretenen Ereignissen und Leistungen.

Unserer Meinung nach kann der Hypnosezustand von der kognitiven Seite her als eine gesteigerte und gelenkte Aufmerksamkeitskonzentration und -leistung bezeichnet werden, infolge deren man spontan und ungestört gerade das als wirklich wahrnehmen, erleben oder tun kann, was vom Hypnotiseur angeboten wird. Der Inhalt dessen, was für das Kind hypnotische Realität wird, hängt von seinen aktuellen Interessen und Bedürfnissen und der vom Kind erreichten Entwicklungsstufe ab (siehe Holtz 1998, in: Peter u. Kraiker). Die eigentliche Wirksamkeit besteht jedoch in der fortlaufend erlebten empathischen kommunikativen Verknüpfung zwischen dem Kind und dem Therapeuten, die, häufig als eine Art innerer „Resonanz" gegenseitig empfunden, eine wesentliche Grundlage der Aufnahme induzierter innerer Vorgänge ist.

Es sollen Einleitungsanweisungen gewählt werden, die beim Kind lebhaftes Interesse und positive Gefühle auslösen. Hinweise hierfür lernt man im Laufe des Vorgesprächs kennen, wo wir uns für gegenwärtige Lebensumstände, Familienmitglieder, Spielsachen und ähnliches, bedeutsame Erfahrungen, Tätigkeiten oder auch Phantasien des Kindes interessieren. Daraus kann man ein Thema wählen, das für das Kind attraktiv ist und das zugleich dem Zweck einer Trance-Einleitung, -Vertiefung und möglicherweise auch der therapeutischen Tranceanwendung dienen wird. Oft kann man, nachdem mit dem Kind eine Verständigung hinsichtlich des Spieles erreicht ist, das Kind einfach direkt danach fragen, was es jetzt gerne darin erleben, anschauen, erfahren möchte. Kinder, die schon längere Zeit hospitalisiert sind, wählen zum Beispiel gerne einen Besuch zu Hause, wobei sie in ihrer Vorstellung mit ihren vermißten Spielsachen, Haustieren, Freunden, Geschwistern oder Eltern zusammentreffen und aktiv den Kontakt genießen. Hier ist allerdings Vorsicht geboten, um eventuelles traumatisches Erleben einer leidens- oder konfliktgeladenen Beziehung oder Situation zu vermeiden. Andere Kinder wählen als Hypnoseeinleitung beliebte Filme, märchenhafte, humorvolle, abenteuerliche Geschichten oder Lieblingstätigkeiten, die sie selbst ausüben (wie Schaukeln, bestimmte Spiele, Fahrrad- oder Schlittenfahren) oder sich erträumen (wie Autofahren, Pilot sein, Supersportler sein). Beispiele hierzu finden sich bei Gardner und Olness, 1981.

Die traditionelle Art der Hypnoseführung, bei der der Therapeut dem passiven Patienten Anweisungen erteilt, Suggestionen anbietet und sich nur aufgrund des nonverbalen Ausdrucks über den Hypnoseverlauf orientiert, kann man also bei Kindern durch eine Art von hypnotischem Gespräch ersetzen. Der Hypnotiseur kann das Kind nach seinen Erlebnissen und Wünschen fragen und sie auch mit entsprechend gewählten Angeboten, Versicherungen und Bekräftigungen beantworten. Oftmals führt das zu einer besseren gegenseitigen Verständigung, zur tieferen Trance sowie zu einem stärkeren Vertrauen und Sicherheitsgefühl beim Kind. Das Ausmaß, in dem man die Möglichkeit eines hypnotischen Gesprächs vorteilhaft nutzen kann, soll sich nach der eingeschätzten hypnotischen Aktivität und voraussichtlichen Redebereitschaft des Kindes richten. Die Hypnoseleitung und die hypnosuggestive psychotherapeutische Behandlung bilden zusammen ein Ganzes, eine Geschichte. Wenn man auch bei den Kindern die Hypnoseeinleitung und Leitung von der therapeutischen Suggestion in Zeit und Inhalt abgrenzen kann, ist es oft dienlich, die Schlüsselelemente der Hypnoseleitung so zu wählen und zu verwerten, daß sie schon implizit oder explizit zur beabsichtigten therapeutischen Führung beitragen. So kann man einem ängstlichen oder instabilen Kind zum Beispiel mehr Ruhe, Mut, Selbst- und Situationsbeherrschung durch eine Rittergeschichte nahebringen, bei der es lernt, fest im Sattel zu sitzen, das Pferd bewußt zu beherrschen und zu lenken, seine eigene Kraft, Ruhe und Überblicksvermögen zu fühlen und mit Selbstvertrauen seinen Weg zu wählen. Eher explizit kann das Kind sich selbst in das Erleben seiner Problemsituation versenken und sich dort wahrnehmen (sehen und hören, fühlen und spüren), wie es sie diesmal ungestört meistert (zum Beispiel Enuresis, Stottern, Schmerzen, Anfallsleiden). Auch die Mithilfe eines passenden, selbststimulierenden aktiven Bewegungsmusters (zum Beispiel Faust ballen, tief ein- und ausatmen) kann sich als Unterstützung eignen, die ihm die Bewältigung des Problems manchmal buchstäblich in die Hände gibt, womit es die eventuell eintretende akute Störung auch posthypnotisch bewältigen kann.

Fallbeispiele

Die oben angeführten Prinzipien werden mit zwei Beispielen aus unserer kindertherapeutischen Praxis dargestellt.

Fall 1 – Hündchen

Nachdem wir mit einem elfjährigen, stark stotternden Jungen übereingekommen waren, daß er Tiere, insbesondere Hunde liebt, sitzt das Kind bequem in einem gepolsterten Stuhl, während der Hypnotiseur folgendes zu ihm spricht:

„Jetzt schließt du deine Augen. Wir werden darüber reden, wie es eigentlich mit so einem kleinen Hündchen ist. Wenn so ein Hündchen geboren worden ist, ist es darüber noch ganz verwundert und ermüdet. Es ist doch eine Mühe, zu einem Hündchen geboren zu werden. Sein Kopf dreht sich ihm ein wenig noch davon, es ist schläfrig und es mag ruhen. Es spürt, es ist ja noch blind und sieht nicht, seine Augenlider sind fest zusammengeklebt. Das erste, was es spürt, das ist seine Hundemutti. Die leckt es sauber und das Hündchen schmiegt sich an, kuschelt sich bei ihr an, warm und geschützt und schläft ein, mehr und mehr. Und wenn es auch später schon größer geworden ist und sehen kann, ist es wieder sehr oft müde durch sein Herumwälzen, durchs Herumkriechen und Tollen. Und später dann wieder durch sein Herumgehen und Herumlaufen. Und jedes Mal, wenn es sich müde fühlt, so wie jetzt, kuschelt es sich zusammen, warm und geschützt, und schläft ein. Das Hündchen fällt in einen angenehmen festen Schlaf und sicher träumt es irgendeinen Traum. Am ehesten träumt er von seinen Geschwistern, den kleinen Hündchen, mit denen es so gerne spielt. Sie stoßen aneinander, zupfen aneinander, haben Spaß miteinander." (In diesem Augenblick wurden Augenbewegungen hinter den geschlossenen Augenlidern des Kindes sichtbar.) „Ja, es träumt davon so, wie du jetzt. Und der Traum ist schön. Interessant. Er gefällt dir und dem Hündchen sehr. Und dabei schlaft ihr beide immer mehr und mehr ein. Sanft und fest und gesund. Alles übrige ist weg. Nur der Traum ist immer mehr anziehend. Alles übrige verschwindet. Jetzt schläfst du nur. Du schläfst fest und wohl und gesund." (Danach ging man im Inhalt der Hypnoseleitung direkt zur Person des Patienten und zu den therapeutischen Suggestionen über.) „Und jetzt wirst du wieder wohl und gesund einen anderen Traum träumen. Bald siehst du dich dort, worüber wir vor kurzem gesprochen haben. In der Schule, in der Klasse, alles wird klar. Du bist hier in deiner Klasse. Alle sind da. Ihr habt Geschichte. Du fühlst dich aber diesmal wohl und ruhig. Du weißt, du kennst den Stoff. Du kannst in dieser Übung einiges erreichen, angenehm fließend sprechen. Nach einer kurzen Weile wirst du geprüft werden. Jetzt bist du schon zur Prüfung aufgerufen. Du stehst vor der Tafel. Doch du fühlst dich ruhig und sicher. Du kennst den Stoff und jetzt bist du auch fähig, klar und ungestört zu sprechen. Du hast Lust, zu zeigen, was du kannst. Der Lehrer fragt dich, was du gelernt hast. Die Frage ist ... Du erinnerst dich gut. Du fängst an, ruhig, laut und fließend zu antworten. Du fühlst, es spricht sich wie von selbst. Dein Reden geht von selbst und du denkst nur daran, was du sagen willst." (Zusätzlich wurden Ruhe, Selbstsicherheit und spontan fließende Sprache in anspannenden Situationen therapeutisch geübt.)

Fall 2 – Raumschiffahrt

Mit einem zwölfjährigen, persönlich zurückhaltenden, scheuen Jungen, der an spastischer Verstopfung mit anorektischen Begleiterscheinungen litt und sich dabei nach echter männlicher Leistung und Selbstdurchsetzung sehnte, verwendeten wir eine Modifikation des Weltraumflugverfahrens nach Schürer (1972).

„Kannst du dir vorstellen, wie es sein kann, wenn man in den Weltraum fährt? Möchtest du etwas davon kennenlernen, was der Pilot dabei kennen muß?" (Nach seiner Bejahung) „Probieren wir, ob du auch ein guter Pilot wärest. Weißt du, vor dem Start eines Raumschiffes sitzt der Pilot auch in einem bequemen Stuhl, ganz, wie du jetzt. Er muß vor allem auf das Signal zum Start aufpassen. Gesammelt beobachtet er ein kleines Licht am Lenkapparat, um Veränderungen darin zugleich zu bemerken. Er muß also einen vorbestimmten kleinen glänzenden Gegenstand anstarren. Ganz wie du jetzt. Ganz wie du jetzt diesen Punkt, diesen Reißnagel anschaust. Dabei muß sich der Pilot völlig entspannen, damit er den erhöhten Druck beim Start ohne Gefahr vertragen wird. Jetzt beginnen die Maschinen schon warm zu laufen. Das spürt man erst in den Fingern, die locker auf der Stuhllehne ruhen. Dann in den Händen, die erwärmt werden. Und am Ende spürt man die Wärme im ganzen Körper. Die Rakete beginnt sich langsam zu heben. Sie beginnt zu steigen. Ein Schweregefühl in den Händen und Beinen tritt ein. Der Start erfordert die größte Aufmerksamkeit des Piloten. Aber danach kann er ausruhen. Nach einer guten Startleistung muß er sogar ausruhen, um neue Kräfte zu schöpfen. Ein Raumflieger muß auch während des Fluges auf den langen Fahrten ausruhen können. Er kann in seinem Lehnstuhl auch während des Tages schlummern. Er muß lernen, tief einzuschlafen und gut zu schlafen. Sich wirklich gut zu erholen. Wie du jetzt. Sag mir, wo spürst Du die Wärme und die Schwere gerade?“ (Nach der Schilderung des Kindes) „Wenn du dich jetzt so gut konzentrieren kannst, kannst du schon die Augen schließen und nach dieser Leistung ausruhen. Es scheint, du könntest tatsächlich ein guter Pilot sein. Du hast auch andere Fähigkeiten davon nachgewiesen. Du konntest dich gut beruhigen, gut entspannen, gut konzentrieren und dadurch lernst du Willenskraft gewinnen. Wenn du zur Ruhe kommen kannst, wirst du allmählich lernen, auch im alltäglichen Leben ruhig zu bleiben und nach einiger Zeit wirst du dich durch nichts mehr aufregen lassen. Nichts wird dich aus dem Gleichgewicht bringen. Mit deiner Fähigkeit, dich zu beruhigen, dich zu konzentrieren und deinen Organismus zu beherrschen, hast du bewiesen, daß kein Grund für irgendeine Unsicherheit oder Angst besteht. Auch wenn dir noch etwas nicht so gut gelingt, wie du es dir wünschen würdest. Später wird dir nach und nach alles besser geraten. Mißerfolge lassen sich immer wieder gutmachen und sind nicht so wichtig wie das, was du in deinem Leben, unter den Leuten und in deinem Körper gut meistern wirst.“

Dann ging man zu den therapeutischen Suggestionen vom persönlichen und körperlichen „Lernen“, wodurch Mut, Selbstsicherheit und Initiative in zwischenmenschlichen Beziehungen, gesunde Körperfunktionen, insbesondere die der Verdauungs- und Ausscheidungssysteme sowie intakte Selbstregulation des Organismus herbeigeführt und programmiert wird: Bisherige Störungen werden überwunden und durch günstigere, auch durch diese Übung neu erworbene Fähigkeiten des Organismus ersetzt. Nach den so konkret wie möglich gegebenen suggestiven Schilderungen und Begründungen der zu erwartenden Heilwirkung wurde die ganze Übung mit der Rückkehr zum Raumschiff, mit der nachfolgenden Heimkehr und Landung und mit den Bekräftigungen von den guten Fähigkeiten und folglich von den guten Heilungs-, Stärkungs- und Durchsetzungsaussichten des Jungen beendet.

In beiden tatsächlichen Hypnoseleitungen wurden einzelne bildhafte Suggestionen noch mehrmals wiederholt und im Inhalt deutlich entwickelt.

Therapeutische Geschichten und Metaphern

Aufbau und Drei-Ebenen-Kommunikation

Charlotte Wirl

1. Einleitung

Dieser Beitrag beschäftigt sich mit dem Modell der Drei-Ebenen-Kommunikation. Dabei wird besonders auf die Konstruktion und den Aufbau von therapeutischen Geschichten und Metaphern unter Ausnutzung verschiedener therapeutischer Möglichkeiten wie dem Erkennen und Benutzen von *minimal cues* (minimale Hinweise) eingegangen. Das Modell der Drei-Ebenen-Kommunikation beruht vor allem auf Arbeiten Milton H. Ericksons sowie auf Erfahrungen von Fritz Perls und Virginia Satir. In den sich auf diese Personen berufenden Psychotherapierichtungen und im Neurolinguistischen Programmieren (NLP) wurden diese Erkenntnisse systematisiert. Insbesondere im Kontakt mit Kindern erweist sich die metaphorische Ebene als hilfreich, da sie einen kindgerechten Zugang zu seiner Form der Lebenswahrnehmung und Konfliktbewältigung vermittelt. Die folgende Darstellung orientiert sich teilweise an Mills und Crowley (1986).

Welches sind nun die drei angesprochenen Ebenen? Auf der ersten Ebene wird die Geschichte, das Märchen oder die Metapher präsentiert. Es findet dabei Kommunikation auf der bewußten Ebene statt. Auf der zweiten Ebene spricht der Therapeut durch die eingestreuten Suggestionen das Unbewußte seines Patienten an. In der dritten Ebene erfolgt eine „sensorische Verwebung", eine Vernetzung der Sinnessysteme in und durch die Geschichte. Zwei-Ebenen-Kommunikation bedeutet also simultanes Kommunizieren mit dem Bewußten und Unbewußten eines Patienten. Während die bewußte – also die erste Ebene mit dem literarischen Inhalt einer Geschichte, eines Märchens, einer Metapher oder eines Witzes beschäftigt ist, erhält das Unbewußte – die zweite Ebene – sorgfältig ausgewählte Suggestionen, die durch die Verbalisation eingestreut werden.

Über dieses Modell expandiert das Drei-Ebenen-Modell, indem es durch den Prozeß der „sensorischen Verwebung" (Mills und Crowley 1986) eine weitere wirkungsvolle therapeutische Ebene hinzufügt. Dieser Prozeß des „Einwebens von Sinnessystemen" kommuniziert mit der dritten *Out of conscious-* („jenseits bewußter Wahrnehmung") Ebene.

Im folgenden werden diese Begriffe und Techniken näher erläutert, die Ebenen werden getrennt jede für sich Schritt für Schritt im Kapitel zwei bis vier dargestellt. In der therapeutischen Anwendung finden alle drei Ebenen der Kommunikation – die Geschichte, die eingestreuten Suggestionen und die eingewobenen Sinneswahrnehmungen – gleichzeitig statt. Im Kapitel fünf werden ergänzend „Hausaufgaben"– *lebende Metaphern* erläutert.

2. Die erste Ebene: Geschichte, Metapher

Als die erste Ebene der Kommunikation beschäftigt die Geschichte das Bewußtsein des Kindes, indem es eine interessante Handlung präsentiert. Um es mit Ernest Rossi (1972/1985) zu sagen: „Eine Metapher ist eine geteilte Realität." „Sie läßt uns ein Gefühl der Identifikation entwickeln, und sie gibt dem Klienten das Bewußtsein, daß sein Gefühl der Isolation durch ein Gefühl der geteilten Erfahrung (sie haben dasselbe Problem wie ich) ersetzt wird" (Mills u. Crowley 1986).

Diese Vertrautheit kann nun auf zweierlei Art geschehen: einerseits durch den äußeren Aufbau einer Geschichte, seinen Handlungsablauf, der geradezu „klassischen" Parametern folgen kann, und andererseits durch die ganz persönlichen, auf den Klienten bezogenen „Ingredienzien".

2.1 „Äußerer" Aufbau

Nach Mills und Crowley (1986) gibt es sechs Basisingredienzien, die als Meilensteine zur Entwicklung einer metaphorischen Geschichte benutzt werden können und schon in den Volksmärchen anzutreffen sind. Sie werden hier kurz vorgestellt und anhand von Bemerkungen zum Märchen vom häßlichen Entlein erläutert.

1. Darstellung eines metaphorischen Konfliktes, der das Problem des Kindes repräsentiert beziehungsweise in Beziehung steht zum

Zuhörer. Im Beispiel des Märchens vom häßlichen Entlein ist das die Geburt der mißgestalteten Ente.

2. Personifizierung unbewußter Prozesse durch verschiedene Charaktere, also in Form von Helden oder Helfern (die die Fähigkeiten und Ressourcen des Protagonisten repräsentieren) und in Form von Bösewichten oder Hindernissen (die die Ängste und negativen Glaubenssysteme des Klienten repräsentieren). Im Beispiel vom Entlein: Helfer – Mutter Ente – sagt: „Es kann besonders gut schwimmen"; Bösewichte: die anderen Enten.

3. Integration paralleler Lernsituationen, in denen der Protagonist erfolgreich war. Beispiel: Das Entlein schwimmt immer besser und hat gelernt, wie es auf sich aufpassen kann.

4. Präsentation einer metaphorischen Krise, die als ein Wendepunkt zur Lösung dient. Das heißt, eine Krise, die aber unvermeidbar zur Auflösung des Problems führt, indem der Protagonist darüber hinwegkommt oder das Problem löst (meist über neuartige Erfahrungen). Beispiel: Die kleine Ente flieht in den Sumpf und überlebt als einzige.

5. Entwicklung einer neuen Art von Identifikation für den Protagonisten. In diesem Fall: Das Entlein sieht einen Schwan und fühlt sich zu ihm hingezogen.

6. In einer Feier gipfelnd. Eine Feier, in der der spezielle Wert des Protagonisten bekanntgemacht wird. Im Beispiel: Das Entlein, das inzwischen zum Schwan geworden ist, ist der schönste Schwan von allen.

Verschiedene Materialquellen können für das Geschichtenerzählen dienen: vorgegebene Themen, Märchenmotive, die eigene Vorstellungskraft des Kindes, die Lebenserfahrung des Therapeuten sowie seine imaginativen Assoziationen. Hinzu kommt die:

2.2 Persönliche Vertrautheit

Die therapeutische Metapher muß zur imaginären Vertrautheit der literarischen Metapher auch noch eine auf den Patienten bezugnehmende Vertrautheit hervorrufen, basierend auf dem Gefühl von persönlicher Erfahrung. Das heißt, die Geschichte selbst, ihre Charaktere, Ereignisse und Ausstattungen müssen den üblichen Lebenserfahrungen dessen, der zuhört, entsprechen, und es muß in einer Sprache sein, die ihm vertraut ist.

Wie kann man nun die Metapher zu einer ganz persönlichen Metapher werden lassen? Um diesen besonderen Bezug zum Klienten zu schaffen, kann man die Erfahrungswelt des Kindes, vor allem auch seine positiven Erfahrungen herausarbeiten und benutzen: also dasjenige, wozu jemand Bezug hat und was er kann. Das können sein: seine Hobbys, Filme, Comicfiguren, auch Filmfiguren (wie z. B. *Knight Rider*), Lieblingstiere, Ereignisse, Erinnerungen, Spielgefährten usw., aber auch Lebenserfahrungen und Erlerntes wie Gehen, Sprechen, Lesen, Schreiben, gemeisterte Lebenssituationen etc., die einen wohltuenden Effekt hatten oder haben.

„Als Therapeuten sind wir sehr gewohnt an die Kraft, die negative Ereignisse und Geschehnisse haben. Warum nicht auf eine Balance zubewegen und auf angenehme Ereignisse, Erinnerungen und Interessen fokussieren?" (Mills und Crowley 1986). „Die hier angenommenen Assoziationen können als ein Eintrittsticket in die einmalige innere Welt der Ressourcen des Kindes dienen. Zusätzlich helfen sie die Hintergrundstruktur der Metapher formen, indem sie Szenen, Aktivitäten und Ereignisse benutzen, die dem Kind vertraut sind" (Brink 1982).

Als Beispiel für die Bedeutung und Kraft, die positive Imaginationen haben, und wie Lernerfahrungen therapeutisch genutzt werden können, kann Ericksons Lebensgeschichte gelten. Rossi, Ryan und Sharp (1983) beschreiben, wie Erickson seine Genesung nach einer Poliolähmung erreichte, indem er sich an sensorische Empfindungen (z. B. eine Heugabel in der Hand) erinnerte und sie sich vergegenwärtigte. Allmählich lernte er wieder, sich zu bewegen und zu gehen, und dieses Wissen gab er in Form von Metaphern an zahlreiche Klienten weiter.

In diesem Zusammenhang möchte ich auf Mrochens Grundstruktur der Konstruktion von therapeutischen Geschichten hinweisen. Indem man ein Kind beiläufig nach seinem Lieblingshelden, Lieblingsfigur, Lieblingsland, Lieblingsessen, Lieblingsfarbe, Lieblingstier, Lieblingsmusik, Lieblingskleidung, Lieblingsbeschäftigung, Lieblingsspiel, Lieblingsfreund usw. fragt, wird daraus dann eine individuell auf das Kind zugeschnittene Geschichte konstruiert. Zitat (S. Mrochen): „... reicht es oft wirklich aus, um das Kind in Kontakt mit seinen positiven Kräften kommen zu lassen. Indem ich einfach nur mit den Elementen aus den Lieblingsangaben einen halbwegs sinnvollen Zusammenhang konstruiere – eine Reise, ein Abenteuer, ein phantastisches Erlebnis usw. –, kommt der Zuhörer in einen Zustand des tieferen Wiedererkennens positiver Empfindungen."

2.3 Ein Fallbeispiel

Ich möchte jetzt ein Fallbeispiel aus meiner eigenen Praxis bringen. Die folgende Geschichte, die ich diesem Kind erzählte – eine unter mehreren –, beruht auf S. Mrochens Schema der Konstruktion von therapeutischen Geschichten. Es handelte sich um einen kleinen Buben, sechs Jahre alt, der an primärer Enuresis litt. Die Eltern lebten getrennt, der Bub bei der Mutter. Bis zum fünften Lebensjahr schlief er in Windeln im Bett neben der Mutter. Im Verlaufe der Therapie wurden mehrere Geschichten erzählt, unter anderem die folgende. Als seinen Lieblingshelden gab er Pinocchio an, als sein Lieblingstier ein Pferd, seine Lieblingsfarbe war rosa, sein Lieblingsessen Nudeln mit Ei, sein Lieblingsort war eine Wiese und wurde auch als „der Ort, den nur du kennst" definiert. Hier wird eine gekürzte Fassung der Geschichte geboten:

„Stell dir einmal vor, ein kleiner Bub, ungefähr so in deinem Alter, sitzt in seinem Zimmer und spielt. Er ist ganz versunken in seine Tätigkeit. Auf einmal verändert sich das Zimmer: Die Wände treten scheinbar zurück, der Raum weitet sich, es ist irgendwie ganz merkwürdig, und man hört ein leises Tick-Tack-Tick-Tack-Tick-Tack, wie von sich bewegendem Holz. Es kommt näher und näher, und auf einmal klettert durch das offene Fenster eine kleine, schmale, merkwürdige Gestalt herein. Sie sieht aus wie eine Holzpuppe, und doch hat sie eigenes Leben, bewegt sich ganz selbständig, lacht breit über das ganze Gesicht. Der kleine Bub erkennt die Gestalt sofort. Es ist Pinocchio, die zum Leben erwachte Marionette.

Pinocchio geht auf den kleinen Buben zu und nimmt ihn an der Hand. Gemeinsam gehen sie aus dem Haus hinaus. Vor dem Haus steht ein wunderschönes Pferd, groß, stark und kräftig. Pinocchio und der Bub klettern auf den Rücken des Pferdes, und los geht die Reise. Anfangs fühlt sich der Kleine noch unwohl auf dem Rücken des Pferdes, unsicher, er ist ein wenig ängstlich, aber allmählich gewinnt er Vertrauen in das Tier und seine eigene Geschicklichkeit. Es ist bequem, so von oben herab auf den Weg zu blicken und sicher und bequem vorwärts getragen zu werden, er beginnt, es zu genießen. Sie reiten durch einen Wald, und sie begegnen mehreren wilden Tieren. Sie sehen Tiger von ferne, und sie hören das wilde Fauchen der Tiere. Eine Schlange zischt neben ihnen und schlängelt sich schnell zur Seite.

Im Urwald herrscht dumpfes Licht, und vieles liegt im Halbschatten verborgen und manch unheimliches Geräusch dringt an ihr Ohr. Der kleine Bub fürchtet sich und ist froh, Pinocchio neben sich zu wissen. Viele Hindernisse müssen sie auf ihrem Weg überwinden, bis sie schließlich zu einem tobenden Fluß kommen, einem reißenden Fluß, einem Fluß, dessen Lauf scheinbar nicht zu stoppen ist. Pinocchio und der kleine Bub stehen am Rand des Ufers und überlegen, wie sie sicher an das andere Ufer gelangen können. Es scheint hoffnungslos und so machen sie einen langen, weiten Umweg. Sie werden sehr müde und erschöpft. Auch das Pferd läßt seinen Kopf hängen und trabt nur noch langsam vorwärts.

Da kommen sie auf einmal an einen besonderen Ort, den nur du kennst, eine wunderschöne Waldwiese, und mitten auf dieser Lichtung steht ein einfaches Holzhaus. Und aus dem Holzhaus heraus kommt eine Frau, eine Frau, die dem Jungen fremd und doch wieder vertraut ist. Diese Frau trägt ein rosa Kleid, sie lächelt, und sie lädt den Jungen ein, ins Haus zu kommen. Sie führt ihn in die Küche, und weil er so müde und hungrig wirkt, kocht ihm die Frau Nudeln mit Ei. Er ißt sich satt, es schmeckt sehr gut. In dem Haus sind viele Räume, und die Frau nimmt den Jungen bei der Hand und führt ihn in einen Raum, in dem viele Bücher liegen. Die Frau nimmt eines der Bücher, setzt sich mit dem kleinen Buben auf den Boden und beginnt, ihm Bilder aus diesem Buch zu zeigen und daraus vorzulesen. Und auf interessante Art wirkt die Geschichte dem Buben sehr vertraut.

Es beginnt mit den Gedanken an seine Entstehung, und weiter wird von seiner Geburt, von den ersten Lebenstagen und Wochen und von seinem Wachsen und Gedeihen erzählt. Die Frau blättert weiter, und die Geschichte handelt von seinem mühsamen Unterfangen, gehen zu lernen. Wie schwierig es doch war, das erste Mal aufzustehen, das Gleichgewicht zu halten, einen Fuß zu heben und dann einen vor den anderen zu setzen und dabei wieder das Gleichgewicht zu halten. Einen Fuß vor den anderen zu setzen, Schritt für Schritt. Genau in seinem Tempo. Und wie schwierig das war und wie groß die Freude, als es gelang. Und von seinen ersten Sprechversuchen und wie aus Stammeln allmählich Worte wurden und schließlich auch Sätze …

Und Bild für Bild, Geschichte für Geschichte erklärt ihm die Frau. Und sie nimmt sich viel Zeit dazu. Sie nimmt sich alle Zeit dazu, die sie beide brauchen. Und viele ungeklärte Fragen werden geklärt, viele Erlebnisse berichtet und vieles, was unklar war, wird klar. Und so manches, was der Bub bisher nicht verstand, versteht er nun. Und viele Zusammenhänge, die ihm unklar waren, werden klarer. Und sie kommen in der Geschichte und in den Bildern zur Gegenwart und zu dem Moment, wo sich Lösungen abzeichnen. Lange, lange sitzen der kleine Bub und die Frau beisammen, lange, lange sprechen sie miteinander, und viele Fragen werden beantwortet.

Nachdem sie sich alle Zeit genommen haben, die sie brauchen, machen Pinocchio und der Bub sich auf den Heimweg. Merkwürdig, irgendwie hat die Umgebung sich verändert. Der Weg liegt klar vor ihnen, im Wald ist es ruhiger geworden, die Tiere, denen sie begegnen, wirken vertraut, und die, die gefährlich sein könnten, bleiben in sicherer Entfernung. Und sie genießen die Geräusche des Waldes, das Zwitschern der Vögel, ... die Farben der Pflanzen, das Grün der Bäume, ... und sie riechen den Duft des Waldes, vielleicht auch den Geruch des Pferdes, ... und sie spüren, wie es ist, so sicher auf dem Rücken des Pferdes zu reiten und geführt zu werden. Und wieder kommen sie zu dem Fluß, und diesmal hat der Bub eine Idee: Er steigt vom Rücken des Pferdes und gemeinsam mit Pinocchio baut er einen Damm. Und als der Damm stark und hoch genug ist, hält er sicher das Wasser zurück und der Bub und Pinocchio können trockenen Fußes durch das Flußbett gehen. Sie haben einen guten Damm gebaut. Er ist sicher und stark, und er hält sie trocken.

Auf der anderen Seite gehen sie an Land und wissen, daß sie jederzeit, dann, wenn es die richtige Zeit ist, die Schleusen des Dammes öffnen können, und der Fluß wird wieder fließen. Sie können aber auch jederzeit, dann, wenn es notwendig ist, den Damm wieder schließen, und das Bett wird trocken sein. Pinocchio und der Bub reiten weiter, und sie erleben noch viele wunderbare Dinge miteinander, und sie genießen die Freude und den Spaß, den sie miteinander haben. Schließlich bringt Pinocchio den Buben zurück in sein Zimmer. Der Bub weiß nun, wann immer er Pinocchio brauchen wird, wird Pinocchio kommen. So wie dieses Mal. Denn sie sind Freunde."

Interessant war in diesem Fall auch, daß die Mutter bei der Erzählung der Geschichte dabei war. An der Stelle, als es in der Geschichte zu der Erzählung der Frau kam, die dem Buben alles erklärte, begann sie zu weinen, sodaß anzunehmen ist, daß sie sich selbst Botschaften aus der Metapher holte. Im folgenden führte sie einige wichtige Gespräche mit ihrem Sohn und klärte ihn über für ihn sehr wesentliche Dinge auf.

2.4 Diskussion und *minimal cues* (minimale Hinweise)

Genauso wie man mit diesen Lieblingselementen eines Kindes operieren kann, kann man einfach auch eine momentane Situation herausnehmen, also zum Beispiel: Während ich mit einem Kind spiele, egal, ob das mit Puppen, Autos oder sonst einem Spielzeug ist, oder mit einem Kind aus Ton modelliere oder zeichne, kann ich diese Elemente benutzen, um daraus eine Geschichte zu konstruieren. Man kann also das Auto, das das Kind gerade in jeder Kurve mit einem anderen zusammenfahren läßt, oder auch die soeben geformte Tonfigur zu sprechen, zu leben und zu agieren beginnen lassen, beziehungsweise sie als Material, als Grundbausteine für eine sich allmählich entwickelnde Geschichte benutzen.

Genauso kann auch die Zeichnung, die im Entstehen ist, als Mittel zur verbalen Kommunikation, als Dialoggrundlage und weiter als Basis für eine therapeutische Metapher dienen („Wenn diese Figur, dieser Gegenstand sprechen könnte, was würde er sagen, zu wem würde er es sagen? Was antwortet die andere Figur darauf? Erzähl mir, was sie tun und erleben könnten, wie es ihnen dabei ergeht" etc.). Diese Geschichte kann auch, wie Oaklander (1984) vorschlägt, im Wechseldialog mit dem Kind konstruiert werden. Also einen Teil der Geschichte erzählt der Therapeut, und das Kind setzt die Geschichte fort oder auch umgekehrt: Das Kind beginnt die Geschichte zu erzählen und der Therapeut setzt fort.

Eine weitere Möglichkeit als Grundlage für eine Geschichte, beruhend auf einem Dialog, stellt auch die verzauberte Familie dar. Nach der Darstellung der einzelnen Elemente beziehungsweise Figuren und des beginnenden Dialoges der einzelnen miteinander kann ein Handlungsablauf entwickelt werden, der gemeinsam weitergesponnen wird. Manchmal genügt es, einfach das aufzugreifen, was gerade im Moment angeboten wird, ohne vorher komplizierte Geschichten zu erfinden.

Zum Aufgreifen dessen, was gerade angeboten wird, gehört auch das Beobachten und Benutzen von *minimal cues* (minimale Hinweise).

Über diese *minimal cues* könnte man ein eigenes Kapitel schreiben. Erickson war Meister im Erkennen und Benutzen dieser *minimal cues*. Auf die Wichtigkeit und Bedeutung von *minimal cues* wurde von Körpertherapeuten wie Lowen (1965), Perls (1969) und Reich (1949) hingewiesen. Die nonverbale Körpersprache wurde ein neuer und bedeutender Faktor für die Therapeuten. Besondere Aufmerksamkeit und methodische Weiterentwicklung für das Erkennen und Benutzen von minimal cues finden sich aber auch schon in Ericksons Werken (1964a / 1980, 1964b / 1980, 1980c). Es wurde von vielen seiner Schüler weiterentwickelt: Grinder und Bandler (1987); Erickson und Rossi (1979); Erickson, Rossi und Rossi (1991); Zeig (1988).

Diese minimalen Schlüsselreize finden einerseits in Form einer bevorzugten Sprache (z. B. bevorzugte Wortwiederholungen) und andrerseits in Form von kleinsten nonverbalen Reaktionen statt. Wir alle haben eine lebenslange Erfahrung im Erkennen und Antworten auf minimale Reize. Das können sein: minimale Bewegungen, Gesichtsausdrücke, Haltung, Augenspiel, aber auch kleinste verbale Äußerungen. Eltern sind ein ausgezeichnetes Beispiel: Sie lernen, einen großen Komplex an minimalen nonverbalen Äußerungen ihres Kindes binnen weniger Tage nach dessen Geburt zu erkennen und danach zu reagieren. Auch ein guter Lehrer ist bald ein Meister im Erfassen der selbst minimalsten, nonverbalen Hinweise seiner Schützlinge. Ein kleines, verstecktes Lächeln, Augenbewegungen, kleine Kopfbewegungen wie leichtes Zunicken, reichen für ihn aus, um zu wissen, was der Schüler gerade tut, was er weiß, oder welche schulischen Probleme er gerade hat.

In der Hypnotherapie nach Erickson werden diese *minimal cues* nicht nur beobachtet, sondern auch unverzüglich in die Therapie eingebaut. Dieses Erkennen und unmittelbare Aufgreifen von *minimal cues* stellt ein mächtiges Werkzeug des Therapeuten dar. Im NLP wird dieser Vorgang als *pacing* bezeichnet. Im verbalen Bereich sei das Wiederholen von einzelnen Ausdrücken, die Übernahme der Sprechgeschwindigkeit, der Tonhöhe, der Lautstärke, etc. erwähnt; im nonverbalen Bereich das Übernehmen von Körperhaltung und kleinsten Bewegungen des Klienten erwähnt (also Sitz- oder Stehposition, Körperhaltung im gesamten, Kopf-, Schulter-, Arm- und Beinhaltung, Körperspannung, kleine Bewegungen wie zum Beispiel Arm- und Kopfbewegungen, Änderungen in der Mimik etc.).

Dieses Beobachten und Einbauen von nonverbalem und verbalem Verhalten des Klienten sollte die ganze Zeit über stattfinden als Ausdruck einer andauernden Kommunikation zwischen Klient und Therapeut. Ein kleines Beispiel sei hier genannt: Ein Kind kommt in die Therapiesitzung und weiß, daß es auf Grund eines Problems gebracht wird. Die Therapeutin fragt das Kind, ob es weiß, warum es zu ihr gebracht wurde. Das Kind antwortet: „Nein, ich habe keine Ahnung, alles ist in Ordnung." Aber in diesem Augenblick sieht das Kind zu Boden. Der Atem des Kindes ist flach, es sitzt zusammengekauert in einer Ecke, und seine Arme sind vor dem Körper verschränkt. Dann kann die Therapeutin, nachdem sie das Benehmen des Kindes beobachtet hat, ihre Augen ebenfalls zu Boden senken, ihre Sitzposition und ihren Atemrhythmus dem des Kindes angleichen. Dadurch kommuniziert sie mit dem Unbewußten des Kindes: „Ich sehe dich, ich höre dich, ich erlebe dich, ich verstehe, was es bedeutet, deine Position einzunehmen."

Weiters kann die Therapeutin eine Geschichte erzählen, die dieses Erlebnis des Kindes berührt, basierend darauf, was die Therapeutin selbst fühlt. Schließlich kann sie das Kind langsam durch eine Geschichte aus dieser unkomfortablen Situation herausführen (dies ist uns im NLP unter dem Begriff *pacing* und *leading* bekannt). Folgendes könnte die Therapeutin erzählen: „Indem ich dir zuhöre, erinnere ich mich an eine Zeit, als ich den Hund einer Freundin in einer Ecke kauern sah, weil er Angst vor einem Gewitter hatte. Als er Donner und Blitz hörte, senkte er seinen Kopf und seine Augen zu Boden, bedeckte seine Ohren und begann sich wie zu einem kleinen Ball zusammenzurollen." Die Geschichte könnte dann positive Elemente von Sicherheit einführen, bis das Kind Anzeichen eines entspannteren Zustandes aufweisen würde.

Es können also verschiedene Wege benutzt werden, um eine Geschichte in Einklang mit der einmaligen Persönlichkeit des Kindes und seinen Lebenserfahrungen zu bringen, indem man positive Erfahrungen und Erinnerungen (auch Lebenserfahrungen bzw. Erlerntes wie Gehen und Sprechen etc., siehe M. H. Erickson) und positive Erlebnisse anspricht, und auch, indem man *minimal cues* beobachtet und nützt.

Was macht nun eigentlich das Besondere einer therapeutischen Metapher aus, das sie als ein so wirksames Mittel erscheinen läßt? Während die Beschreibung die Hauptfunktion einer literarischen

Metapher ist, so ist die Veränderung, Neuinterpretation und „in einen neuen Rahmen stellen“, das sogenannte *Reframing*, eines der Hauptziele der therapeutischen Metapher. Dieses Reframen könnte man auch als „in einen neuen Blickwinkel stellen“ bezeichnen. Es gibt viele verschiedene Beispiele dafür. In dem Film *Der Club der toten Dichter* gibt es eine Szene, in der der Lehrer die Schüler bittet, auf die Schultische zu steigen, um sich den Klassenraum einfach aus diesem veränderten Blickwinkel anzusehen. Welch andere, welch zusätzliche Perspektive sich durch diesen veränderten Blickwinkel ergibt!

Ein anderes Beispiel ist in der Ericksonschen Literatur als Klassiker des „Reframens“ bekannt, die Geschichte von Erickson und der „Zahnlückenpatientin“, einer Klientin, für die eine Zahnlücke zwischen den Vorderzähnen der äußere Grund war, keinen Freund zu haben und depressiv zu sein. Erickson brachte die Klientin auf subtile Art und Weise dazu, gerade diese Zahnlücke zu benutzen (indem er sie durch diese spucken üben ließ), um einen jungen Mann kennenzulernen. Das, was die Patientin als Problem anbot, nämlich ihre Zahnlücke, war letztendlich dasjenige Mittel, mit dem sie zum Erfolg kam. Das, was sie als Problem anbot, wurde letztendlich zur Ressource. Es galt nur, es in einen neuen Rahmen, einen neuen Kontext zu setzen und dem ganzen so eine veränderte Bedeutung beizumessen.

Zahlreiche Bücher können als Vorlage für die Hintergrundstruktur von Geschichten dienen. Hier seien nur einige erwähnt: Hetmann (1978), Schami (1987), Peseschkian (1979), Kübler und Allert-Wybranietz (1990); Beispiele von therapeutischen Geschichten Milton H. Ericksons finden sich unter anderem bei Rosen (1990) und Zeig (1991).

Wenn einmal in der Geschichte alle obengenannten Elemente ausgenützt sind, kann der Therapeut mit dem Prozeß des Einstreuens von therapeutischen Suggestionen – in welcher Art auch immer sie vom Kind gebraucht werden – beginnen:

3. Die zweite Ebene: Eingestreute Suggestionen

Während die bewußte Ebene des Kindes absorbiert wird von den literarischen Aspekten der Geschichte oder Metapher oder auch eines Witzes, können wichtige therapeutische Suggestionen, die mit dem präsentierten Problem des Klienten zu tun haben, eingestreut werden. Diese Suggestionen sind so in den Kontext der Geschichte eingewoben, daß sie nicht direkt an das Kind gerichtet erscheinen.

Das Kind registriert auf der bewußten Ebene die Suggestionen nicht als persönlich relevant, sondern als zur Geschichte zugehörig. Auf einer unbewußten Ebene jedoch werden die Suggestionen in einer persönlich bedeutungsvollen Art und Weise gehört und wahrgenommen.

Als Beispiel sei hier Ericksons bekannte Geschichte vom Wachstum einer Tomatenpflanze erwähnt, die er Joe, einem Floristen, erzählte (Erickson 1966; dt. 1998, S. 342 ff.). Diese Metapher stellt ein ausgezeichnetes Beispiel dar, wie faktisch jede Grundlage (hier die Ressource des Klienten, nämlich dessen Fähigkeit, Blumen zu pflanzen und aufzuziehen) benutzt werden kann als Vehikel für die beabsichtigten Suggestionen. Joe hatte Krebs im Endstadium und starke Schmerzen, wollte aber keine Hypnose. So gebrauchte Erickson eine Tomatenpflanzenmetapher als Hintergrundstruktur, um indirekte Suggestionen für Hoffnung, Komfort, Heilung und Glück zu geben. „... Nun, während ich spreche und ich das angenehm machen kann, wünsche ich, daß Sie mir auf angenehme Art zuhören, während ich über Tomatenpflanzen spreche ... Man kann Hoffnung spüren, daß er (der Tomatensamen) ... Frucht bringen wird ... Der Samen saugt das Wasser auf ..., weil der Regen Frieden und Behaglichkeit bringt ... Denke, Joe, denke, in diesem kleinen Samen schläft so ruhig, so angenehm eine wundervolle Pflanze ... Du kannst dich wirklich glücklich fühlen, auf einen Tomatensamen schauend und dabei über die wunderschöne Pflanze, die sie enthält, nachdenkend, schlafend, ruhend, angenehm, Joe." (Übers. CW) Joe hätte auf diese Suggestionen nicht reagiert, wenn sie ihm direkt gegeben worden wären, aber er war fähig, sie durch die Distanz der Metapher anzuschauen.

Es wird ein vorteilhaftes Setting etabliert, um nötige und hilfreiche Verhaltenspotentiale, die vorher durch den Klienten nicht voll genutzt wurden, hervorzulocken. Eingestreute therapeutische Suggestionen werden während des Prozesses des Geschichtenerzählens subtil eingebaut und subtil hervorgehoben. Dies kann auf vielfältige Art und Weise geschehen, durch Stimmodulation zu einer leicht sanfteren oder leicht tieferen Stimmqualität, durch Veränderung der Tonhöhe oder der Tonqualität, aber auch durch eine veränderte Sprechposition des Therapeuten (einmal spricht er von links, dann von rechts, oder oben / unten). Auf diese Art und Weise bekommen die eingestreuten Suggestionen eine „Stimme für sich alleine".

Als Beispiel möchte ich auf die oben erwähnte Geschichte des kleinen Enuresis-Klienten zurückkommen, und folgende Passage sei stellvertretend herausgegriffen (die eingestreuten Suggestionen sind kursiv gedruckt): „... und gemeinsam mit Pinocchio *baut* er einen *Damm*. Und als der *Damm stark* und hoch *genug ist, hält er sicher das Wasser zurück,* und der Bub und Pinocchio können *trockenen* Fußes durch das Fluß*bett* gehen. Sie haben einen *guten Damm* gebaut. Er *ist sicher* und *stark,* und er *hält* sie *trocken*. Auf der anderen Seite gehen sie an Land und *wissen,* daß sie *jederzeit, dann, wenn es die richtige Zeit ist,* die *Schleusen* des Dammes *öffnen* können, und der *Fluß* wird wieder *fließen*. Sie können aber auch jederzeit, *dann, wenn es notwendig ist,* den *Damm wieder schließen,* und *das Bett wird trocken sein*."

Vieles wurde über den subtilen Gebrauch der Stimme (Dynamik und Modulation) beim Gebrauch von Suggestionen geschrieben, zum Beispiel von Erickson (1944, dt. 1997; 1980c, dt. 1995)), Erickson und Rossi (1976, dt. 1996), Lankton und Lankton (1983) – so viel, daß man leicht irritiert und überfordert werden kann. Die meisten von uns aber haben eine lange Erfahrung im Gebrauch von Stimmodulationen. Vom ersten Erlernen der Sprache, dem Zuhören von Erzählungen bis zur therapeutischen Anwendung. Die eigene Lebenserfahrung kann dazu dienen, wie man stimmliche Tonhöhen moduliert, um die eingestreuten Suggestionen subtil zu betonen.

Als weiteres Beispiel sei hier die Geschichte eines Jungen erzählt, der sich klein und als Versager fühlte, weil er Schulprobleme hatte. Als er eines Tages wieder einmal traurig im Garten saß, erzählte ich ihm folgende Geschichte:

„Weißt du, irgendwo auf der Welt gibt es einen kleinen Löwen, der sitzt ein wenig traurig und in sich zusammengekauert in seiner Ecke und denkt darüber nach, wie er zu einem Freund kommen könnte. Dieser kleine Löwe aber hat eine besondere Eigenschaft: Er ist nur für den sichtbar, der sein Freund wird. Und es könnte sein, daß er gerade mit dir Freund werden möchte.

Im Moment ist er für alle anderen noch unsichtbar, aber es könnte sein, daß er beginnt, für dich sichtbar zu werden. Es ist ein noch sehr kleiner Löwe, und er ist noch sehr jung. Deshalb fürchtet er sich vor den Aufgaben, die ihm gestellt werden, und vieles von dem, was ihm gesagt wird, versteht er einfach noch nicht. Das macht ihn traurig. Er fühlt sich nicht verstanden und manchmal auch dümmer als die anderen kleinen Löwen. Du aber kannst diesem kleinen Löwen helfen, indem du sein Freund wirst. Ich weiß nicht, ob du zuerst sein Fell siehst oder seine Augen. Und ich weiß auch nicht, wie groß dein Löwe im Moment ist. Vielleicht kannst du sein Fell spüren und langsam darüberstreichen, um die Wärme seines Körpers zu fühlen.

Du alleine kannst auch hören, was der kleine Löwe spricht, wenn er spricht. Denn nur du kannst sein Freund werden und kannst ihn sehen, hören und fühlen. Und es kann sehr angenehm sein, einen Freund zu haben. Einen Freund, dem man vertrauen kann. Das kann ein ganz neues Gefühl sein. Dieser kleine Löwe, dein Freund, ist immer bei dir, besonders dann, wenn du ihn brauchst. Du kannst ihn überallhin mitnehmen, und er ist immer bei dir, wenn du es möchtest. Und mit jedem Tag, mit dem du größer und älter und stärker wirst, wächst auch dein kleiner Löwe und wird stärker und größer und sicherer. Er ist dein Freund. Und es kann gut tun, einen großen und starken Freund zu haben, der immer bei einem ist und zu einem hält. Und wie es unter Freunden so üblich ist, beschützt dich dieser Löwe, und du beschützt ihn, indem du für ihn sorgst. Und du kannst es genießen, einen so großartigen Freund zu haben und dieses Gefühl ganz in dich aufzunehmen …"

4. Die dritte Ebene: „Einweben" von Sinneswahrnehmungen

Interweaving, hier mit „Einweben" übersetzt, wird dieser Prozeß von Mills und Crowley (1986, dt. 1996) bezeichnet. Lankton (1980) und Cameron-Bandler (1978) verwenden den Ausdruck „overlapping".

Auf der dritten Ebene der Kommunikation geht es um einen sorgsamen Gebrauch der Sprache, die reich an Ausdrücken von Sinneswahrnehmungen ist. Während die Metapher sich entfaltet, wird gleichzeitig ein Prozeß des „Verwebens" von Sinneseindrücken initiiert. Um dieses kurz zu erläutern, muß etwas ausgeholt werden. Grob gesagt haben wir fünf Sinnes- beziehungsweise Repräsentationssysteme (es besteht die Annahme, daß unsere Erfahrungen sinnesspezifisch gespeichert sind): das *visuelle, auditive, olfaktorische, gustatorische* und *kinästhetische* (kinästhetisch ist ein aus dem NLP entnommener Ausdruck und umfaßt Emotionen, taktile Empfindungen – Tastsinn – und propriozeptive Empfindungen – das Fühlen der eigenen Muskelbewegungen; Grinder und Bandler 1987).

Nach Erickson, Perls und Satir setzte man sich im NLP für die Begriffssystematisierung und den bewußten Einsatz dieser Repräsentationssysteme ein, wobei zwischen bevorzugten und „ausgeblendeten" Sinnessystemen unterschieden wird (W. Lenk). Mills und Crowley (1986) bezeichnen letztere als *out of balance, out of conscious* – „außerhalb des Bewußten, jenseits bewußter Wahrnehmung". Es ist das Sinnessystem, das – zumindest im Problembereich! – am wenigsten oder gar nicht nach außen hin verwendet wird. Es scheint blockiert und deshalb nicht benutzbar zu sein. Mills und Crowley (1986) gehen sogar weiter: Sie vermuten, daß dieses Sinnessystem mit einem „negativen" inneren Prozeß beschäftigt ist – der nicht bewußt ist oder sein darf und deshalb für den äußeren, bewußten Prozeß nicht zur Verfügung steht. Selbstverständlich sollten physische Ursachen wie Schwerhörigkeit oder Sehschwäche vorher ausgeschlossen sein. Das Auffinden des *out-of-conscious*-Sinnessystems, sein *Deblockieren* und seine *Reintegration*, mit dem Ziel einer Balance aller Sinnessysteme des Kindes ist für seine Stabilisierung sehr wichtig.

Mills und Crowley (1986) haben die Beurteilung und Aussortierung des Out-of-conscious-Sinnessystems folgendermaßen strukturiert: literarischer Schlüssel, Präsentierung eines Problems oder Symptoms, Weglassen einer Information, Augenbewegungen, Zeichnungen. Einzelne Unterkapitel beschreiben diese Elemente im Detail.

4.1 Literarischer Schlüssel

Sprachverben zeigen das bewußte Kommunikationssystem an. Wenn ein *Nein* hinzugefügt wird, kann es als literarische Beschreibung des Out-of-conscious-Systems gelten, zum Beispiel: „Ich höre nie die Dinge, die mich der Lehrer fragt" *(out of conscious auditiv)* oder: „Ich kann nichts mehr fühlen, seit mein Freund mich verlassen hat" *(out of conscious kinästhetisch).*

4.2 Präsentiertes Problem oder Symptom

Auch das präsentierte Problem kann als Hinweis dienen, welches Sinnessystem *out of conscious* ist. Im folgenden seien einige Beispiele angeführt: zum Beispiel *out of conscious visuell*: Das präsentierte Problem erscheint wie ein Mangel an visueller Koordination, übliche Bemerkungen sind: „Das Kind paßt nicht auf, es sieht nicht, wohin es geht!" Mills und Crowley vermuten, daß in diesem Fall des *out of conscious* visuellen Sinnessystems negative innere Bilder vorhanden sind, Bilder, die angststeigernd sind, die aber verdrängt werden, nicht gesehen werden sollen, und daher das ganze visuelle Sinnessystem blockieren.

Zum Beispiel *out of conscious auditiv*: Als Beispiel soll hier das Kind dienen, das in der Schule vor sich hinträumt und auf die Frage des Lehrers nicht antworten kann, weil es einfach nicht hört, was er sagt. Eine übliche Beschwerde der Eltern ist, daß das Kind einen geistesabwesenden Ausdruck auf dem Gesicht hat und einfach nicht hört, was man spricht. In diesem Fall wird vermutet, daß die innere Stimme, der innere Dialog negative, kritische oder bedrückende Dinge sagt, das Kind diese aber nicht bewußt registriert. Ähnlich also, als würde in Hypnose ein auditiver Kontakt stattfinden, der anschließend einer Amnesie verfallen ist.

Zum Beispiel *out of conscious kinästhetisch*: im Falle des Bettnässens hat das Kind keine Aufmerksamkeit für die Gefühle der eigenen Blase. Ähnlich wie im Fall der Dicksucht hat das Kind kein Empfinden des Gefühls, voll zu sein. Daß natürlich viele sexuell mißbrauchte Kinder kinästhetische Empfindungen *dissoziiert* haben, liegt wohl auf der Hand. Auf die Frage „Was fühlst du?" kommt die Antwort: „Nichts". Statt dessen findet eine psychosomatische Reaktion statt.

4.3 Weglassen einer Information

Eine andere Möglichkeit, das *Out-of-conscious*-Sinnessystem zu erkennen, ist, zu registrieren, welches Sinnessystem das Kind am wenigsten benutzt. Wenn man mit einem Kind arbeitet, das einem sagt, es spiele gerne Ball, liebe es, Musik zuzuhören und dazu zu tanzen und zu singen, so kann man das Fehlen des optischen Prozesses feststellen. Diese Information kann helfen, einen Therapieplan aufzubauen, der eine Öffnung und bewußte Benutzung des optischen Sinnessystems beinhalten würde.

4.4 Augenbewegungen

Grinder und Bandler (1987) haben beobachtet, daß man die Augen systematisch in verschiedenen Richtungen bewegt, je nachdem welche Art von Denkprozeß gerade abläuft. Rückschlüsse von der Stellung der Augen (rechts, links, oben, unten etc.) bzw. der Augenbewegungen in Beziehung zum Kommunikationsprozeß stellen eine besonders im NLP gerne angewandte Methode dar, um a) das unbewußte Kommunikationssystem und b) zusätzlich das Out-of-conscious-Sinnessystem zu erkennen. Diese Methode ist in vielen einschlägigen NLP-Büchern (z. B. Grinder und Bandler 1987) erklärt.

4.5 Beispiele und Deblockieren des *Out-of-conscious*-Sinnessystems

Zuletzt möchte ich ein von den beiden Autoren genanntes Beispiel anfügen, das ein komplexes Zusammenspiel von drei *„out of conscious* Sinnessystemen" darstellt: ein anorektisches Mädchen, das sich selbst fett sieht, wenn sie ihren Körper, der nur mehr 36 kg wiegt *(out of conscious visuell),* im Spiegel sieht, und sich fett fühlt, sogar, wenn ihr die Knochen herausstehen *(out of conscious kinästhetisch),* das seinen inneren Dialog nicht hört oder ihr Gewicht und Aussehen kritisiert *(out of conscious auditiv).*

Im folgenden wird eine kleine Liste von Verben und Adjektiven aufgeführt, die visuell, auditiv und kinästhetisch unterschiedlich sind.

visuell: auf etwas achten, beobachten, Bilder vorstellen, blitzen, das Problem anschauen, ein Bild zeichnen, erleuchten, es scheint, es sieht so aus, farbig, fokussieren, fotografieren, glänzen, glühen, hell, klar, nebelig, schauen, scheinen, sehen, verschleiern.

auditiv: sprechen, nuscheln, eine Meinung artikulieren, hören, lauschen, klingen, reden, tratschen, klicken, ein- und ausschalten, schreien, rumpeln, pfeifen, krachen, laut, leise, zirpen, bellen, schlürfen, scheinen, harmonisieren, kreischen, miteinander unterhalten, tönen.

kinästhetisch: greifen, berühren, angenehm fühlen, unangenehm, schmerzhaft, leicht, rauh, warm, kalt, sensitiv, blockiert, nähern, bewegen, umdrehen, gehen, laufen, laufen lassen, anhalten, im Stand, erregt, elektrisiert, ärgerlich, traurig, ängstlich, in Berührung mit etwas Gutem.

Wie findet nun das *„Deblockieren"* und *„Öffnen"* des *Out-of-conscious*-Sinnessystems statt? In einem balancierten Sinnessystem findet ein andauernder Wechsel zwischen visuellen, auditiven, kinästhetischen und olfaktorischen Ausdrücken statt. Der Therapeut kann als erstes seine eigene Sprache auf diese Balance hin überprüfen. Üblicherweise beginnt man, dem Klienten gegenüber mit dessen bevorzugtem Sinnessystem zu kommunizieren, um so ein verbales „Pacing" zu schaffen. Also, wenn das bevorzugte Sinnessystem visuell und kinästhetisch ist, das blockierte aber auditiv, wird man mit einer optischen und kinästhetischen Beschreibung (z. B.: „Während du dir *vorstellen* kannst, an deinem Lieblingsort zu *sein,* und dort das zu *tun,* worauf du gerade *Lust hast*") beginnen und allmählich das blockierte Sinnessystem mit integrieren (und du beginnen kannst, auch *Geräusche wahrzunehmen*, wie den *Klang* der Wellen).

Heller (Heller u. Steele, 1986) meint, daß, was auch immer das Out-of-conscious-Sinnessystem blockiert, durch die Erfahrung der verwobenen Sinneswahrnehmungen „zerbröckelt". Indem das Kind aus angenehmen Bereichen, in denen alle Sinnessysteme repräsentiert sind (z. B. Urlaubserinnerungen, Hobbys etc.), ein großes Register an inneren Ressourcen und Lösungsstrategien wiedererfahren kann, kann es diese durch den eingewobenen Prozeß in das Problemgebiet einführen. Das Kind ist schließlich in Balance. Dies findet statt, weil ein ganzer Erlebniskanal, der blockiert war, nun geöffnet ist und mit den anderen Sinnessystemen in einer positiven und bereichernden Art verbunden ist.

Es gibt verschiedene kleine Übungen, um alle Sinnessysteme auf positive Art zu durchleben. Das können Erinnerungen an schöne Ferienerlebnisse oder die Vorstellung an eine angenehme Begegnung mit einem Tier sein, das imaginäre Durchführen des Lieblingssportes oder das Versetzen an einen schönen Ort, wobei alle Sinnesqualitäten durchlaufen werden sollen. Man kann das Kind auch einen Topf phantasieren lassen (z. B. den *Pott* von Virginia Satir), in dem sich seine Fähigkeiten befinden, ganz gleich, welche Symbolik es dafür verwendet. Zum Beispiel bat ich ein Kind, sich seine Fähigkeiten vorzustellen, und es wählte dafür die Symbolik von Blumen. Wir zählten einige seiner Fähigkeiten auf, und es fand noch viele andere dazu. Dann bat ich das Kind, sich dieses Gefäß mit den Blumen vorzustellen, ... die Blumen zu riechen, ... vielleicht auch etwas dabei zu schmecken, ... und möglicherweise kann es etwas dabei hören, ... und ich frage es, wie es sich dabei fühlt. Alleine dieses intensive Erleben kann das Kind in positiven Kontakt mit seinen Sinnessystemen und mit seinen Fähigkeiten kommen lassen, und diese Erfahrung kann neuerlich in eine weitere Metapher eingewoben werden.

5. „Lebende Metaphern"

Als ergänzender Punkt seien Hausaufgaben, „lebende Metaphern" genannt, erwähnt.

Diese lebenden Metaphern stellen Aufgaben dar, Aktivitäten, die in das tägliche Leben eines Kindes einbezogen werden können. Sie stellen einen ausgezeichneten Zusatz zu der Geschichtenmetapher dar, weil sie helfen, die therapeutische Aussage in eine aktuelle physische Erfahrung umzusetzen. Ebenso hilft es auch, angenehme Sinneserinnerungen wiedereinzuführen, die mit dem Sinnessystem assoziiert werden, das im Leben dieses Kindes blockiert war. Den unbewußten Fähigkeiten, die auf einer inneren Ebene durch die Geschichtenmetapher aktiviert wurden, wird hier eine fokussierte Möglichkeit geboten, aktualisiert zu werden, indem sie in verschiedenen metaphorischen Aufgaben ausgelebt werden können. So können einem Kind, das Bettnässer ist, neben einer metaphorischen Geschichte (mit eingestreuten Suggestionen und dem Verweben von Sinneseindrücken) auch verschiedene lebende Metaphern angeboten werden. Es könnte zum Beispiel ein Haustier bekommen, das es berühren und streicheln kann (kinästhetisch) und für dessen Wohlergehen es zu sorgen hat.

Eine andere mögliche lebende Metapher zu diesem Thema stellt der Auftrag dar, den Garten oder Blumen nach einem genauen Zeitplan zu gießen, wobei ein Wechsel von Gießen und wieder Stoppen stattfindet, was dem Kind durch verschiedene Wasserabsorptionsfrequenzen bei verschiedenen Pflanzen erklärt werden kann. Drachensteigen (Halten und Gehenlassen), wie auch andere Spiele, die mit Wasser an- und aufdrehen, beziehungsweise Wasserlassen und -halten zu tun haben, können eingeführt werden.

Eine andere, sehr häufig gebrauchte Metapher ist das „In-der-Hosentasche-tragen-Lassen" von kleinen Gegenständen, kleinen Stofffiguren oder auch Lieblingssteinen, Murmeln etc. als Symbol für Kraft und Stärke und als jederzeit greifbares (kinästhetisch erfaßbares) Objekt.

Lebende Metaphern können als ein globaler Sinnesauftrag (um alle Sinneskanäle zu aktivieren) oder in direktem Zusammenhang zu dem Out-of-conscious-Sinnessystem gestellt werden, um dem Kind zu helfen, ein Bewußtsein für dieses blockierte Sinnessystem zu entwickeln. Im folgenden ist eine Liste von solchen lebenden Metaphern aufgestellt, die maßgeschneidert sind für das Out-of-conscious-Sinnessystem (siehe auch Mills und Crowley 1986, Oaklander 1984):

a) *visuell:* das Kind kann Collagen mit aus Magazinen ausgeschnittenen Bildern anfertigen, von Dingen, die es gerne tun würde; es möge Dinge fotografieren, die es gerne sieht, damit Fotoalben anlegen und darunter schreiben, wie es sich fühlt, wenn es das Bild ansieht; Bilder, Farben oder Formen aussuchen, die das ersehnte therapeutische Ziel symbolisieren sollen, oder einfach von Dingen, die ihm Spaß machen; verschiedene Gegenstände durch Glas, Zellophan, Wasser anschauen lassen; Dinge aus unterschiedlichen Perspektiven anschauen lassen – aus der Nähe, aus der Ferne, auf dem Kopf stehend.

b) *auditiv:* Man kann ein Kind seine Kassetten und Schallplatten in der Reihenfolge seiner Lieblingsstücke ordnen lassen; das Kind in den Tiergarten, in den Wald oder ganz einfach in die Nachbarschaft gehen lassen und es verschiedene Geräusche, die es gerne hört, mit einem Kassettenrekorder aufnehmen lassen. Später kann es das Aufgenommene abhören, wenn es alleine ist. Genauso kann es fünf verschiedene Aktivitäten auswählen und dann die damit verbundenen Geräusche aufnehmen; eventuell beim Abhören die Augen schließen lassen; Töne nach hoch, tief, leise, laut etc. unterscheiden und mit Symbolen wiedergeben lassen. Als Gruppenspiel Geräusche wiedererkennen (Wassergießen, Kugelschreiberklicken etc.), trommeln, Rhythmusinstrumente spielen lassen.

c) *kinästhetisch/taktil:* Ton, Fingerfarben, Sand und Wasser vermitteln taktile Erlebnisse. Gegenstände auf ihr Gewicht schätzen lassen (z. B. Obst im Supermarkt) und dann abwiegen; verschiedene Gegenstände auf ihre Konsistenz und Eigenschaft hin (hart, weich, rauh, glatt, uneben, flaumig, glitschig, klebrig, warm, kalt, löcherig, kribbelig, federleicht, heiß, eisig, dünn, schwammig, seidig etc.) unterscheiden lassen oder sie mit verbundenen Augen ertasten und erraten lassen; Blindekuh-Spiel, bei dem man mit verbundenen Augen erraten muß, wen man vor sich hat. Es kann auch eine neue Erfahrung sein, mit den Füßen verschiedene Oberflächen zu erfühlen. Danach kann die Frage gestellt werden, was das für ein Gefühl war, zu tasten bzw. ertastet zu werden. Pantomimische Darstellungen verschiedener Erlebnisse oder Szenen; Gefühle können auf diese Weise verstärkt dargestellt werden. So kann zum Ausdruck gebracht werden, wie ein Kind sich fühlt, wenn es etwas Bestimmtes sieht (Sonnenuntergang, Streit etc.), hört (Straßengeräusche, bekannte Melodie im Radio, Donner etc.), riecht (Lagerfeuer im Wald, Meertang, gebackene Kekse), oder schmeckt (Eis, Schokolade etc.). Weitere Beispiele finden sich bei Oaklander (1984) und Gibson (1966).

d) *olfaktorisch:* Die Augen verbinden lassen und Personen, Blumen, Kochessenzen auf Grund der Gerüche unterscheiden lassen; das

Lieblingsparfüm eruieren; in Wald und Wiese (wie unterschiedlich riechen verschiedene Hölzer?) Gerüche vergleichen (bei Allergikern mit Vorsicht); über Gerüche sprechen, Gerüche, die man gern hat und Gerüche, die man nicht gern hat; Behälter mit Dingen, die unterschiedlich riechen, füllen lassen: Parfum, Senf, Bananen, Salbei, Nüsse, Apfelstücke, Vanille, Seife, Blütenblätter, Zwiebeln, Ananas, Essig, Kaffee, Zitronenextrakt, Sellerie, Schokolade.

e) *gustatorisch:* Die Zunge empfindet nicht nur, wenn etwas süß, sauer oder salzig schmeckt, sondern wir brauchen sie auch zum Abtasten (Schnuller!) und Fühlen (ob etwas hart, weich, scharf, heiß oder kalt ist), zum Schlucken und zum Sprechen. Man kann Lieblingsgerichte einzelner Kinder vergleichen lassen und begründen, welchen Geschmack sie haben; beim Kochen abschmecken bzw. neue Kreationen ausprobieren lassen; Geschmack und Beschaffenheit vergleichen. Die Zunge kann nicht nur unterscheiden, wie etwas schmeckt, sondern sie kann auch fühlen, was scharf, hart, weich, heiß oder kalt ist.

Viele Sinneseindrücke entstehen nur durch das Zusammenwirken mehrerer Sinne. Obengenannte Übungen können dazu dienen, einzelne Sinnesqualitäten wieder besonders in das Bewußtsein zu rücken, um sie danach in ihrer Komplexität wahrzunehmen. Ergänzend gestellte Fragen nach den begleitenden Gefühlen können dabei hilfreich sein.

Als Beispiel für eine Metapher, in der die Therapeutin eine persönliche Lebenserfahrung als Hintergrundstruktur für die Geschichte verwendet hat, der dann eine gleiche lebende Metapher beigefügt wurde, möchte ich „Vanessas Garten" von Mills und Crowley (1986) anführen. Dabei wurden Suggestionen eingestreut und Sinneswahrnehmungen verwoben, wobei diese hier nicht näher herausgearbeitet werden. Es handelte sich dabei um ein Pflegekind – Vanessa – das in eine neue Pflegefamilie eingeführt werden sollte; ihre dritte Pflegestelle in weniger als zwei Jahren. Die momentanen Pflegeeltern waren unfähig, für sie zu sorgen, wegen ihrer eigenen persönlichen Probleme und wegen Vanessas konstantem Bedarf an Aufmerksamkeit.

Es wurde herausgearbeitet, daß eines der Dinge, die Vanessa gerne tat, war, im Garten zu helfen. Dieser Kommentar rief bei der Therapeutin eine Erfahrung hervor, die sie selbst mit Gartenpflanzen hatte. Sie benutzte diese Erinnerung als Basis für eine Geschichte, die die gegenwärtige Situation des Mädchens berühren und eine glückliche Lösung zeigen konnte:

„Vor einigen Jahren verkaufte mein Nachbar sein Haus. Es verstrich einige Zeit zwischen dem Verkauf des Hauses, der Herausnahme des Fensterglases, dem Niederreißen des Hauses und der Konstruktion des neuen Hauses. Ich bemerkte, daß einige der Büsche und Pflanzen um das Haus herum zu wildern begannen, seit sie niemand mehr pflegte. Ich suchte den neuen Eigentümer auf und bekam die Erlaubnis, mir Pflanzen zu nehmen. Um damit zu beginnen, suchte ich mir die Pflanze aus, die am traurigsten aussah und der meisten Hilfe bedurfte. Ich nahm sie aus dem leeren Garten die Straße hinunter in ihr neues Heim. Ich sagte der Pflanze, daß, obwohl ich eine Menge weiß über die Pflege von Pflanzen, ich noch immer ihrer Hilfe bedürfe, indem sie mich wissen lassen möge, was sie brauche. Genauso wie mich die Pflanze wissen ließ, daß sie Hilfe brauchte, als sie bei den anderen verwilderten Pflanzen lebte.

Nachdem ich sie an einem Platz eingesetzt hatte, von dem ich dachte, daß er der beste wäre, gab ich ihr viel Wasser und Pflanzennahrung, aber es war nicht genug. Die Pflanze schlug keine Wurzeln, so daß ich sie von dem schattigen Platz wieder wegnahm und an einem anderen einsetzte, wo sie ganz alleine für sich wachsen konnte, und ich sagte zu ihr: ‚Nun kannst du mich wissen lassen, ob das der Platz ist, wo du sein möchtest.' Nach einer Weile sagte sie mir durch das Fehlen ihrer wunderschönen Blumenknospe, daß es nicht richtig war. Ich fühlte mich traurig, und die Pflanze sah traurig aus. Wenn sie sprechen könnte, würde sie vielleicht sagen: ‚Werde ich jemals größer werden und werde ich jemals lernen, alle meine wunderschönen Farben zu entfalten?' Ich zeigte auf meinen Lieblingsrosenstrauch, der so kräftig gedieh, und sagte zu der Pflanze: ‚Es ist kaum zu glauben, daß ich diesen Rosenstrauch viele Male versetzen mußte, bevor er den besten Platz fand, mit genau der richtigen Menge von Sonne und Schatten, von Wasser und Pflanzennahrung. Aber solange ich Hilfe von Gartenexperten bekommen konnte, wußte ich, daß es nur eine Frage der Zeit war. So laß uns dich herausnehmen von diesem Platz und an einem neuen Ort einsetzen und deine Wurzeln werden Halt bekommen, wenn du in der bestmöglichen Sonne und unter bestmöglichen Bedingungen für dich bist. Es ist gut zu wissen, daß ein Teil von dir weiß, was das beste für dich ist und was nicht – obwohl du zuerst dachtest, daß du an diesem Platz eine lange, lange Zeit sein würdest.'"

Vanessa war zwei Monate in Therapie, bevor sie zu ihrer neuen Pflegefamilie kam. Da es in ihrem neuen Heim einen Garten gab,

gab die Therapeutin Vanessa Ableger von den robustesten Pflanzen, die sie selbst im Garten hatte. Vanessa akzeptierte die Pflanzen sehr freudig und übernahm die Verantwortung für sie, indem sie ihnen alle Aufmerksamkeit gab, die sie brauchten. Sie wußte, daß das Umsetzen, das neue Einsetzen ein wichtiger Augenblick im Leben jeder Pflanze war und daß jede Pflanze spezielle Aufmerksamkeit braucht. Obwohl Vanessa bisher aus verschiedenen Pflegefamilien herausgenommen worden war, schlug sie diesmal Wurzeln. Die Obhut ihrer neuen Pflegeeltern führte zu ihrem Gedeihen. Die Sozialarbeiterin setzte ihre Heimbesuche fort und verbrachte einige Zeit mit Vanessa im Garten, während diese fortfuhr, auf die Pflanzen, die ihr gegeben wurden, aufzupassen.

6. Abschließende Bemerkungen

Hier werden die Ebenen in einer „Schritt-für-Schritt"-Form dargestellt, in der Realität fallen alle drei Ebenen der Kommunikation, nämlich die Geschichte, die eingestreuten Suggestionen und die eingewobenen Sinneswahrnehmungen in einer integrierten und vereinten Art und Weise zusammen.

Es wurde aufgezeigt, wie der Aufbau des Drei-Ebenen-Kommunikationsmodelles mit den Ingredienzien des Geschichtenschreibens, der Beobachtung und Ausnutzung von *minimal cues* einschließlich bevorzugter Sprachmuster, den eingestreuten Suggestionen sowie der Verwebung von Sinneswahrnehmungen (nach vormaligem Erkennen des „Out-of-conscious-"Sinnessystems) bei therapeutischen Metaphern stattfindet. Beispiele aus der Praxis wurden jeweils angeführt. Ergänzend wurden lebende Metaphern dargestellt, die die Interventionen vertiefen.

Eine ausführliche Falldarstellung, bei der alle aufgezeigten Schritte vereint und genau aufgelistet werden, würde den hier vorgegebenen Rahmen sprengen, doch sei hier auf die Lehrmetapher „Samy, der Elefant, und Mr. Kamel" von Mills und Crowley (1986) verwiesen. (Diese Lehrmetapher wurde im Paper „Therapeutische Metaphern für Kinder" auf der 25. Jahrestagung der Amerikanischen Gesellschaft für Klinische Hypnose, Denver, Colorado, Oktober 1982 von den Autoren präsentiert. Ein Abdruck findet sich bei Mills und Crowley.)

Diese Methode stellt einen wunderbaren Zugang zur Welt der Kinder und schöne, zielorientierte Interventionsmöglichkeiten dar. Sie kann sowohl auf sich alleine gestellt als Kurzzeittherapie angewandt werden, als auch in andere Therapieformen (wie Gestalttherapie, analytische Spieltherapie) eingebaut werden. Dieselben Parameter für Kommunikationsebenen gelten natürlich auch beim Erwachsenen und werden ebenso therapeutisch genutzt, die Metaphern müssen den erwähnten Kriterien der Sprache (und der Erlebniswelt) – in diesem Fall der des Erwachsenen – entsprechen. Lankton und Lankton (1983) und Livedemonstrationen von Jeffrey Zeig bieten dafür Beispiele.

Inframing – Bitte einsteigen …
… und die Türen öffnen!

Utilisation von inneren Reaktionen (Bildern, Phantasien etc.) des Therapeuten auf den Klienten, dargestellt anhand eines Fallbeispiels

Peter Hain

Die zehnjährige F., ein intelligentes, burschikos und verschmitzt wirkendes Mädchen, wurde über den Hausarzt angemeldet, da sie seit über 3 Wochen täglich wegen starker Bauchschmerzen während des Unterrichts nach Hause gebracht wurde. Eine ausführliche medizinische Abklärung hatte keinerlei Befund ergeben, was zwar die Angst von F. und ihren Eltern vor einer schweren körperlichen Krankheit (eine Schulfreundin F.s hatte Krebs) minderte, andererseits die ganze Familie mehr und mehr ängstigte und verunsicherte.

F. ging nachmittags nicht mehr aus dem Haus, aus Angst vor Bauchschmerzen und Erbrechen, aß kaum und trank nur noch Tee.

Die Therapie umfaßte insgesamt siebzehn Stunden (acht Monate), drei Elterngespräche und ein Schlußgespräch. Die Symptomatik ist, trotz eines schweren Schicksalsschlages (Tod des Vaters), in den letzten beiden Jahren nicht mehr aufgetreten.

Im folgenden werde ich ausschließlich die Phasen von Interaktionen dieser Therapie beschreiben, die eine therapeutische Interventionsmöglichkeit veranschaulichen, die ich anschließend in drei Schritten als „Inframing" vorstellen möchte.

Für den therapeutischen Erfolg ebenso wichtige Aspekte, wie Beziehungsarbeit, individuelle und systemische Arbeitshypothesen, Einbezug der Eltern, Arbeit mit Metaphern, gemeinsames Spiel u. a. m. sollen hier nur insofern erwähnt werden, als sie zum Verständnis des Therapieverlaufs notwendig sind.

In der ersten Stunde sprach ich mit F. unter anderem über die täglich wiederkehrende Situation in der Schule, ihr mulmiges Gefühl im Magen, ihre Angst vor Bauchweh, schließlich Bauchweh und ihre Angst vor Erbrechen und ließ mir dabei auch die Umgebung (Schulzimmer, Lehrer, Schüler, Sitzposition etc.) genau beschreiben. F. führte mich sozusagen an ihren Platz im Schulzimmer und schilderte mir ihr tägliches Problemerleben.

Ich begleitete sie durch meine Fragen, die mir halfen, ihre „Skizze" lebendig werden zu lassen, und wir befanden uns für einige Momente gemeinsam in ihrem Klassenzimmer:

> *Therapeut:* „Weißt Du eigentlich, wer in eurer Klasse am schlimmsten dran ist?"
> (F. schaute mich neugierig an)
> *Therapeut:* „Der Junge, der *vor* dir sitzt!"
> (F. schaute verwundert)
> *Therapeut:* „Weiß er eigentlich, in welcher Gefahr er schwebt?"
> (F. schaute mich fragend an und murmelte: „Nein.")
> *Therapeut* (schmunzelnd): „Stell dir vor, er wüßte es!"

F. begann zu erahnen, was ich meinte, und ich spielte ihr vor, wie sich der Junge – vor ihr sitzend – wohl verhalten würde, wenn er bei jedem Geräusch hinter ihm Angst davor haben müßte, F. würde sich – seinen Nacken anpeilend – plötzlich übergeben müssen. F. schmunzelte nun ihrerseits und lachte über meine Vorstellung. Wir schmückten die Situation zusammen weiter aus, und F. fand Gefallen an dieser Phantasie. Wir beschlossen, daß sie den „armen" Jungen vorerst nicht aufklären sollte.

Vom folgenden Tag an konnte F. den Unterricht wieder bis zum Schluß besuchen, da sie im Klassenzimmer nur noch gelegentlich Bauchschmerzen verspürte.

Trotz dieser schnellen Veränderung und einer gewissen Erleichterung „verharrte" die Familie vorerst in einer „Hab-acht-Haltung", und F. „benutzte" ihre gelegentlich beginnenden Bauchschmerzen zu Hause, indem sie bei bestimmten Speisen und in bestimmten Situationen daran erinnerte, daß dies „letztes Mal" zu starkem Bauchweh geführt habe.

Außerdem hielt sie die Angst vor plötzlichem Erbrechen weiterhin davon ab, nachmittags mit Freundinnen und Freunden zu spielen oder gar deren Wohnungen zu betreten.

In der vierten Stunde ließ F. erkennen, daß sie sich bezüglich Angst und Bauchweh zwar wesentlich besser, aber noch nicht sehr sicher fühlte, und wir kamen dabei auch auf die „fatale" Wirkung von Bauchweh-Erinnerungen zu sprechen:

> *Therapeut* (mit gespielter Empörung): „Willst du etwa damit sagen, daß deine Mutter weiterhin Kartoffeln kocht, obwohl du daraufhin schon einmal Bauchweh bekamst?"
> (F. nickt und muß grinsen)
> *Therapeut:* „Das ist doch wirklich die Höhe, so eine Rücksichtslosigkeit!"

Wir führten dieses Thema so weit aus, bis nur noch eine bestimmte Speise und Leitungswasser übrigblieben, wenn F. konsequent alles vermeiden wollte, was mit Bauchweh verbunden sein könnte.

> *Therapeut:* „Vielleicht hast du es auch schon festgestellt, auch bestimmte Kleidungsstücke können an Bauchweh und Übelkeit erinnern."
> F. lächelte und antwortete spontan: „Ja, mein roter Pulli."

Nachdem wir ihre Garderobe konsequent umsortiert hatten und F. voll bei der Sache war, wagte ich mich noch einen Schritt weiter:

> *Therapeut:* „Ich weiß gar nicht, wie ich es Dir sagen soll, aber auch Menschen und Räume können diese unangenehmen Eigenschaften haben ..."
> F. nahm den Gedanken auf, und wir entwickelten zusammen ein zweihundertprozentiges „Vermeide-alles-und-jeden-was-dich-im-entferntesten-an-Bauchweh-erinnern-könnte"-Programm und diskutierten den einzigen konsequenten „Ausweg": verlassen des Elternhauses und der Schule ...

Im weiteren Verlauf der Therapie traten die Themen Bauchweh und Angst vor Erbrechen in den Hintergrund, die familiäre Interaktion entspannte sich, und auch in der Freizeit hatte F. inzwischen wieder zu ihrer „alten" Fröhlichkeit und Unternehmungslust zurückgefunden.

Die tieferliegenden Konflikte (Selbstüberforderung, Stark-Schwach-Ambivalenz, Position in der Familie als sogenannte Nachzüglerin, Sicherstellen des „positiven" Symptomgewinnes u. a.)

konnten nun mit Rückenwind der schnellen Symptomveränderung auf der Kinder- und Elternebene ohne Widerstand bearbeitet werden.

Aus prophylaktischen Überlegungen bot ich F. während dieser Phase Rückfallmöglichkeiten an, zum Beispiel anläßlich einer Magen-Darm-Grippe, und rief vor allem die Bilder und Interaktionen in Erinnerung, die die Macht des Symptoms repräsentierten (Familien-Dynamik). Schmunzelnd versuchte ich in mehreren Stunden, sie wenigstens zu einem kleinen Rückfall zu überreden. Sie lehnte mein Angebot stets dankend ab und wurde von Stunde zu Stunde sicherer, daß es für sie kein „Zurück" in die alte Symptomatik geben würde.

In der dreizehnten Stunde berichtete F., daß ihr manchmal noch eine bestimmte Erinnerung Sorgen machte: Sie erzählte ausführlich, wie sie, circa 5 Jahre alt, im Wohnzimmer ihres Elternhauses stehend, sich plötzlich – ohne Vorwarnung und von einer Sekunde auf die andere – hatte übergeben müssen, so unverhofft, daß sie nicht mit der kleinsten Bewegung hatte reagieren können (zumindest war dies ihre subjektive Erinnerung).

Ich fragte interessiert nach und ließ mir den Ablauf so genau wie möglich schildern. Da sie gerne eine „Lösung" haben wollte, um vor einer solch schlimmen Situation wirklich sicher sein zu können, bot ich ihr „konsequente" Möglichkeiten an, die ich ihr verbal und zeichnerisch auszumalen begann:

Auf dem Klo wohnen und kniend vor der Schüssel verweilen, da sie ja keinerlei Reaktionszeit zur Verfügung habe (zur Illustration zeichnete ich nebenbei ein „Häusl" aus Holz mit Herzchen in der Tür, Ofenrohr und Antenne auf dem Dach).

F. lachte und stellte sich die Szenerie vor. Ich fuhr fort, ihr vorzuspielen, wie sie in dieser Haltung mit anderen (Eltern, Freunden etc.) durch die Bretterwand kommunizieren könnte, wie sie essen und lesen würde, etc.

So sehr sie diese Vorstellung auch belustigte, wollte sie diese „Lösung" doch nicht in Betracht ziehen. So überlegten wir gemeinsam weiter und fanden noch eine zweite Möglichkeit: tagsüber einen Topf um den Hals zu hängen, so daß sie beweglich bleiben würde und nicht „ans Klo gefesselt" sein müßte. Obwohl ich ihr die Vorteile dieser „Lösung" anpries, verwarf sie auch diese. Wann immer wir in den darauffolgenden Stunden auf die „alte" Symptomatik zu sprechen kamen, erinnerte ich sie an diese Möglichkeiten als eine gewisse „Sicherheitsreserve".

Im weiteren Verlauf dieser Stunde machte ich sie auch auf zusätzliche Vorteile aufmerksam, als sie vom Fußballspielen erzählte und erwähnte, sie spiele gerne als Stürmerin.

> *Therapeut:* „Super, ich stelle mir gerade deine Möglichkeiten vor."
> *Therapeut F.* (fragend): „Nun, nimm an, Du müßtest während eines Angriffs – ganz plötzlich – einem Verteidiger geradewegs ins Gesicht kotzen (F. lacht) – im nächsten Spiel brauchst du nur noch, so ganz nebenbei, den gegnerischen Verteidigern andeuten, du verspürtest ein etwas mulmiges Gefühl in der Magengegend – und der Weg zum Tor ist frei!"

F. konnte es sich vorstellen und lachte. Sie wollte diese Möglichkeit aber trotzdem nicht in ihr Repertoire aufnehmen.

Ab der zwölften Stunde schlug F. vor, nur noch alle zwei Wochen zu kommen, und kurze Zeit später bestimmten wir die Daten für die letzten drei Stunden.

In dieser Schlußphase frischten wir – als gemeinsame Erinnerungen – die hier beschriebenen Bilder mehrmals wieder auf, ähnlich wie das Freunde tun: „Weißt du noch, damals ..."

Die hier beschriebenen Ausschnitte aus der Therapie mit der zehnjährigen F. illustrieren eine Interventionsmöglichkeit, die ich als „Inframing" (vorläufiger Arbeitstitel) bezeichnen möchte. Aus der Therapeutenperspektive läßt es sich in drei Schritte gliedern:

1. Einsteigen. Der Therapeut läßt sich in das subjektive Problemerleben (oft negative Selbsthypnose) des Klienten einladen und als ernsthaft interessierter und neugieriger Gast herumführen (zum Beispiel im Klassenzimmer, auf dem Fußballplatz etc.)

2. Der Therapeut erlaubt sich, eigene Phantasien, Assoziationen, Bilder, Reaktionen und „Lösungen" bewußt werden zu lassen, und überprüft sie auf ihre therapeutische Verwendbarkeit (zum Beispiel Szenen im Klassenzimmer, auf dem Fußballfeld, innerer „Film" des Therapeuten).

3. Der Therapeut bietet ausgewählte Bilder, Phantasien, „Lösungen" etc. an und gestaltet diejenigen zusammen mit dem Klienten weiter aus, die spontan eine verbale, nonverbale und / oder emotionale

Reaktion beim Klienten hervorrufen (zum Beispiel Vordermann im Klassenzimmer, Tore schießen, Wohnen auf dem Klo, etc.)

Auf diese Weise gemeinsam erschaffene Phantasieszenen wirken gleichzeitig auf mehreren Ebenen:

Verhalten

In der therapeutischen Situation eindrücklich erlebte Phantasiebilder sind jetzt mit der Problemsituation verbunden und verhindern oder verunmöglichen den altbekannten Ablauf. (Rsp.: F. muß zwangsläufig auch an den „armen" Vordermann denken, wenn sie Bauchweh und / oder Angst davor verspürt. Ihre bis dahin zum Teil unbewußt ablaufende Selbstinduktion wird unterbrochen, ihr Schmunzeln reduziert ihre Angst und schafft Distanz.)

Selbstkonzept

Durch implizites Reframing und einer meist damit verbundenen Erweiterung des Kontextes gerät der Klient unverhofft in eine aktive Position (zum Beispiel F.s Vordermann „mit Erbrechen bedrohen" als aktive Handlung) oder wird zumindest dazu motiviert, selbst eine „aktive Lösung" zu entwickeln und durchzudenken (zum Beispiel auf dem Klo wohnen oder aus dem Elternhaus ausziehen).

Die so erzielte Zunahme an Eigenverantwortung ist für den Therapieerfolg relevant. Handelt es sich (wie bei F.) um humorvolle Phantasiebilder, so helfen sie darüber hinaus dem Klienten, Distanz zum eigenen Problemverhalten einnehmen zu können.

Beziehung

Eine gute Therapeut-Klient-Beziehung vorausgesetzt, kann diese Art von Interaktion einerseits die Beziehung vertiefen und andererseits die Autonomie des Klienten stärken.

Der Klient kann den Therapeuten beim gemeinsamen Spazieren in seiner Problemwelt als einen wertfreien und stützenden Verbündeten erleben, der bereit ist, seine inneren Reaktionen einzubringen. Andererseits implizieren die „konsequenten" Lösungsvorschläge oder manchmal bewußt übertriebenen Phantasieszenarien des Therapeuten, daß es

a) eine Lösung geben kann, es aber
b) der Klient sein wird, der sie angemessen gestalten kann.

Abgesehen davon, daß die Möglichkeit, „unübliche" Phantasien auszusprechen, für einige Klienten (u. a. Erwachsene) an sich bereits erleichternd und hilfreich ist, vertiefen diese gemeinsam gestalteten Phantasien eine Beziehung ähnlich wie gemeinsam erlebte Abenteuer.

Schlußbemerkung

Ich habe in meinem Beitrag bewußt auf eine Abgrenzung zu bestehenden Konzepten der Hypnotherapie (Pacing-Leading, Reframing, Utilisation, therapeutische Metaphern, Dissoziation, Integration, etc.) oder zu anderen Therapierichtungen (provokative Therapie, systemische Therapie, Gesprächstherapie) verzichtet. Es ging mir vielmehr darum, Schritt II des Inframings (bisher hat sich dieser Arbeitstitel als brauchbar erwiesen) hervorzuheben und die Nutzung des inneren Erlebens des Therapeuten in der Interaktion für die Arbeit mit Kindern, Jugendlichen und Erwachsenen zur Diskussion zu stellen.

In meiner therapeutischen Erfahrung hat sich das Inframing vor allem bei Phobien, Angstzuständen, psychosomatischen Reaktionen, Suizidgedanken wie auch bei verschiedenen Formen von Selbstwertproblematik als effektive therapeutische Unterstützungsmöglichkeit erwiesen, vor allem, wenn Klienten ihre Problemsituationen erleben, als seien sie in eine Einbahnstraße gefahren, die als Sackgasse endet.

Immer wenn er Pillen nahm ...

Hypnotherapeutische Strategien bei Ängsten und Phobien

Karl L. Holtz

Ängste und Trance (Tagträume, Phantasien) haben Gemeinsamkeiten, die den therapeutischen Umgang mit ihnen gleichermaßen nützlich wie verwirrend gestalten: Beide sind trotz ihrer Thematisierung im klinisch-pathologischen Bereich zunächst einmal *Alltagsphänomene* und als solche Bestandteile normaler menschlicher Entwicklung. Als „Aus-dem-Felde-Gehen" bei Überforderung und aktueller Bedrohung können beide Signale von Hilflosigkeit sein. Sie geben Auskunft darüber, daß Individuen versuchen, in einer als bedrohlich erlebten Welt handlungsfähig zu bleiben. Massive Ängste und Phobien zeigen an, daß eine notwendige Handlungskontrolle momentan nicht gelingt. Als individuelle Strategien der Lebensbewältigung signalisieren sie „Außenstehenden", wie Personen ihre jeweilige Situation bewerten und strukturieren. Ängste und Phobien sind demnach „legitime Urteile über Welt" (Oestreich 1975, S. 19).

Beratung und Therapie können dazu beitragen, Handlungsfähigkeit und Eigenkontrolle wiederherzustellen. Dies wird um so eher gelingen, wenn aus den genannten Gründen die nachfolgenden Aspekte in der Therapieplanung berücksichtigt werden:

– Im Gegensatz zu einer „Pathologisierung" der Ängste sollen die jeweiligen individuellen Bewertungen von Welt respektiert werden. Symptome sind die dem Individuum gegenwärtig bestmöglichen Lösungsversuche, die es den Bedeu-tungsstrukturen entsprechend zu modifizieren gilt.

- Bisherige Lösungsstrategien wie Inhalte der subjektiven Konstruktionen sind zur Entwicklung therapeutischer Strategien zu nutzen (zum Beispiel Reframing, inhaltliche Aspekte in der Konstruktion therapeutischer Geschichten und Metaphern).
- Da die jeweiligen Konstruktionen von Welt unter Entwicklungsperspektiven zu sehen sind (vgl. Holtz im abschließenden Beitrag dieses Bandes), darf sich die Analyse der angstmachenden Bedingungen nicht auf externe „Ursachen" beschränken, sondern muß entwicklungstypische und aus der Entwicklung heraus verständliche Deutungsmuster einbeziehen (Altersregression wie Dialoge in der Trancearbeit sind hierbei wertvolle Hilfen).

Diese Aspekte sind uns aus den Falldarstellungen und Diskussionen Ericksons vertraut. In einer von Rossi und Erickson gemeinsam geführten Analyse einer Flugphobie wird beispielsweise eine entsprechende theoretische Ausgangsposition erkennbar:

„Wir können folgern, daß immer, wenn sich eine Phobie in einer scheinbar vertrauten Situation entwickelt (wie Schulphobie, Agoraphobie etc.), das bedeutet, daß sich im Verhältnis des Patienten zu dieser Situation etwas verändert hat, aber daß diese Veränderung nicht erkannt wird und die entsprechenden inneren Anpassungen (die Veränderung alter Bezugsrahmen bzw. die Schaffung neuer) nicht vorgenommen wurden. Die Phobie ist auf einen allzu eingeschränkten Bezugsrahmen zurückzuführen. Ihre dauerhafte Auflösung erfordert Einsicht und ein erweitertes Bezugssystem. Dies ist im Grunde eine in ihrer Arbeit inhärente Phobientheorie, und Sie wußten das gar nicht, oder?" Und Erickson antwortet: „Es gibt viele Dinge, die ich weiß, ohne es zu wissen" (Erickson u. Rossi 1981, S. 399) und gibt in der weiteren Diskussion des Falles einige Anregungen, wie über Wachstumsmetaphern eine Erweiterung des Bezugssystems vorgenommen werden kann.

An diesen Beispielen wird auch deutlich, wie Erickson im Sinne interner Lernprozesse Einsicht zu fördern gedenkt. Es ist nicht die Einsicht über die Bewußtmachung zugrundeliegender Konflikte, wie in der klassischen psychoanalytischen Angsttherapie, und nicht die interne Konfrontation mit angstauslösenden Stimuli, wie es die Imaginationsverfahren der Verhaltenstherapie im Sinne Wolpes oder Meichenbaums nahelegen. Erickson stellt sich auf die Interpretationsmuster seiner Patienten ein, bietet über Beispiele, Metaphern und Handlungsanweisungen individuelle Hilfen zur Erweiterung und Veränderung der jeweiligen Weltsicht (des Bezugsrahmens): „Man gibt dem Patienten viele Beispiele, um die Chance zu erhöhen, daß der Patient eines findet, das für ihn persönlich überzeugend ist und ihm wirklich hilft, sein Verhalten zu verändern. Von allem, was ich zu ihnen sage, bleibt nur das haften, was ihre Erfahrung in irgendeiner Weise berührt. Man hält bei seinen Patienten immer nach Anzeichen Ausschau, daß sie das akzeptieren, was man ihnen sagt" (Erickson u. Rossi, a. a. O., S. 400).

G. Schmidt hat für dieses inhaltliche „pacing" die Metapher des „Lotsen" angeführt, dessen „Maßstab aller seiner Führungsversuche zunächst die „Landkarte" (Korzybski 1933) des Klienten von der Welt ist" (Schmidt 1985, S. 31). Vor allem in der Arbeit mit Kindern ist es wichtig, diese Landkarten entwicklungsangemessen wahrzunehmen, um die jeweilige subjektive Bedeutung der Angstreaktionen zu verstehen und die von Erickson beabsichtigte Akzeptanz zu erreichen. Die der Hypnotherapie inhärente Anregung zur Phantasietätigkeit schließlich scheint, wie wir weiter unten ausführen, für die Änderung von Ängsten und Phobien besonders geeignet: offenbar sind Phantasien über Bedrohungen und über den Verlust von Handlungskontrolle besonders geeignet, Affekte und Handlungsvorsätze zu beeinflussen (s. u. die Überlegungen von Singer und Beck).

Befunde zur Hypnotherapie bei Ängsten und Phobien

Übersichten zur Hypnotherapie von Ängsten (zum Beispiel Gardner a. Olness 1981) zeigen, daß häufig Kombinationen von Tranceinduktionen mit Desensibilisierungs- und Imaginationsverfahren der Verhaltenstherapie durchgeführt werden. Während frühere Studien (zum Beispiel Wolpe 1982) keinerlei Vorteile der kombinierten Vorgehensweisen zu erkennen gaben, mehren sich nun Hinweise darauf, daß diese Nachteile im wesentlichen auf unpersönliche, nicht individualisierende Hypnosestrategien – im Gegensatz zu Ericksons Intentionen – zurückzuführen sind (vgl. hierzu auch Peter, Kraiker u. Revenstorf 1991). Wie auch Gardner und Olness (a. a. O.) betonen, sind kombinierte Imaginationsverfahren dann erfolgreich, wenn in den Vorstellungsbildern zusätzlich Situationen thematisiert werden, die Sicherheit und eigenständige Handlungskontrolle *(ma-*

stery) beinhalten (s. u.). Eine aktive Auseinandersetzung mit den konkreten angstauslösenden Situationen im Sinne einer In-vivo-Desensibilisierung kann nach Hatzenbuehler und Schroeder (1978, zit. nach Gardner a. Olness, a. a. O.) die Effektivität der Verfahren erhöhen. Emotive Gegenvorstellung, ein Verfahren, das von Lazarus und Abramovitz 1962 vorgestellt wurde (sowie die hier nicht näher erwähnte Streßimmunisierung nach Meichenbaum), scheint nach eigenen Erfahrungen geeignet, Desensibilisierung mit hypnotherapeutischen Elementen zu verbinden.

Emotive Gegenvorstellung besteht nach Lazarus und Abramovitz (a. a. O.) aus folgenden Schritten:

- Wie bei der systematischen Desensibilisierung wird eine Angsthierarchie erstellt.
- Durch Befragen eruiert der Therapeut die Helden, Wunschvorstellungen und Vorbilder des Kindes.
- Das Kind soll seine Augen schließen und sich Ereignisse vorstellen, die seinem Alltagsleben entsprechen, in die jedoch eine Geschichte eingebaut wird, welche Vorbilder oder das alter ego des Kindes einbezieht.
- Wenn der Therapeut erkennen kann, daß die positiven Emotionen intensiv erlebt werden, werden als natürlicher Teil der Geschichte die Angstitems in hierarchischer Reihenfolge eingebaut (vgl. auch Wolpe 1982).

An einem Beispiel von Lazarus und Abramovitz soll dieses Vorgehen verdeutlicht werden:

Der 14jährige Stanley hatte eine starke Angst vor Hunden, die ihn zwang, statt des 200 Meter weiten Schulweges eine längere Busfahrt zur Schule zu unternehmen. Er bemühte sich zwar, in der Therapie kooperativ zu sein, war jedoch – möglicherweise auch wegen seiner unterdurchschnittlichen Intelligenz – nicht in der Lage zu entspannen. Nach längeren mühsamen Gesprächen schien sich abzuzeichnen, daß Autorennen für ihn sehr attraktiv waren. Sein brennender Wunsch war, einen Alfa-Romeo-Sportwagen zu besitzen und am Indianapolis-Rennen teilzunehmen. Die emotive Gegenvorstellung wurde wie folgt induziert:

„Schließ deine Augen. Ich möchte, daß du dir vorstellst, ganz klar und deutlich, daß sich dein Wunsch erfüllt hat. Der Alfa-Romeo gehört dir. Er steht vor deiner Haustür. Du schaust ihn dir an. Du bemerkst die schnittige Form. Du beschließt, mit ein paar Freunden eine Spritztour zu machen. Du nimmst hinter dem Steuer Platz und bist stolz, daß dieses wunderbare Auto dir gehört. Nun startest du und hörst den satten Klang des Auspuffs. Du legst den Gang ein, und der Wagen saust los. Du fährst auf einer geraden Landstraße, der Tachometer klettert auf 150. Es ist schon ein tolles Gefühl, wie du alles unter Kontrolle hast ... Du siehst, wie die Bäume vorbeifliegen, und bemerkst auch den kleinen Hund, der gerade an einem herumschnüffelt – wenn du irgendwelche Angst empfindest, heb bitte deinen Finger", usw.

Ein Item sehr hoch in der Hierarchie war: „Du hältst vor dem Café in einer kleinen Stadt, und eine Menge Leute kommen herbei, um dich und dein Auto zu bewundern ... Du könntest vor Stolz fast zerplatzen ... auch ein Boxer kommt näher und schnüffelt an deinen Beinen. – Wenn du irgendwie Angst empfindest ..." usw.

Nach drei Sitzungen berichtete der Junge über eine merkliche Besserung seiner Reaktion auf Hunde. Er erhielt noch ein paar Handlungsanweisungen für Realsituationen während der nächsten zwei Sitzungen. Lazarus und Abramovitz berichten, daß auch nach zwölf Monaten kein Rückfall in frühere Ängste zu beobachten war.

Wolpe und Lazarus (1966 und persönliche Mitteilung) berichten über emotive Gegenvorstellung „in vivo". Ein Wettkampfschwimmer entwickelte starke Angst in den Wettkampfpausen. Weder klassische Hypnose (!) noch verschiedene verhaltenstherapeutische Techniken brachten irgendeine Besserung. Er war aufgeregt, aber nicht ängstlich zu Beginn eines Rennens, in den Pausen nahm seine Angst jedoch extrem zu. Mit Hilfe emotiver Gegenvorstellungen lernte er, sich zwischen den Rennen vorzustellen, an einem Sandstrand entlangzulaufen. Diese Vorstellung verschaffte ihm ein tiefes Ruhegefühl. Kurze Zeit später wurde er in die Olympiamannschaft berufen. (Wir finden hier neben dem von Erickson behandelten Fall, der unserem Buch den Titel gab – siehe Trenkle in diesem Band – also bereits den zweiten Teilnehmer des US-Olympiateams, dem mit Imaginationsverfahren geholfen wurde.)

Vor allem bei jüngeren Kindern, bei denen Imaginationsverfahren der geschilderten Art weniger erfolgreich sind, können Suggestionsverfahren herangezogen werden, die eine Bewältigung mit Hilfe externer Unterstützung nahelegen. Gardner und Olness (a. a. O.,

S. 107) zitieren Ambrose, der 1968 ein Verfahren vorstellte, bei dem die Ängste nach außen „externalisiert" werden.

Das Kind wird in Hypnose gebeten, eine Faust zu machen, dann wird ihm „gesagt, daß all seine Ängste und Probleme in seiner Faust eingeschlossen sind. Bei ‚drei' soll er seine Faust öffnen, all seine Ängste fliegen davon und verschwinden, und er wird sich erleichtert, zuversichtlich usw. fühlen" (S. 3).

Zu Recht halten Gardner und Olness dieses Verfahren für ergänzungsbedürftig und schlagen zur besseren Analyse der zugrundeliegenden Dynamik zusätzliche psychoanalytische Strategien vor. In der Tat bleiben diese Externalisierungen „äußerlich" und nach meinen Erfahrungen wenig erfolgreich, wenn die Auswahl der „Hilfen" nicht entwicklungs- und problemspezifischen Besonderheiten entspricht.

Entwicklungspsychologische Grundannahmen

Bei der Planung angemessener Strategien haben sich nach unseren Erfahrungen die entwicklungspsychologischen Überlegungen Kegans als erfolgversprechend erwiesen (Holtz 1991, 1992, vgl. den abschließenden Beitrag in diesem Band).

Ausgangspunkt dieser Überlegungen ist zum einen, daß menschliche Entwicklung eine zunehmende Konstruktion von Bedeutungen darstellt, in denen das jeweilige Verhältnis von Subjekt und Objekt in der Selbstentwicklung ausgehandelt wird. Diese Entwicklung vollzieht sich zwischen den Polen „Zugehörigkeit" (Festhalten) und „Autonomie" (Loslassen), wobei die sogenannten einbindenden Kulturen (Mutter, Eltern, Gleichaltrige, Schule etc.) eine dynamische Weiterentwicklung zwischen diesen Polen unterstützen (sollten). Wie ich im Abschlußbeitrag dieses Bandes ausführlicher darlegen werde, kann durch eine ungünstige, zum Beispiel einseitig bindende oder loslassende Erziehung das Individuum in seiner Entwicklung beeinträchtigt werden. Kegan schreibt:

„Wenn wir untersuchen, welche Gleichgewichtsstufe ein Mensch in seiner Entwicklung erreicht hat, gewinnen wir nicht nur Einblick in eine bestimmte Form der Bedeutungsbildung; wir sehen damit auch die Möglichkeit, daß der Mensch dieses Gleichgewicht *verlieren* kann. Jede neue Entwicklungsstufe zeigt uns einen neuen Bezugsrahmen, auf den es letzten Endes ankommt; sie zeigt uns damit auch, was letzten Endes auf dem Spiel steht. Jede neue Entwicklungsstufe hat ihre eigene schwache Stelle. Jede neue Entwicklungsstufe gibt uns Hinweise darauf, wie der Mensch sich selbst und seine Welt ‚erfaßt'; sie sagt uns damit auch, auf welche für jede Stufe typische Art der Mensch diese Fassung verlieren kann" (Kegan 1986, S. 157).

Vergleichen wir diese Aussagen mit der oben erwähnten Diskussion zwischen Erickson und Rossi über das Wesen der Phobien, wird deutlich, daß dieses „Aus-der-Fassung-Geraten" der dort thematisierten Beschränkung des jeweiligen Bezugsrahmens entspricht.

Kegan leitet aus seiner Entwicklungstheorie nun Hilfen ab, die als *natürliche „Brücken"* in kritischen Übergangsphasen menschliche Entwicklung erleichtern können. So etwa in einer frühen Übergangsphase *ein konkretes Objekt*, zum Beispiel „ein weicher, kuscheliger, befriedigender Gegenstand, der die undifferenzierte Subjektivität repräsentiert, diesen Zustand gleichzeitig herstellt und ‚objektiviert'"(zum Beispiel: Decke, Kuscheltuch, Teddybär), in einer weiteren Phase etwa *ein „imaginärer Freund"* (Kegan, a. a. O., S. 160).

An beiden Beispielen wird deutlich, daß die Hilfen nicht nur „therapeutisch" eingesetzt werden können. Wie wir unten an einigen Beispielen belegen wollen, werden diese Hilfsmittel bisweilen auch von Heranwachsenden eigenständig, das heißt ohne Mitwirkung der Bezugspersonen, als „Brücken" benutzt, um ein „Aus-der-Fassung-Geraten" zu verhindern. Mit anderen Worten: Das intensive Spielen mit dem Kuscheltier, der nahezu magische Umgang mit dem Kuscheltuch, der phantasievolle Umgang mit dem „eingebildeten Spielgefährten" sind ebenso wie tranceähnliche Tagträumereien notwendige Hilfen, um die eigene Entwicklung nicht zu gefährden. Der Therapeut sollte sich und die anderen Bezugspersonen für diese Hilfen sensibilisieren und sie in seine unterstützenden Maßnahmen integrieren.

Zusammenfassend können wir unsere Aussage zu Beginn des Beitrags untermauern: Ängste wie Trancephänomene sind alltägliche und notwendige Bedingungen menschlichen Wachstums.

Zur Genese von Ängsten: „kleine" Ursachen, große Anstrengungen

Ein weiterer besonderer Aspekt menschlicher Angstentwicklung darf ebenfalls nicht übersehen werden: Ängste entstehen oft (scheinbar) zufällig, aus kleinen, dem Außenstehenden unbedeutend erscheinenden Ereignissen, die jedoch in der Folgezeit aufgrund kognitiver Bewertungen für den Betroffenen übermächtig werden.

Dieses „Sichhineinsteigern" in bedrohlich erscheinende Situationen könnte auf die allgemeine Tendenz zurückzuführen sein, aus Situationsdeutungen stets die Aspekte herauszufiltern, die den bisherigen Annahmen über die Situationen entsprechen. So erfährt der Mensch häufiger Bestätigungen seiner Vorannahmen, als daß er seine bisherige Konstruktion von Welt in Frage stellen müßte.

Daher bleibt die Maxime des Sokrates „Nur das geprüfte Leben ist lebenswert" zumeist graue Theorie, weil ein solches „akademisches" Vorgehen subjektiv ja nur die eigene Verhaltensunsicherheit erhöhen würde. Hierdurch wird das eigene Bezugssystem jedoch immer rigider, und es bedarf schließlich therapeutischer Hilfen, um etwa über „Reframing" einen flexibleren Umgang mit belastenden Situationen zu erreichen. Man kann sich darüber streiten, ob die Tendenz des Menschen, in seinen Hypothesen über Welt recht behalten zu wollen, strukturell (zum Beispiel neurobiologisch) vorgegeben ist oder gelernt (sozialisiert) wurde.

Für beide Auffassungen gibt es gute Gründe: In einer Gesellschaft, in der „recht zu haben" so positiv bewertet wird, in welcher das Eingeständnis von Fehlern so negativ belastet ist, dürfte diese selektiv positive Aufmerksamkeit eine notwendige Strategie der Identitätsbewahrung (und -entwicklung) sein. Aber auch neurobiologische Deutungen im Rahmen neuerer Theorien über die Konstruktion von Welt (vgl. den Beitrag von Vogt in diesem Band) legen die Vermutung nahe, daß die Suche nach Bestätigungen bisheriger Hypothesen über unsere Welt eine ökonomische kognitive Strategie ist, die notfalls, wenn man sich einer „rauen Wirklichkeit" gegenübersieht, über Phantasien und Halluzinationen erreicht wird. Der inselhafte Selbstbezug bei einigen klassischen Denkstörungen (Paranoia, Illusionen usw.), aber auch Phantasien bei unzureichenden Entwicklungsmöglichkeiten (zum Beispiel autistische Verhaltensweisen (vgl. hierzu Holtz u. Trenkle 1988), der eingebildete Spielgefährte oder komplexe „Lügen"-Systeme geben Hinweise darauf, daß Menschen sich aktiv in Umwelten begeben, die eine Bestätigung einmal gefaßter Überzeugungen erleichtern, bzw. das Individuum vor psychischen Traumen bewahren sollen. Es entspricht den Grundannahmen einer Therapie nach Erickson, die subjektiven Konstruktionen von Welt ernstzunehmen und, falls erforderlich, schrittweise und ausgehend von den jeweiligen Hypothesen des Patienten zu verändern.

Die Tendenz zu rigiden, selbstbestätigenden Konstruktionen einer bedrohlichen Welt wird durch die erwähnte Bereitschaft des Menschen zu Tagträumen und inneren Vorstellungsbildern noch erhöht. Singer (1974) berichtet von empirischen Befunden, nach denen circa 96 Prozent normaler Erwachsener alltäglich Tagträume haben, wenn sie sich auch erst nach Befragen daran erinnern. Wie Beck u. Emery (1981) ausführlicher darlegen, haben Personen mit Ängsten und Phobien zumeist intensive Vorstellungsbilder, sich in Gefahr zu befinden. Offensichtlich stellen diese Phantasien eine Verzerrung der Realität im Sinne subjektiver Hypothesen dar. Hinzu kommt, daß die Patienten sehr stark von der Gültigkeit ihrer Vorstellungen überzeugt sind und ihre Gefühle und Verhaltensbereitschaften stark von ihnen bestimmt werden. Als typisches Beispiel berichtet Beck von einer Frau mit Höhenangst, die eine bedrohliche Phantasie erlebte, als sie sich mit ihrem Mann im obersten Stock eines Wolkenkratzers befand. „Sie hatte die Vorstellung, aus dem Fenster zu stürzen. Die Phantasie war so lebhaft und wirklich, daß sie ‚Hilfe' rief. Als sie ihr Ehemann daraufhin fragte, warum sie um Hilfe riefe, erkannte sie, daß der Sturz aus dem Fenster eine reine Vorstellung war" (Beck u. Emery 1981, S. 60).

Beobachtungen an Kindern zeigen, daß die geschilderte Verschmelzung von Phantasie und Realität sowie das Sichhineinsteigern in unterstellte Bedrohungen häufig noch intensiver erlebt werden als bei Erwachsenen, so daß sich auch von daher eine Veränderung der Vorannahmen und Bezugsrahmen im Sinne innerer Lernprozesse nach Erickson anbietet – vor allem über geleitete Phantasien und metaphorische Handlungsverschreibungen.

Exkurs 1: Ängste durch ungeplante Tranceinduktion

Da Ängste und Tranceinduktion alltägliche Phänomene sind, kann es natürlich auch passieren, daß eine zufällige (natürliche) Tranceinduktion Ängste produziert. Havens berichtet über einen solchen Fall einer „unbeabsichtigten" Schulphobie am Beispiel einer 24jährigen Patientin, die unfähig war, sich in einem studentischen Seminar zu Wort zu melden. In einer leichten, therapeutisch induzierten Trance wurde sie gebeten, sich frühere Situationen vorzustellen, die als Beginn ihrer Schwierigkeiten angesehen werden konnten. Sie berichtete über eine Situation in der Schule, in der alle Klassenkameraden nach langen Sommerferien ausgelassen und lachend auf den Lehrer warteten. Dieser betrat verärgert den Raum und schrie sie an, sie solle sich umdrehen und ruhig sein. Die Patientin hatte eine solch heftige Reaktion nicht erwartet und war sehr betroffen. Im selben Moment forderte der Lehrer sie energisch auf, einen Geschäftsbrief laut vorzulesen. Sie schilderte ihre Reaktion wie folgt:

„Mein Verstand konnte die zwei gleichzeitigen Kommandos ‚Sei ruhig – lies den Brief' nicht verstehen. Plötzlich konnte ich nicht reden, ich konnte nicht lesen, und mein Herz schlug wie verrückt. Ich war geschockt und fühlte mich furchtbar. Ich war nicht in der Lage, ein Wort zu sagen, und wollte mich verstecken, weil ich mich so schämte. Da stand ich, eine High-School- Schülerin, und konnte noch nicht mal einen einfachen Satz lesen. Alle Mitschüler starrten mich an und konnten nicht verstehen, was da vor sich ging. Jemand anderes mußte lesen. Nach dem Unterricht sagte der Lehrer nichts zu dem Vorfall und ließ mich in diesem Zustand der Konfusion" (Havens 1985, S. 478).

Die weiteren Schilderungen der Patientin machen deutlich, daß ihre „Schulphobie" nicht ausschließlich auf die widersprüchlichen Aufforderungen zurückgeführt werden konnte, da der oben beschriebene Mechanismus des weiteren Rückzugs aus Sprechsituationen und eine Generalisierung zum Teil aufgrund wiederholter Bestätigungen zu deren Ausbau beitrug. Nichtsdestoweniger dürfte diese ungeplante Tranceinduktion ein Auslöser gewesen sein, der nicht so sehr das Anbrüllen des Lehrers als vielmehr das Erlebnis der Konfusion zum Gegenstand ihrer Besorgnis machte. Natürlich führen nicht immer solche widersprüchlichen Informationen zur Genese von Ängsten, wenn man aber darauf achtet, fallen – auch in schulischen Interaktionen – viele Beispiele auf, in denen Bezugspersonen unbeabsichtigt Kommunikationsmuster einsetzen, die jedem Hypnotherapeuten in der Tradition Ericksons zur Ehre gereichen würden, zum Beispiel: „Ihr könnt jetzt ruhig laut sein!"

Über einen vergleichbaren Fall einer Schulphobie berichten auch Crasilneck und Hall (1975, zit. nach Gardner a. Olness, a. a. O., S. 108). Einem 7jährigen Jungen hatte die Mutter eingetrichtert, in der Schule „das zu tun, was ihm gesagt werde". Ältere Schüler forderten ihn in der Pause auf, seine Hosen herunterzulassen. In der Konfusion phantasierte er, er habe dieser Aufforderung Folge geleistet, und weigerte sich fortan, die Schule zu besuchen.

Kehren wir noch einmal zum Fall der Studentin mit Sprechangst zurück: Wie löst sie ihr Problem? Havens Patientin macht den Vorschlag, dem ehemaligen Lehrer zu schreiben und ihn über die damalige Konfusion zu informieren, damit er künftig ähnliche Situationen vermeiden könne. Der Brief brachte jedoch keine deutliche Erleichterung. Als nach ein paar Wochen der Lehrer aber antwortete und, im Gegensatz zu ihren Erwartungen, keinerlei Verständnis oder Mitgefühl für die Situation zeigte, darüber hinaus noch jede Verantwortung ablehnte und ihr alle Schuld gab, war sie über diesen rüden Ton nicht nur erstaunt. Eine solche Antwort von einem Menschen, den sie früher bewundert und respektiert hatte, machte sie zutiefst wütend. Sie änderte ihre Meinung über diesen Lehrer, ihre Angst vor Sprechsituationen nahm ab.

Zum Stellenwert hypnotherapeutischer Verfahren bei Ängsten und Phobien

Hypnotherapeutische Verfahren können bei der Behandlung von Ängsten und Phobien folgende Funktionen übernehmen:

Kooperation in entspannender Trance

Das spezielle Setting schafft eine entspannte Atmosphäre, in der (oft vorbewußte) Inhalte direkter und unbeschwerter mitgeteilt werden. Havens weist in der oben erwähnten Falldarstellung darauf hin, daß bereits Erickson (1939, dt. 1996) diesen Vorteil erwähnt hat: „Im allgemeinen jedoch dient ein Befragen in Hypnose dazu, Informationen schneller zu erhalten als im Wachzustand, aber der gesamte Prozeß zur Überwindung von Widerstand und Abneigung hängt eher von der Entwicklung einer guten Patient-Arzt-Beziehung ab als von hypnotischen Maßnahmen, und Hypnose ist in Wirklichkeit in solchen Situationen nicht mehr als eine Hilfe, durch die der Patient seine Informationen in einer relativ angenehmen Weise mitteilen kann." (Erickson 1939, S. 401f.; Übers. K. L. H.).

Altersregression

Strategien der Altersregression, das heißt ein zeitliches Zurückschreiten auf frühere, möglicherweise angstauslösende Bedingungen, können zur Abklärung der zugrundeliegenden Dynamik ebenfalls eingesetzt werden. Dies betrifft nicht nur kritische Altersabschnitte, sondern auch altersunabhängige Situationen, die als Auslöser von Bedeutung sein könnten.

Schulphobien und Agoraphobien legen aufgrund zahlreicher psychodynamischer Analysen häufig eine Regression auf alterstypische Trennungssituationen nahe. Während wir in Anlehnung an Kegan (vgl. hierzu die Abbildung im Abschlußbeitrag) vor allem die Übergangsphasen am Ende der „einverleibenden" (ca. 6 Monate bis 2 Jahre), bzw. der „impulsiven" Phase (ca. 5;0–7;0) als bedeutsam ansehen, spricht Edgette (1985) bei Agoraphobien in Anlehnung an Mahler (1968) und Rhead (1969) von einer kritischen Phase der „Separation-Individuation" (1;0–3;0), in der das Kind über eine schrittweise Lokomotion (!) die möglichst angstfreie Trennung von der Mutter vollziehen muß. Bei Schulphobien wird von einigen Autoren häufig die Entwicklungsstufe ab circa fünf Jahren als kritisch angesehen, wenn die Eltern durch Überbehütung (Mutter) bzw. diffuse Rollentrennungen Verhaltensunsicherheiten begünstigen und dem Kind wenig Lernmöglichkeiten eröffnen, seine eigenen Impulse zu kontrollieren.

Im Gegensatz zu einer engen psychoanalytischen Deutung erscheint es uns jedoch hilfreich, wenn die jeweiligen Störungsmomente nicht im wesentlichen als Trennungsängste von den Bezugspersonen gedeutet werden, sondern im Sinne Kegans als Störmomente in der „Konstruktion des Selbst", mit dem das jeweilige Verhältnis von Ich und Umwelt ausgehandelt wird (Bezugspersonen bzw. deren Kontrollfunktionen sind zunächst Teil des Selbst und werden zunehmend als Umwelt „objektiviert"). Die massiven Trennungsängste des Kleinkindes im Krankenhaus beziehen sich demnach nur „vordergründig" auf die Trennung von einer „anderen" Person. Da zu diesem Zeitpunkt eine erste Subjekt-Objekt- Differenzierung vorbereitet wird, ist eine abrupte Trennung in dieser (symbiotischen) Phase eine Trennung von einem Teil des eigenen Selbst. Die Trennung wird als existenzgefährdend aufgefaßt, nicht die Trennung von einer geliebten Bezugsperson wird als bedrohlich erlebt, sondern die mögliche Auflösung des eigenen Ich.

Ähnlich verhält es sich in den späteren Übergangsphasen: Die Trennung von der Mutter durch „Fort"-Bewegung erfordert die schrittweise Erfahrung, auf eigenen Füßen stehen zu können. Erfolgt diese unangemessen, wird die Situation ebenfalls als (kinästhetische?) Bedrohung des eigenen Selbst angesehen. Dies mag das Dilemma des Agoraphobikers erklären, sich in der Fortbewegung nichts mehr zuzutrauen. In der Ablösungsphase des fünfjährigen Vorschülers schließlich führt die Rollendiffusität der Eltern weniger zu einer Verwirrung eigener Geschlechtsidentität (Waldfogel, Coolidge und Hahn 1957) als vielmehr – in einer Phase erzwungener Separation – zu einer (affektiven) Bedrohung des eigenen Selbst aufgrund mangelnder Impulskontrolle (vgl. Kegan a. a. O.).

In dieser Phase muß sich das Kind von seiner Impulsgebundenheit lösen (das Kind „ist" seine Impulse), bei ungünstigen Entwicklungsbedingungen allerdings „ohne ... ausreichend fähig zu sein, die Impulse in eine neue Gleichgewichtsstruktur zu integrieren (sie zu koordinieren oder zu kontrollieren). Das Kind steht damit vor dem grundsätzlichen Problem, sein eigenes Gleichgewicht nicht halten oder keine stimmige Form der Beziehung zur Welt finden zu können. Auch Alpträume und die im Dunkeln auftretende Angst vor dem schwarzen Mann können als Folge der Lösung von den eigenen Impulsen verstanden werden, die nun unkontrolliert am Wirken sind und uns verfolgen. Ungeheuer wie Ängste des Kindes stehen möglicherweise für bestimmte unbändige und unannehmbare Gefühle, oder sie sind einfach Ausdruck der furchterregenden Erfahrung der Entwicklungskrise überhaupt" (Kegan 1986, S. 199).

Intensive Schulängste wie Alpträume signalisieren demnach, daß ein Heranwachsender in seiner Selbstentwicklung aus der Fassung gerät, in diesem Fall, weil er seine Impulse eigenständig noch nicht integrieren kann. Kegan weist darauf hin, daß ja auch Bettnässen in dieser Entwicklungsphase Anzeichen einer mißlingenden Kontrolle sein kann (vgl. hierzu die Beiträge von Mrochen und Trenkle).

Die hier angedeuteten psychodynamischen Interpretationen gängiger Phobien sind nun nicht nur „akademischer" Selbstzweck. Sie helfen, die Leitthemen individueller Konstruktionen von Welt zu verstehen, sie geben damit ebenfalls die Themen vor, mit denen Metaphern und Geschichten konstruiert werden können.

Als einleuchtendes Beispiel, wie solche Themen aufgegriffen werden könnten, soll das Vorgehen Edgettes zitiert werden. Wie viele Hypnotherapeuten, die sich mit Ängsten Heranwachsender beschäftigen, versucht er eine Kombination aus systematischer Desensibilisierung (progressive Muskelentspannung und Imagination) und intensiver Trance. Die Geschichten und Metaphern, die Edgette und Mitarbeiter nach einer *kinästhetisch orientierten* Induktion (über Jacobsons Muskelentspannung) anboten, hatten in mehr oder weniger direkter Form die körperliche Trennung von Bezugspersonen zum Gegenstand.

Besonders zutreffend und offensichtlich auch erfolgreich war die Geschichte eines kleinen Mädchens, das unter Anleitung seiner Mutter Fahrrad fahren lernt, wobei diese ihre Hilfen (Festhalten am Fahrradsitz) zunehmend ausblendet. Gegen Ende der Geschichte wurde ein Angst provozierendes Element eingebaut: Das Mädchen schaut zurück, sieht niemanden, wird unsicher, verliert die Balance, stürzt und verletzt sich. Wie Zeig (1982) dem Autor persönlich mitteilt, soll so eine kontrollierte Provokation die „natürliche Desensibilisierung" erleichtern. Wie Edgette weiter berichtet, besorgten sich einige Mitglieder der Therapiegruppe nach einiger Zeit Fahrräder und bedruckten ein T-Shirt mit der Aufschrift: „The Agoraphobic Bike Club" (Edgette, a. a. O., S. 289).

Angeregt durch die Überlegungen zur „inneren Thematik" der Agoraphobien haben wir bei einem neunjährigen Schüler, dessen diagnostizierte Schulangst sich als Unfähigkeit herausstellte, allein eine Fußgängerzone zur Schule zu durchqueren, das Märchen von Hänsel und Gretel aufgegriffen und zum Teil mit individuellen Elementen angereichert. Sowohl die Passage, in der die Eltern zunehmend erfolgreicher versuchen, ihre Kinder loszuwerden, als auch die Rückkehr der Kinder, die (zumindest im Originaltext) mit Hilfe einer Ente (das Kuscheltier in Brückenfunktion) einen tiefen See überqueren, schien geeignet zu sein, die Trennungssituation aufzuarbeiten. Diese Themenbereiche waren der Ausgangspunkt für die Konstruktion individuell zugeschnittener Varianten von schrittweiser Trennung und Annäherung.

Auch bei konkreten, scheinbar zufälligen Auslösern von Ängsten und Phobien kann eine Zeitregression angebracht sein, um die Patienten in der Vorstellung mit der Ausgangssituation zu konfrontieren. Ein solches Vorgehen ist immer dann empfehlenswert, wenn zu vermuten steht, daß diese Auslösesituation als ungelöstes Problem für die gegenwärtige Konstruktion von Welt noch bedeutsam ist. Als Beispiel hierzu soll eine Falldarstellung von Crasilneck und Hall (1975) erwähnt werden, – auch weil hier eine „Bühnentechnik" zur distanzierten Verarbeitung des Traumas eingesetzt wird:

„Eine Schülerin kam zur Behandlung, weil sie eine durchgängige Angst vor Katzen und anderen Pelztieren hatte, für die es keine bewußte Erklärung in ihrer bisherigen Lebensgeschichte gab. In Hypnose, mit Hilfe einer Altersregressionstechnik, fanden wir heraus, daß die Furcht begonnen hatte, als sie sich in einem Nebengebäude der Farm, auf der sie ihre Kindheit verbrachte, befand. Sie hatte gerade masturbiert, in einem Gefühlsdurcheinander aus Erregung und Schuld, als sich die Tür langsam öffnete. Erschreckt und in Angst vor Entdeckung lief sie aus dem Nebengebäude und stolperte über die Hauskatze, die offensichtlich die Tür aufgestoßen hatte. Sie verletzte sich beim Fallen, schlug ihre Knie auf. Sie lief schreiend zu ihrem Haus, voller Scham, über das Ereignis zu berichten. Zunächst entwickelte sie eine Abneigung gegen Katzen, dann generalisierte die Furcht auf andere kleine Tiere. Nach einiger Zeit erinnerte sie nur noch die Furcht vor Tieren, die Ausgangssituation hatte sie offensichtlich vergessen.

In Hypnose, nachdem die ursprüngliche traumatische Situation aufgedeckt war, wurde das Mädchen gebeten, sich vorzustellen, sie sei der einzige Zuschauer in einem abgedunkelten Theater. Ein rotes Licht leuchtete auf, ein Summton war zu hören und sie sah, wie sich ein großer roter Vorhang hob. Ihr wurde suggeriert, daß sie auf der Bühne nun die ursprüngliche Situation sehen werde – das Nebengebäude, sie selbst, die Katze. Ihr wurde gesagt: ‚Jetzt wirst du sehen, was wirklich passierte, und du wirst das mit dem vergleichen, was du erinnerst.' Aus Sicht ihres gegenwärtigen, älteren Ich beobachtete sie die Szene ihrer Kindheit unter einem unvoreingenommenen, objektiveren Blickwinkel.

Nach Beendigung der Hypnosesitzung wurden die Ereignisse mit ihr diskutiert, indem betont wurde, daß ihre Schuld und Furcht in Zusammenhang mit der verbotenen Masturbation offenbar auf die Katze und dann auf andere ähnliche Tiere übertragen worden waren" (zit. nach Gardner a. Olness a. a. O., S. 110 f.).

Exkurs 2: Vom Nutzen entwicklungspsychologischer Kenntnisse in der Altersregression

Wir hatten darauf hingewiesen, daß zur Analyse und Planung von therapeutischen Interventionen Kenntnisse allgemeiner Entwicklung von Vorteil sind. Ein weiteres Argument soll hier noch angesprochen werden, wiewohl es aufgrund mangelnder Erforschung weitgehend Spekulation bleiben muß. Es gibt Hinweise darauf, daß die Sprache und das Setting in der Therapie eine Situation schaffen, in welcher Inhalte und Befindlichkeiten der Patienten sich diesen Bedingungen anpassen, mit anderen Worten: Auch der Therapeut konstruiert durch seine Vorgaben mit dem Patienten eine Welt, in der sich die Probleme und Konflikte „objektivieren".

Jeder von uns hat sicher die Erfahrung gemacht, daß Kinder und Erwachsene in der Therapie unsere Vorgaben und Angebote, in Bildern und Metaphern zu „visualisieren", aufgreifen und sich auf diese gemeinsame Sprache einlassen, ja häufig zunehmend eigenständige Bilder anbieten, die sich uns als vorbewußte Inhalte zu erkennen geben. In einer verhaltenstherapeutisch orientierten Therapiesituation werden demgegenüber möglicherweise konkretere Auslösebedingungen erinnert und diskutiert. Durch diese unterschiedliche Sichtweise, die ja vom Therapeuten vorgegeben wird, können ganz verschiedene Inhaltsbereiche erinnert und als bedeutsam herausgestellt werden.

Mehr noch, durch spezifische Sprachmuster – vor allem in der Altersregression – können Entwicklungsabschnitte „aufgesucht" werden, in denen solche Sprachelemente „entwicklungsbedingt" vorherrschten.

Diese Erkenntnis ist sicherlich nicht neu (vgl. auch die Überlegungen von Bandler und Grinder (1981) zur „Struktur der Magie").

Wie Kegan (a. a. O.) berichtet, hielt 1920 ein junger Schweizer Psychologe auf dem Internationalen Psychoanalytischen Kongreß in Wien im Beisein Freuds einen Vortrag, in dem er herausarbeitete, daß die spezifische psychoanalytische Technik der Assoziation, Phantasie und Vorstellung einer Art des Denkens entspricht, die bei Kindern zu einem Zeitabschnitt vorherrscht, den Freud die ödipale Phase nannte. Dies mache vielleicht verständlich, so die Argumentation des Psychologen, warum in der Psychoanalyse so häufig ödipale Themen auftauchen.

Der junge Schweizer Psychologe war Jean Piaget, und die Art des Denkens, von der er sprach und die er später dem vor-operativen Denken zuordnete, war ausgesprochen intuitiv, vorstellungsgebunden, phantasievoll, bildhaft, freischwebend, assoziierend. Meine Hypothese ist nun, daß entwicklungspsychologische Kenntnisse über Sprache und Denken uns davor bewahren können, in der Altersregression aufgrund unserer therapeutischen Vorgaben Zeitabschnitte auszuwählen, die zwar in die Konstruktion der Therapiewelt passen, für die Problemgenese aber irrelevant sein könnten.

Ein anderes Beispiel mag meine Hypothese stützen: Während eines Workshops wurde eine klassische Hypnose demonstriert, in welcher der Vorsatz der „Versuchsperson", sich nicht hypnotisieren zu lassen, massiv gebrochen wurde. In einer Altersregression erinnerte der Kollege dann eine Situation, in der seine Mutter ihm (ebenso) autoritär (wie der Hypnotiseur) ihren Willen aufzuzwingen versucht. Er realisierte nun erstmalig (!) und unter starker emotionaler Beteiligung, daß diese verwirrend indirekte Art der Kontrolle (die im übrigen den Strategien der Hypnoseinduktion entsprach) viel belastender war für die eigene Entwicklung als die „direkte" Autorität des Vaters.

Es soll hier nicht diskutiert werden, ob diese Erkenntnis für den beteiligten Kollegen von therapeutischem Nutzen war oder ob seine Erinnerung den tatsächlichen Erfahrungen seiner Kindheit entsprach. Wichtig ist mir, herauszustellen, daß auch hier die Methode – die spezifische Sprache einer klassischen Hypnose – bestimmte Inhalte und Zeitabschnitte aktivierte, die dann als zentrale Bedingungen des Problems hätten weiter verfolgt werden können, – obwohl sie für die aktuelle Problemsicht möglicherweise irrelevant gewesen wären.

Vielleicht können uns entwicklungspsychologische Kenntnisse und eine kritische Methodendistanz davor bewahren, vorschnell solch irrelevante Informationen in den Vordergrund der Therapieplanung zu stellen. Und dennoch, da wir aufgrund unseres Wissenschaftsverständnisses eine „unbefleckte Erkenntnis" als unmöglich ansehen, sind solche Schutzvorkehrungen naturgemäß nur relativ.

Zeitprojektion

Diese ursprünglich von Beck (1967) und Lazarus (1968) entwickelte Methode dient dazu, die von den Patienten phantasierten Befürchtungen in die nähere oder weitere Zukunft zu projizieren. So berichtet Beck (1981) über einen 30jährigen Patienten, der sich sehr über die bevorstehende geringfügige Operation seines an einem Bruch leidenden neugeborenen Kindes ängstigte. Er wurde gebeten, sich sein Kind in sechs Monaten vorzustellen. Der Mann hatte die folgende Phantasie:

„Das Baby sitzt in der Familie. Es hat einen Verband um die Leiste, aber ansonsten sieht es gut aus. Gelegentlich scheint es einen Schmerzstich zu haben." Die Phantasie sechs Jahre nach der

Operation lautete: „Das Kind ist jetzt absolut gesund, und ich kann sehen, wie es mit anderen Kindern spielt." Diese Phantasie wurde vertieft und beinhaltete eine Relativierung der Befürchtungen des Patienten. Beck berichtet, daß hierdurch die Angst abgebaut wurde (Beck 1981, S. 68).

Vor allem bei Ängsten vor kurzfristig unangenehmen Situationen (Zahnarztbesuch, Sprechsituationen) kann dieses Verfahren eingesetzt werden. Es empfiehlt sich aber auch bei Kindern, die aufgrund von Versagenserlebnissen schon resigniert zu haben scheinen (z. B. bei „erlernter Hilflosigkeit"), wenn hier gelenkt „Zukunftsperspektiven" in die Zeitprojektionen eingebaut werden können.

Vor einiger Zeit wurde mir ein achtjähriges (!) Mädchen vorgestellt, das nicht nur aufgrund ihrer ersten Erfahrungen mit der Multiplikation, sondern auch aufgrund einer Bemerkung ihres Klassenlehrers der Überzeugung war, daß Mathematik ihr nicht liege und Mädchen sowieso mehr Schwierigkeiten im Kopfrechnen hätten. Über eine Geschichte von Pippi Langstrumpf, einer von ihr geschätzten Heldin, wurden in der Vorstellung Abenteuer entwickelt, in denen beide aufgrund ihrer Rechenkünste Abenteuer mit Piraten (sie können den Fundort des Schatzes schneller berechnen) erfolgreich bestehen. Aus der Geschichte heraus wurden nun in einer Zeitprojektion Vorstellungen darüber entwickelt, wie sie nach ihren Abenteuern als überlegenes Mädchen in ihre Klasse zurückkehrt, nachdem sie heimlich noch ein bißchen geübt hat, und den meisten Jungen etwas im Kopfrechnen vormacht. Ebenfalls als Zeitprojektion stellte sie sich in ihrem erträumten Beruf als Tierpflegerin vor, wobei sie spielend und selbstverständlich die richtigen Fütterungsmengen der ihr anvertrauten Affenbabys berechnete.

Wesentlich bei dieser Art Zeitprojektion ist, daß hier nicht so sehr die gedankliche und schrittweise Auseinandersetzung mit künftigen bedrohlichen Situationen im Vordergrund steht, wie etwa bei der „Desensibilisierung" oder „Streßimmunisierung", sondern daß hier die Erfahrung vermittelt werden soll, daß sich eine Bewältigung der jetzt noch als unüberwindbar angesehenen Schwierigkeiten von alleine – als natürliche Konsequenz weiteren Wachstums und weiterer Übung – einstellen wird, über die man sich also keine Sorgen zu machen braucht bzw. vor denen man nicht resignieren muß. Eine Kombination der verschiedenen Verfahren (zum Beispiel Streßimmunisierung und Zeitprogression) kann jedoch nach Lage der Dinge empfehlenswert sein.

Ein ähnliches Verfahren schlagen Gardner und Olness (a. a. O., S. 113) im Umgang mit nächtlichen Alpträumen vor. Die Kinder erfahren zunächst das sichere, beruhigende Gefühl einer Entspannung. Ist ein konkreter Auslöser bekannt, soll sich das Kind unter Hypnose daran erinnern und sich dann vorstellen, daß es jetzt älter und sicherer ist und erfolgreich mit dem Problem umgehen kann. Die Vorstellung des Älter- und Kompetenter-Seins ist also eine „Zeitprojektion", das Erleben erfolgreicher Angstbewältigung *(mastery)* ein weiteres Element dieser Strategie.

Auch wenn, wie wir weiter oben angedeutet haben, viele Alpträume eher innere (entwicklungstypische) Konflikte als konkrete Auslösebedingungen widerspiegeln, empfiehlt sich das geschilderte Vorgehen, wenn das Kind in der Tiefenentspannung über gelenkte Vorstellungen die Möglichkeit erhält, sich in seinen Träumen als erfolgreich und nicht als Opfer zu erleben. Wie Gardner (1978) berichtet, „macht Kindern diese Herausforderung Spaß, und ihre Alpträume verschwinden im allgemeinen nach ein oder zwei Sitzungen Hypnotherapie" (zit. nach Gardner a. Olness, a. a. O.).

Wir haben die Erfahrung gemacht, daß bei jüngeren Kindern, die ihre psychische Sicherheit durch Kuscheltiere oder ähnliches stabilisieren können, diese „Übergangsobjekte" in die Vorstellungen und in die konkrete Einschlafsituation eingeführt werden sollten, um dort als „kleine Helfer" zu fungieren. Kürzlich gab die neun Jahre alte Schwester einem fünfjährigen Mädchen den Tip aus ihrer eigenen Praxis: Sie solle beim Einschlafen oder wenn sie nach bedrohlichen Träumen aufwache, sich mit ihrem Kissen fest gegen die Wand legen, die Unholde würden dann durch die Wand verschwinden und dahinter gefangen bleiben.

Reframing und Änderung der Situationsinterpretation

Nicht bei allen Ängsten und Phobien ist es jedoch nötig oder angebracht, eine zugrundeliegende Dynamik als Ausgangspunkt der subjektiven Konstruktion von Welt zu analysieren. Viele übermäßigen Ängste folgen dem behavioristischen Paradigma einer „zufälligen Konditionierung". Hier ist nicht so sehr die entwicklungstypische Bedingung der Selbstentwicklung als vielmehr die (sicherlich davon nicht ganz unabhängige) subjektive Situationswahrnehmung und -verarbeitung von Bedeutung, wie wir sie bei der Studentin mit Sprechangst etwa kennengelernt haben. Diese individuelle Art der Informationsverarbeitung, die naturgemäß auch nicht frei von Entwicklungsbesonderheiten ist, wird eine wichtige Ausgangsbasis der Therapieplanung sein.

Kürzlich wurde mir ein achtjähriger Junge vorgestellt, der eine panische Angst vor einem Zahnarztbesuch entwickelt hatte, bei dem ihm eine Zahnspange angepaßt werden sollte. Er weigerte sich, den Zahnarzt aufzusuchen, indem er schreiend in sein Zimmer lief und sich nur unter Geschrei hätte forttragen lassen. Dies verwunderte die Eltern um so mehr, als bisher keine entsprechenden Ängste, auch nicht bei dem ersten Zahnarzttermin, aufgetreten waren und der Junge sich zuvor ohne Widerstreben mit der Behandlung einverstanden erklärt hatte.

Auch bei mir war der Junge zuerst sehr aufgeregt, und erst als er mit verschiedenen Stofftieren spielen konnte und wir nicht auf die Zahnspange zu sprechen kamen, wurde er ruhiger und erzählte mir, daß er so einen Gorilla, King Kong, schon mal auf Video gesehen habe. Ich bat ihn, mir die Geschichte zu erzählen. Die Art und Weise wie er berichtete, zeigte mir, daß er eine distanzierte Fernsehinterpretation anbot, das heißt, er imaginierte weniger die Geschichte als „sich vor dem Fernsehapparat". Ich bat ihn, mir eine Geschichte zu erzählen, in der eine Zahnspange vorkomme, und er berichtete mir von dem Videofilm „Poltergeist", in dem die Titelfigur Kinder mit ihren Zahnspangen an die Steckdose „anschließt" und zu töten versucht. (Wie nachfolgende Recherchen ergaben, war dies tatsächlich eine Sequenz dieses Horrorfilms.)

Da mir in den Gesprächen mit dem Jungen deutlich wurde, daß er einen wesentlichen Teil seiner Welt via Fernseherleben konstruierte und seine Erfahrungen mit dem Poltergeist den Zahnarztbesuch riskant erscheinen ließen, versuchte ich, in seine Art der Informationsverarbeitung einzusteigen. Ich bat ihn, sich vorzustellen, er sitze vor dem Fernsehapparat. Bei jüngeren Kindern, die noch äußere Anregungen zur Tranceinduktion benötigen (siehe hierzu den abschließenden Beitrag in diesem Band), habe ich es als hilfreich erlebt, wenn man sie auffordert, zunächst genau die Situation zu schildern und so in eine innere Visualisation einzusteigen, zum Beispiel:

„Wo steht denn euer Fernsehapparat? Was ist denn noch in dem Zimmer? Wo sitzt du denn? Habt ihr eine Fernbedienung? Was hast du denn an, bist du schon im Schlafanzug? Ist der Film in Farbe? Welche Personen siehst du denn gerade? Was hat denn der Junge an? Drück mal auf die Fernbedienung. Was siehst du jetzt? Willst du zurück zu dem anderen Film?"

Im vorliegenden Fall war meine Intention, dem Jungen in der Imagination die Art von Kontrolle über seine Bedrohungen zu geben, die seinem offensichtlich intensiven Fernsehkonsum entsprach. Es gibt eine Szene in dem Film *Willkommen Mr. Chance,* in der Peter Sellers nach Jahren ausschließlichen Fernseherlebens sein Haus verlassen muß und auf der Straße eine Gruppe aggressiver Jugendlicher mittels Fernbedienung weg„zappen" will. Ebenso sollte sich der Junge vorstellen, daß er bei allen bedrohlichen Filmsequenzen auf einen harmloseren Kanal umschalten kann:

„Und es ist so ein schönes Gefühl zu wissen, daß der Poltergeist mir nichts anhaben kann. Ich stelle ihm ein Bein, er dreht sich um, will auf mich los ... zapp! ... Da sind wir im Tierfilm, ... und wie der mich auch sucht in den anderen Zimmern ... zapp! ... Jetzt sehe ich ihn im Nebenzimmer und rufe ihn, er will wieder auf mich los ... zapp! ... Schon bin ich wieder bei den Zebras ..."

Die Fernbedienung schien mir bei der Weltsicht des Jungen eine angemessene Metapher für die Kontrolle angstauslösender Situationen zu sein, und ich beschloß, diese zunächst auch als „living metaphor" (vgl. die anderen Beiträge von Wirl und Holtz in diesem Band) einzusetzen. Neben den Stofftieren stehen in meinem Spiel- und Behandlungsraum auch verschiedene Steine unterschiedlicher Qualität zur Verfügung, und ich bot dem Jungen einen an, der von der Form her die Funktion einer Fernbedienung übernehmen konnte.

In der nächsten Imaginationssitzung bat ich den Jungen, diese „Fernbedienung" in die Hosentasche zu stecken, die Hand daran zu lassen und den Poltergeist weiter zu foppen. In der Vorstellung waren wir beim Zahnarzt, der Junge erhielt eine Zahnspange, der Poltergeist konnte nicht auftreten, da er gar nicht erst eingeschaltet wurde. Sollte er sich doch durch die Tür hereinmogeln ... zapp! ... Die Bedrohung war ausgeschaltet. Dieses Spiel wurde fortgesetzt, der Zahnarzt fertigte eine Spange an, die, zudem aus Kunststoff, nicht in die Steckdose gesteckt werden konnte. In weitergehenden Gefahrensituationen generalisierte der Stein (als Fernbedienung) zu einem wirksamen Kontrollinstrument in bedrohlichen Situationen.

Der Zahnarztbesuch „in vivo" gestaltete sich unproblematisch, da der Junge seinen Stein bei sich hatte und noch am selben Tag die Erfahrung machte, daß er mit ihm wirksam Bedrohungen in seiner

Umwelt kontrollieren konnte. In nachfolgenden Sitzungen wurde die Bedeutung des Steines als Fernbedienung zunehmend ausgeblendet, und er übernahm die Funktion eines Talismans, der, wenn man ihn in der Tasche fest mit der Hand umschließt, mutiger und selbstbewußter in unangenehmen Situationen macht. Auch hierzu wurden Phantasiegeschichten angeboten.

Die Bedeutung des Fernsehens in der Genese und Modifikation ängstlichen Verhaltens wird auch im folgenden Fall deutlich:

1972 wurde mir im Rahmen einer Stottertherapie, die ich unter verhaltenstherapeutischen Gesichtspunkten durchführte, ein Junge vorgestellt, dessen Symptome sich im Laufe der Behandlung besserten, der jedoch zunehmend mehr Tics und körperliche Verspannungen aufwies. Ich begann schon wieder an Symptomverschiebung zu glauben, als mir die Mutter beiläufig von einem Besuch bei einer Nervenärztin erzählte, die dem Jungen seit einigen Wochen ein Beruhigungsmittel verabreichen würde. Nachfragen ergaben, daß es sich bei dem Medikament um das damals noch nicht so bekannte Neuroleptikum Haloperidol (jetzt Haldol) handelte. Ich bat die Mutter, das Mittel zumindest während der Behandlung abzusetzen. In der Folgezeit nahm das Stottern wieder massiv zu, und die Mutter berichtete über das Wiederauftreten von sozialer Angst (exzessive Schüchternheit und Trennungsangst) bei ihrem Jungen.

Ich entschloß mich, die sozialen Ängste mit Hilfe emotiver Gegenvorstellungen nach Wolpe und Lazarus (s. o.) anzugehen, und befragte den Jungen nach seinen Lieblingsaktivitäten, Vorbildern und Wünschen. Er berichtete mir von seiner Vorliebe für Abenteuer im Fernsehen und fragte mich, ob ich schon mal die Serie „Immer wenn er Pillen nahm …“ gesehen habe. Ich schaute mir daraufhin eine Folge dieser Sendereihe an und fand folgende Grundthematik vor: Der amerikanische Geheimdienst hat eine Geheimpille entwickelt, welche die Kräfte eines Supermanns verleihen kann. Sie wirkt aber nur bei *einer* Person, dem schmächtigen, schüchternen, stotternden (!) Tankwart Stanley Beamish, der dann, unter Einfluß der Pille, zu den gefährlichsten Abenteuern herangezogen werden kann und diese erfolgreich abschließt. Es versteht sich, daß der Tankwart unter Medikamenteneinfluß fehlerfrei spricht und sein schüchternes, linkisches Verhalten ablegt.

Wir verabredeten zunächst, dem Jungen mit dem notwendigen Ernst Placebos zu verabreichen und stellten fest, daß das Stottern und die Schüchternheit nachließen. Da es nicht unser Ziel sein konnte, ihn auf die Medikamente zu fixieren, entwickelte ich in der Folgezeit in tiefer Entspannung mit ihm Vorstellungen, in denen die genannte Grundthematik variiert wurde.

So sollte er sich beispielsweise vorstellen, daß der Geheimdienst weitere Hilfen entwickelt, da die Pille, wie in einigen Sendungen auch zu sehen war, oft zum falschen – dramaturgisch zwar geschickten – Zeitpunkt ihre Wirkung verlor. Eines dieser Hilfsmittel war eine der neuen Digitaluhren, bei denen man – so unsere Geschichte – in einer bestimmten Weise drücken mußte, um ausreichend Energie zum Bestehen von Abenteuern zu erhalten. Man konnte zwar nicht mehr fliegen wie bei der Pille, dafür konnte man die Uhr aber immer bei sich tragen, ohne daß die Wirkung nachließ – und man konnte fehlerfrei sprechen, wenn man mit der rechten Hand die Uhr am linken Handgelenk umspannte.

In der Folgezeit entwickelten wir in den Entspannungssitzungen Abenteuergeschichten, die konkrete Problemsituationen (Sprechen, allein zu Freunden gehen usw.) aufgriffen. Hierbei wurden im Sinne der systematischen Desensibilisierung die angstauslösenden Bedingungen schrittweise eingeführt, zum Beispiel (Thema: Angst, allein in einen dunklen Raum zu gehen): Du sitzt mit deinen Eltern beim Abendessen, da empfängst du über deine Uhr das Signal, daß der Geheimdienst dich sprechen möchte. Du hast einen Treffpunkt in der dunklen Küche ausgemacht, deine Eltern dürfen von dem Treff aber nichts erfahren. Du sagst Ihnen, daß du etwas zu trinken aus der Küche holen willst, machst auf dem Flur das Licht an und öffnest leicht die Küchentür, so daß gerade genug Licht in die Küche fällt, daß Du dich gut orientieren kannst ...“

Parallel zu den Entspannungsgeschichten wurde für eine In-vivo-Kontrolle eine einfache Digitaluhr angeschafft, die für konkrete Situationen, vor allem zum störungsfreien Sprechen, eingesetzt werden sollte. Ein Transfer auf bisher Angst auslösende Situationen gelang überraschend gut. Zwar übernahm die Krankenkasse naturgemäß nicht die Anschaffung der damals noch recht teuren Uhr, nach heutigen Maßstäben dürfte der Anschaffungspreis die geplante Selbstbeteiligung bei Medikamenten jedoch erheblich unterschreiten.

In den beiden diskutierten Fallbeispielen sind zwei Aspekte erwähnenswert. Zum einen zeigt sich in ihnen der möglicherweise zunehmende Einfluß visueller Medien (des Fernsehens) auf die Konstruktion unserer Welt und die damit verbundene Phantasietätigkeit in der Genese auch unangemessener Situationsinterpreta-tionen. Dies macht deutlich, daß wir uns in der Planung von therapierelevanten Phantasieinhalten nicht mehr von vorneherein auf auditiv literarische Vorlagen und Situationsdeutungen wie Märchen, Geschichten und verbal vermittelte Metaphern verlassen sollten (vgl. hierzu die Beiträge von Wirl und Holtz in diesem Band).

Zum anderen wurde deutlich, daß ein wesentliches Element der Auseinandersetzung mit Ängsten und Phobien der Versuch ist, den Patienten (Heranwachsenden oder Erwachsenen) eine eigenständige Kontrolle über ihre Symptome zu ermöglichen. Interessant ist, daß – im Sinne unserer Eingangsüberlegungen – viele Kinder bereits vor jeder therapeutischen Intervention Versuche unternehmen, ihre „Fassung" wiederzuerlangen, eigenständig ihren Bezugsrahmen mit ihrer Situationswahrnehmung in Einklang zu bringen. Hier sind entwicklungstypische Besonderheiten dieser Eigeninitiativen zu beachten (Kuscheltiere, Rückzug in Phantasietätigkeiten, Orientierung an Idolen und Helden usw.), die bei nötiger Kenntnis und Sensibilisierung vom Therapeuten aufgegriffen werden sollten.

Als ich anläßlich eines Workshops die Janosch-Geschichte von „Hannes Strohkopp" vorstellte, die sich meines Erachtens hervorragend zur Modifikation von Selbstunsicherheit und Schulängsten eignet (und die für „fernsehorientierte" Kinder auch als Zeichentrickgeschichte vorliegt), berichtete eine Kollegin, daß ein schulängstliches Kind sie gefragt habe, ob sie diese Geschichte kenne und ob man sie nicht mal besprechen könne. Die therapeutischen Elemente, die Janosch über den Aufbau der Geschichte und über sprachliche Wendungen anbietet, sind für einen Anhänger Ericksonscher Vorgehensweisen in der Tat beeindruckend.

Im übrigen ist das Prinzip, Kontrolle über die eigenen Symptome zu erlangen, ja ein Grundelement in den Fallberichten Ericksons. Nicht nur in trancebegleitenden Geschichten, auch in „lebenden Metaphern" und Handlungsverschreibungen wird eine solche Strategie deutlich. Symptomverschreibungen („Jetzt zeig mir mal, was ich für ein Gesicht machen muß, damit die Leute auch sehen, wenn ich Angst vor einer Katze habe") und paradoxe Interventionen („Jetzt fahren wir beide ins Tierheim. Wer am meisten von uns beiden schwitzt und zittert, wenn wir Katzen streicheln, hat gewonnen") dienen dazu, den Patienten zu vermitteln, daß man lernen kann, mit den Problemen und Symptomen bewußt umzugehen.

Es gibt allerdings Fälle, in denen Ängste auf der unangemessenen Annahme beruhen, daß es lebensnotwendig sei, jederzeit alle Bedingungen des Lebens kontrollieren zu können (wie es auch Menschen gibt, die es für bedrohlich halten, wenn man sich keine Sorgen macht). Diese Denkmuster betreffen allerdings eher ältere Kinder, die bereits internalisiert haben, daß es eine Katastrophe sei, wenn man Fehler macht, und daß man von daher (zwanghafte) Vorkehrungen treffen müsse, um stets Herr der Situation zu bleiben. In solchen Fällen ist unter anderem die orientalische Geschichte vom „Tod in Damaskus" hilfreich, in der ebenfalls deutlich wird, daß eine übergroße Besorgnis eher hinderlich sein kann:

Ein Diener kam zu seinem Herrn und bat ihn um eines seiner Pferde, um nach Damaskus zu reiten. „Warum willst du denn unbedingt dorthin", fragte der Herr. „Ach", antwortete der Diener, „eben habe ich in deinem Hause den Tod getroffen, und er hat mir Furcht eingejagt. Bei Sonnenuntergang muß ich zu Hause in Damaskus sein." Der Herr gab ihm das Pferd, ging ins Haus zurück und traf dort den Tod. „Warum hast du meinen Diener so erschreckt?", fragte er wütend. Der Tod entgegnete: „Ich habe ihm keinen Schrecken einjagen wollen. Ich war nur überrascht, ihn hier zu sehen, weil ich ihn erst heute abend in Damaskus treffen soll."

Schlußbemerkung

Der Überblick über mögliche hypnotherapeutische Strategien bei Ängsten und Phobien enthält so gut wie keine Darstellungen der Fälle Ericksons. Es kam mir vor allem darauf an, einige der von ihm geforderten Grundprinzipien an den Ansätzen verschiedener Therapeuten zu demonstrieren. Es sollte deutlich werden, daß

- Tranceinduktionen, die zu Imaginationen angstbesetzter Situationen und deren erfolgreicher Veränderung führen, auch und gerade bei jüngeren Kindern hilfreich sind;
- Kombinationen aus Desensibilisierungsverfahren und Imaginationen dann wirksam sein können, wenn diese auf die jeweilige Weltsicht der Patienten zugeschnitten sind, und daß schließlich
- in der Analyse und Planung entwicklungspsychologische Kenntnisse als theoretische Leitlinien von Nutzen sein können.

Diese Kenntnisse betreffen sowohl die altersspezifische Art der Induktionsverfahren, die Verwendung alterstypischer Inhalte, vor allem aber – als Voraussetzung einer angemessenen Planung – die Interpretation der jeweiligen psychodynamischen Bedingungen. Sie können Hinweise darauf geben, wie Heranwachsende ihre Welt konstruieren und welche Funktion die jeweiligen Symptome im Rahmen dieser Konstruktion haben. Der Therapeut sollte sich sensibilisieren, diese Bedingungen aus der Sicht des Heranwachsenden wahrzunehmen, und aufgrund seiner Kenntnis therapeutischer Strategien und Entwicklungsprozesse diese gemeinsam mit dem Patienten zu beeinflussen suchen. Das notwendige Wissen wird ihn, wie die Fallbeispiele zeigen, in die Lage versetzen, eine dem jeweiligen Fall angemessene Kreativität zu entwickeln. Dies ist ein wesentlicher Aspekt therapeutischen Handelns, den wir von M. H. Erickson lernen können. In einem von Rossi veröffentlichten Aufsatz schreibt er:

„Über den Schaden, der durch die Anwendung von Hypnose in Situationen akuter emotionaler Belastungen und Störungen ohne ausreichende Kenntnis der bisherigen Erfahrungen und der Persönlichkeitsstruktur des Patienten entstehen könnte, sind alarmierende Erklärungen abgegeben worden. Für den Verfasser deuten solche alarmierenden Erklärungen nur auf einen Mangel an Wissen und ein Gefühl persönlicher Unsicherheit angesichts akuter Belastungssituationen bei anderen hin" (Erickson u. Rossi 1981, S. 407).

Das RMI-Konzept (Relaxation Mental Imagery)

Hypnosetherapie bei der Behandlung kindlicher Verhaltensstörungen – dargestellt am Beispiel Enuresis

Siegfried Mrochen

Vorbemerkung

Die Integration von Hypnose in die medizinische und psychotherapeutische Behandlung von Kindern wird – entwicklungspsychologisch – unter anderem damit begründet, daß diese über natürliche altersgemäße Vorstellungskräfte sowie eine hohe Suggestibilität verfügen (vgl. Mrochen 1990 a) und – methodisch – daß die durch Hypnose entfalteten Prozesse sich gut dazu eignen, Selbstregulationsmechanismen des Kindes zu fördern (vgl. Kohen et al. 1990). Da die meisten Symptomgruppen und Klienten sich nach einem relativ einheitlichen Schema behandeln lassen, dessen Variationen sich entweder aus der spezifischen Problematik des Kindes oder gewissen Persönlichkeitsunterschieden der Therapeuten ergeben, ist es gerechtfertigt, von einem Konzept des Relaxation Mental Imagery (RMI) zu sprechen. Dieses Konzept beinhaltet sowohl Elemente der Verhaltenstherapie, der Hypnose resp. Selbsthypnose und des Kliententrainings. Die Behandlung selbst enthält in der Regel folgende Elemente:

Kinderärztliche Untersuchung

Die jungen Patienten werden je nach Störung pädiatrisch bzw. kinderneurologisch abgeklärt, wobei sich durch die Erhebung der Vorgeschichte in den meisten Fällen oft schon konkrete Hinweise auf medizinisch relevante Umstände ergeben. Beim hier gewählten Beispiel „Bettnässer“ ist dies nur selten der Fall.

Interview mit Kindern und Eltern zur Klärung der Motivation

Das Kind berichtet dem Arzt/Psychologen über das Problem und seine eigene Motivation, es zu lösen. Eine wichtige „zirkuläre" Frage in diesem Zusammenhang lautet: Wer wird sich am meisten darüber freuen, wenn du es geschafft haben wirst, dein Problem zu lösen, wer an zweiter, dritter (usw.) Stelle? Was wird sich ändern?

Informationen an Kind und Eltern

Kind und Eltern erhalten „statistische" Informationen zum Problem; eine gängige einleitende Frage ist „Was glaubst du/was glauben Sie, wie viele Menschen zwischen 6 und 20 Jahren in unserem Lande Bettnässer sind?" (In der BRD sind dies zwischen zwei und drei Millionen). Die Antworten sowohl der Kinder als auch der Erwachsenen weichen erfahrungsgemäß erheblich vom bekannten Zahlenmaterial ab. Dies liegt immer deutlich über den Schätzungen der betroffenen Eltern und Kinder, und es trägt offenbar dazu bei, das individuell als schwerwiegend erlebte Problem zu relativieren und die Familie zu entlasten.

Das Kind bekommt umfassende und verständliche sachliche Informationen über sein Problem. Im Falle des Bettnässens sind dies Informationen über den Zusammenhang von Nahrungsaufnahme – insbesondere das Trinken –, Verdauungs- und Nierenfunktionen, die Blase, den Schließmuskel und die Aufgaben des Gehirns als Steuerungszentrum. Diese Informationen werden während des ersten Gesprächs geduldig und kindgemäß aufbereitet und solange wiederholt gegeben und vom Kind abgefragt, bis deutlich wird, daß das Kind in groben Zügen versteht, was zwischen der Nahrungsaufnahme bzw. der Getränkeaufnahme durch den Mund, dem Füllen der Blase und der Arbeit des Schließmuskels bei ihm selbst für ein Zusammenhang besteht.

Bildung von Analogien

Je nach Verständnismöglichkeit des Kindes werden immer wieder Analogien gebildet zu Tätigkeiten mit willkürlicher und unwillkürlicher Muskelkontrolle beim Radfahren, Skifahren, Fußballspielen usw. und der Tatsache, daß unser Gehirn bzw. unser Nervensystem bei all diesen Kontroll- und Ausführungsfunktionen maßgeblich mitwirkt. Formelhaft fließt dieser Zusammenhang immer wieder in die Sätze ein: „Dein Gehirn ist der Chef deiner Blase, und du bist der Chef deines Gehirns" und „Halte das Tor geschlossen!".

Solche Sätze werden als Suggestionen in die spätere Hypnose be-ziehungsweise Selbsthypnosesequenz übernommen.

Visuelle Informationen

Zur visuellen Absicherung der Imaginationsprozesse werden entweder vorgefertigte oder vom jeweiligen Therapeuten in den Sitzungen angefertigte Schemazeichnungen herangezogen, aus der die obengenannten Zusammenhänge deutlich hervorgehen. Manche Therapeuten animierten die Kinder später dazu, diese Schemazeichnungen selbständig zu reproduzieren.

Suche nach Ressourcen

Zu den qualitativ hochwertigen Informationen, die im Rahmen einer Hypnosearbeit mit Kindern besonders wichtig sind, gehören die sorgfältig erhobenen Ressourcen der jungen Patienten. Dies können sehr unterschiedliche Hinweise auf Lieblingstätigkeiten, wie Lesen oder Spielen, und andere besondere Vorlieben, etwa für Musik, Reisen, Essen, Fernsehen, und sportliche Aktivitäten sein. Es gilt, das in Erfahrung zu bringen, was das Kind gerne tut, über was es sicher oder doch einigermaßen sicher verfügt und was letztlich als Hebel zur Erreichung des Therapieziels genutzt werden kann.

Ressourcen in etwas anderem Zusammenhang sind dann gegeben, wenn der Therapeut überhaupt möglichst viel über das Kind erfährt, über das, womit es sich gedanklich und konkret beschäftigt, die Art, wie es Beziehungen aufnimmt, wie es mit seinen Ängsten umgeht, wie es sich Mut macht, welche Bewältigungsstrategien es hat. Der Therapeut sollte sich so ein möglichst genaues Bild über das innere Weltmodell seines Klienten machen können.

Organisation der Selbständigkeit

Dieser Teil des Gespräches beleuchtet den Ablauf des Problems und seiner Lösung zu Hause: Wer beseitigt z. B. die Folgen des nächtlichen Bettnässens, zieht das Bett ab usw.? Auch hier läuft es in der Tendenz darauf hinaus, daß das Kind möglichst viele dieser anfallenden Arbeiten, die im Zusammenhang mit seinem nächtlichen Bettnässen stehen, selbständig erledigt.

Kalender und „Ruler“

Weitere – in der Verhaltenstherapie gut bekannte – Instrumente zur Stimulation der Selbstregulation sind Kalender und „Ruler“. Der Kalender ist ein Blatt mit einer Wochen- bzw. Monatseinteilung (bei älteren Kindern). Das Kind bekommt die Aufgabe, möglichst jeden Tag den Erfolg bzw. Mißerfolg im Kalender zu vermerken. Je nach Symptomatik werden die einzelnen Tage nach Bedarf in Vor- und Nachmittag, Tag und Nacht eingeteilt.

Der „Ruler“ dient dazu, den Erfolg bzw. den „Mißerfolg“ individuell zu differenzieren. Erfahrungsgemäß bestehen im Bewußtsein der Familien bzw. der betroffenen Kinder vor der Behandlung oft die Alternativen „naß“ oder „trocken“, also Mißerfolg oder Erfolg; so wird jetzt unterschieden zwischen z. B. „Überschwemmung“, „patschnaß“, „feucht“, „ein paar Tröpfchen“ oder „trocken“, je nach Alter und Zahlen, Symbolen oder Aufklebern, die mit dem Therapeuten vereinbart werden. Dieser Ruler verändert ganz offensichtlich die Selbstbewertung und damit die Motivation zur Überwindung des Symptoms. Ich habe es in der Praxis häufiger erlebt, daß eine Mutter vom „Versagen“ sprach, während das Kind sehr differenziert nachwies, daß es in der Woche zum Beispiel fünfmal „trocken“, einmal „feucht“ war und einmal „einen Tropfen“ im Bett hatte.

Übungen zur Selbsthypnose

Hierbei handelt es sich um den eigentlichen Hypnoseteil. Unter den Begriffen „Relaxation“ und „mentale Imagination“ – also Entspannung und bildhafte Vorstellungen – wird folgendes gemacht: Die kindgemäßen Informationen über die physiologischen Vorgänge im Körper werden auf dem Vehikel der erfragten kindlichen Ressourcen mit der Motivation verbunden, (im Falle des Bettnässens) jeden Morgen in einem trockenen, warmen Bett aufzuwachen.

Nach einer altersgemäßen Tranceinduktion wird das Kind aufgefordert,

- eine sinnliche Vorstellung von einer Ressource zu entwickeln, das heißt
- sich an einen bevorzugten Ort und / oder
- in eine favorisierte Tätigkeit hineinzuversetzen,
- sich innerhalb dieser Vorstellung zu entspannen und

- diese Bilder und Körpergefühle dann zu verbinden mit dem Vorhaben,
- bei einer vollen Blase den Schließmuskel geschlossen zu halten, rechtzeitig aufzuwachen und zur Toilette zu gehen,
- wieder zu schlafen und am nächsten Morgen in einem warmen, trockenen Bett aufzuwachen.
- Darüber hinaus enthält dieser Teil ebenfalls Suggestionen zum regelmäßigen, selbständigen Praktizieren dieses Selbsthypnosetrainings.

Nach meiner Erfahrung laufen diese Hypnoseteile durchaus unterschiedlich ab – manche Kinder bevorzugen (auf Anfrage) Musikbegleitung, akzeptieren zur Gedächtnisstütze die angebotene Kassettenaufnahme ihrer Behandlungsstunde, brauchen bestimmte Hilfen, wie Münzen, Smileys und anderes, um in einen entspannten Zustand zu gelangen. Die Geschicklichkeit des Therapeuten, individuell und kindgemäß das spezielle Aufmerksamkeits- und Ressourcenpotential des Kindes zu erfassen, spielt selbstverständlich ebenfalls eine Rolle. Zu Hause sollen die betroffenen Kinder an einem ungestörten Ort *allein* zwei bis dreimal täglich ihre Selbsthypnoseübungen praktizieren (mit und ohne Kassette). Es ist wichtig, daß die übrigen Mitglieder der Familie, also auch Geschwister, diesen Teil respektieren.

Veränderungen im Eltern-Symptom-Kind-Verhältnis

Die Eltern werden aufgefordert, sich absolut nicht mehr um die Bemühungen des Kindes, mit seinem Problem fertigzuwerden, zu kümmern. Die Erfahrungen vorliegender Untersuchungen belegen: Ein Erfolg wird um so greifbarer, je besser es den Eltern gelingt, sich herauszuhalten. An dieser Stelle scheint auch der kritische Punkt in dem Sinne zu sein, daß es gelingt, die Eltern-Kind-Kommunikation in Verständnis eines „pattern break" zu verändern. Überhaupt muß betont werden, daß auf die sogenannten psychodynamischen beziehungsweise systemischen Aspekte in diesem Setting wenig Rücksicht genommen wird. Sie werden sogar bewußt ignoriert. Es gibt keine expliziten Interventionen, die versuchen, über das Genannte hinaus die Eltern-Kind-Beziehung in irgendeiner Weise zu beeinflussen. Indem der Therapeut freundlich, aber betont sachlich mit dem vorgestellten Problem und den beteiligten Personen umgeht, wirkt diese Versachlichung tatsächlich auch entlastend in die Familie hinein. Familientherapeutische Interventionen werden erst dann angeboten, wenn nachhaltig deutlich wird, daß „Sabotageversuche“ innerhalb der Familie erfolgreicher sind als die geschilderten Interventionen.

Untersuchungen

Karen Olness berichtet in der Zeitschrift *Clinical Pediatrics* im März 1975 von einer Untersuchung aus den problematischen Außenbezirken Washingtons, in der 40 Kinder – 20 Jungen und 20 Mädchen – erfaßt und mit Hypnose bzw. einem Selbsthypnosetraining im Sinne des RMI behandelt worden waren. 31 von ihnen haben nach ein bis zwei Therapiekontakten und einer kontrollierten Folgezeit von sechs und achtundzwanzig Monaten einen „exzellenten“ Erfolg erreicht. Sechs von ihnen hatten einen „guten“ Erfolg, drei Kinder waren nicht erfolgreich (Olness 1975). „Exzellent“ heißt ein nasses Bett (und weniger) pro Monat; „gut“ bedeutet ein (oder weniger) nasses Bett pro Woche.

Auch in einer anderen, neun Jahre jüngeren Untersuchung, in der 257 Enuresispatienten erfaßt und mit Hypnose bzw. Selbsthypnose behandelt worden waren, wird berichtet, daß 45 Prozent erfolgreich waren. Erfolg wird definiert als 30 aufeinanderfolgende Tage mit trockenem Bett und einem zwölfmonatigen Kontrollzeitraum ohne Rückfall. 32 Prozent der Patienten mit nächtlichem Einnässen waren mehr als 50 Prozent der Zeit trocken. 13,2 Prozent der Enuresispatienten zeigten eine anfängliche Verbesserung, stellten jedoch die häuslichen Selbsthypnoseübungen nach einiger Zeit ein. 10,5 Prozent (27 Kinder) der 257 behandelten Enuresispatienten zeigten keine Veränderungen (Kohen et al. 1990).

Die Kinderärzte, die an dieser zuletzt genannten Untersuchung beteiligt waren, berichteten einhellig, daß ihre weniger oder nicht erfolgreichen Patienten Widerstände gegen die Selbsthypnoseübungen entwickelten, weil sie von ihren Eltern ständig daran erinnert wurden. Erstaunlich ist ein weiteres Faktum: Der Erfolg stellt sich bei den „erfolgreichen“ Kindern schon nach einem bis drei Kontakten ein. Alles, was darüber hinausgeht, zieht sich dann tatsächlich über vier bis fünf, teilweise sechs Kontakte hin.

Eigene Erfahrungen und abschließende Einschätzung

In meiner eigenen psychologischen Praxis, in der ich bei der Behandlung von Enuretikern (und anderen Symptomgruppen) die beschriebenen Elemente praktiziere, habe ich eine Erfolgsquote von ziemlich genau 70 Prozent; die Behandlung ist immer dann erfolgreich, wenn es gelingt, die Verantwortung des Kindes für den eigenen Erfolg zu stimulieren.

Eine freundliche, nicht bewertende, sachliche Haltung gegenüber dem Kind und seiner Familie, die Beschränkung auf mit dem Symptom zusammenhängende Fakten, ihre Verknüpfung mit dem Ressourcenpotential des Klienten, die Arbeit mit seinen natürlichen Selbständigkeitstendenzen fördern Eigenverantwortung und Selbstregulation sowie die Motivation, das Symptom aufzugeben.

Ericksonsche Hypno- und Psychotherapie bei Bettnässen

Bernhard Trenkle

Ziel dieses Kapitels ist es, kindertherapeutische Behandlungskonzepte von Milton H. Erickson zu beleuchten. Während die Bedeutung von Erickson für die moderne Hypnosetherapie und sein Einfluß auf die Entwicklung der Familientherapie bekannt sind, wurden seine ebenso innovativen Ideen für die Behandlung von Kindern und Jugendlichen bisher weniger thematisiert. Erickson vertrat immer wieder die Ansicht, daß jeder Klient so einzigartig sei, daß man eigentlich für jeden einen eigenen Therapieansatz kreieren müßte. Ein Vergleich mehrerer Fallberichte zum Thema Bettnässen zeigt, daß beide Aspekte, das Prinzip der individuellen Behandlung wie eine allen gemeinsame Grundidee, gleichermaßen erkennbar sind.

Erickson wollte keine Schule gründen, weil er eine Gefahr darin sah, Klienten in ein Schema zu pressen, anstatt sie eben einzigartig zu „behandeln". Deswegen gibt es von ihm keine Therapietheorien. Sein therapeutisches Vermächtnis steckt in seinen Fallberichten. Diese Fallberichte sind meist Transkripte von Fällen, die Erickson in Seminarsituationen erzählte. Erickson war ein Meister darin, Fälle so zu erzählen, daß sie Ideen stimulieren und Suchprozesse in Zuhörern auslösen. Meine Analysen und Erklärungen enthalten folglich teilweise eigene Ideen, die sich beim Studium dieser Fälle entwickelt haben, aber auch Ideen und Konzepte, die Erickson und Schüler von ihm an anderer Stelle entwickelt haben.

Ich bin gespannt, welche ergänzenden Ideen Leser und Leserinnen entwickeln werden.

Fall 1: Trockene Betten

„Eine Mutter brachte mir ihre elfjährige Tochter zur Behandlung. Sobald ich von ihrem Bettnässen hörte, schickte ich die Mutter aus

Raum, mit der Überzeugung, die Tochter könne mir die Geschichte selbst erzählen. Das Mädchen erzählte mir, daß sie ganz früh in ihrer Kindheit eine Blasenentzündung hatte, die von einem Urologen behandelt wurde, und daß die Infektion fünf oder sechs Jahre oder länger gedauert habe. Sie wurde regelmäßig zystoskopiert, Hunderte von Malen, und schließlich wurde der Ursprung der Infektion in einer der Nieren gefunden. Diese sei entfernt worden, und sie sei circa vier Jahre infektionsfrei. Sie war so oft zystoskopiert worden und ihre Blase und ihr Schließmuskel waren so gedehnt, daß sie jede Nacht ins Bett machte, sobald sich ihre Blase im Schlaf entspannte. Tagsüber konnte sie mit Anstrengung die Blase kontrollieren, außer wenn sie lachte. Die Entspannung, die mit dem Lachen einherging, ließ sie einnässen.

Ihre Eltern dachten, daß sie lernen sollte, nachdem ihre Niere entfernt und sie einige Jahre infektionsfrei war, sich selber zu kontrollieren. Sie hatte drei jüngere Schwestern, die ihr Spitznamen gaben und sie lächerlich machten. Alle Mütter wußten, daß sie ins Bett machte. Und all die Schulkinder, zwei- oder dreitausend an der Zahl, wußten, daß sie eine Bettnässerin war und daß sie in die Hosen näßte, wenn sie lachte. So war sie das Ziel von viel Spott.

Sie war sehr groß, sehr hübsch, blond, mit langem Haar, das bis zu ihrer Taille reichte. Sie war wirklich ein sehr charmantes Mädchen. Doch sie war geächtet und wurde lächerlich gemacht.

Es wurde mehr von ihr erwartet, als sie leisten konnte. Sie hatte das Mitleid der Nachbarn auszuhalten und den Spott ihrer Geschwister und der Schulkinder. Sie konnte wegen ihres Bettnässens nicht auf Feste gehen oder bei Verwandten über Nacht bleiben.

Ich fragte sie, ob sie irgendwelche anderen Ärzte aufgesucht habe. Sie sagte, sie sei bei einer Menge gewesen, habe eimerweise Tabletten geschluckt und eimerweise Medizin getrunken, und nichts half.

Ich erzählte ihr, daß ich wie all die anderen Ärzte wäre. Ich könnte ihr auch nicht helfen. ‚Aber du weißt schon etwas, aber du weißt nicht, daß du es weißt. Sobald du es herausfindest, was es ist, was du schon weißt und nicht weißt, daß du es weißt, kannst du beginnen, ein trockenes Bett zu haben.'

Dann sagte ich ihr: ‚Ich werde dir jetzt eine sehr einfache Frage stellen, und ich möchte eine sehr einfache Antwort. Nun, hier ist die Frage: Falls du auf dem Klo sitzt und urinierst, und ein fremder Mann steckt schlagartig seinen Kopf zur Tür herein, was würdest du tun?'

,Ich würde erstarren.' (,I'd freeze.')

,Das ist richtig. Du würdest erstarren – und stoppen, zu urinieren. Nun weißt du, was du schon wußtest, aber nicht wußtest, daß du es wußtest. Nämlich, daß du jederzeit über jeden Auslöser (Stimulus), den du wählst, stoppen kannst, zu urinieren. Du brauchst wirklich keinen fremden Mann, der seinen Kopf in die Toilette steckt. Allein der Gedanke daran reicht aus. Du wirst stoppen. Du wirst erstarren. Und wenn er weggeht, wirst du starten zu urinieren.

Nun, ein trockenes Bett zu haben, ist eine sehr schwierige Aufgabe. Du magst dein erstes trockenes Bett in zwei Wochen haben. Dazu ist eine Menge Übung notwendig, starten und stoppen. Einige Tage lang wirst du vielleicht zu üben vergessen, starten und stoppen. Das ist in Ordnung. Dein Körper wird gut für dich sorgen. Er wird dir immer weitere Möglichkeiten geben. Und an einigen Tagen wirst du vielleicht zu beschäftigt sein, um starten und stoppen zu üben, aber das ist in Ordnung. Dein Körper wird dir immer Gelegenheiten geben, zu starten und stoppen.

Es würde mich sehr überraschen, wenn du innerhalb der nächsten drei Monate dauernd ein trockenes Bett hättest. Es würde mich auch überraschen, wenn du innerhalb von sechs Monaten nicht dauernd ein trockenes Bett hättest. Und das erste trockene Bett wird viel einfacher sein, als zweimal trocken in Folge. Und drei aufeinanderfolgende Tage trockene Betten ist viel schwerer. Und vier trockene Betten in Folge ist noch viel schwerer. Danach wird es einfacher. Du kannst fünf, sechs, sieben, eine ganze Woche mit trockenen Betten haben. Und dann kannst du wissen, daß du eine Woche mit trockenen Betten haben kannst und eine weitere Woche mit trockenen Betten.'

Ich nahm mir Zeit für das Mädchen. Ich hatte sonst nichts zu tun. Ich verbrachte eineinhalb Stunden mit ihr und entließ sie dann. Ungefähr zwei Wochen später brachte sie dieses Geschenk für mich – das erste Geschenk, daß sie je mit dem Wissen gab, daß sie ein trockenes Bett gehabt hatte. (Das Geschenk war eine gestrickte purpurne Kuh.) Ich schätze dieses Geschenk. Und sechs Monate später blieb sie über Nacht bei Freunden, Verwandten, auf Festen und im Hotel.

Denn es ist der *Patient,* der die Therapie macht. Ich dachte nicht, daß die Familie Therapie brauchte, obwohl die Eltern ungeduldig waren, die Geschwister ihr üble Spitznamen gaben und die Schulkinder sie verspotteten. Mein Gefühl war, daß sich ihre Eltern ihren trockenen Betten würden anpassen müssen. Und genauso die Geschwister, die Nachbarn. Ich sah in der Tat keinen anderen Weg für sie. Und ich dachte nicht, daß es notwendig war, dem Vater, der Mutter, den Geschwistern oder irgend jemand sonst irgend etwas zu erklären. Ich hatte ihr gesagt, was sie schon wußte, aber nicht wußte, daß sie es wußte" (Rosen 1990, S. 118–121).

Nachfolgend möchte ich unter verschiedenen Gesichtspunkten diesen Fall kommentieren:

Unterbrechen der Erwartungshaltung – Vorbereiten auf eine neue Erfahrung – Indirekte Tranceinduktion

„Ich fragte sie, ob sie irgendwelche anderen Ärzte aufgesucht habe. Sie sagte, sie sei bei einer Menge gewesen, habe eimerweise Tabletten geschluckt und eimerweise Medizin getrunken, und nichts half.

Ich erzählte ihr, daß ich wie all die anderen Ärzte wäre. Ich könnte ihr auch nicht helfen."

Man kann sich vorstellen, daß Erickson für das Mädchen als weiterer Therapeut in der Reihe der erfolglosen Therapeuten und Ärzte steht. Nach so vielen vergeblichen Untersuchungen und Therapieversuchen entsteht leicht eine Haltung: „Schon wieder einer, der voller Überzeugung vermittelt, meine Medizin hilft und enden wird es wohl wie bisher auch."

Erickson sagt nun, daß er wie die anderen Ärzte sei und ihr in keiner Weise helfen könne.

Nur: Mit größter Wahrscheinlichkeit hatte bisher noch kein Therapeut und Arzt zu ihr gleich zu Beginn gesagt: „Ich kann dir nicht helfen." Die anderen sagten: „Ich kann Dir helfen", und konnten ihr faktisch nicht helfen. Und jetzt kommt einer, der sagt: „Ich bin wie die anderen und kann dir nicht helfen." Wie er das sagt, bedeutet jedoch faktisch, daß er nicht wie die anderen ist. Ein interessanter therapeutischer double bind, der einen Einstieg in eine Situation eröffnet, die sich von den bisherigen Therapeutenbesuchen unterscheidet.

Gleichzeitig kann man davon ausgehen, daß diese Kommunikation auf subtile Art einen Einstieg in eine Tranceinduktion vorbereitet.

Der Bewußtseinsforscher Charles Tart hat Tranceinduktion wie folgt definiert: „das Unterbrechen des Alltags-Bewußtseinszustandes *(basic state of consciousness)* und das Ausformen eines alternativen Bewußtseinszustands" (Tart 1975 zitiert nach Zeig 1991, S. 46). Für das Alltagsbewußtsein des Mädchens war es einer der vielen Arzt- und Therapeutenbesuche, Routine vielleicht, obwohl ihr Erickson möglicherweise als berühmter Therapeut bekannt war. Und jetzt eröffnet der Therapeut ihr auf diese spezielle Weise, daß er ihr nicht helfen könne.

Förderung von Neugier –
Ausbau eines beginnenden Trancezustandes über Konfusion

„Aber du weißt schon etwas, aber du weißt nicht, daß du es weißt. Sobald du es herausfindest, was es ist, was du schon weißt und nicht weißt, daß du es weißt, kannst du beginnen, ein trockenes Bett zu haben."

Da sagt dieser Arzt, er könne ihr nicht helfen, was sie vermutlich auch mit ihrer Hilflosigkeit konfrontiert, um dann unmittelbar darauf in einer verwirrend komplexen Formulierung zu behaupten, daß sie selbst jedoch schon weiß, wie das Problem zu lösen sei, sie wüßte es nur noch nicht, daß sie es weiß. Auf der formalen Ebene der Technik demonstriert Erickson die von ihm in die Hypnose eingeführte Konfusionstechnik (vgl. hierzu Gilligan 1991, Kap. 7), wobei durch komplexe Formulierungen und Wortspiele das bewußte Denken überfordert wird. Auf englisch gesprochen war dieser Satz vermutlich noch verwirrender, da Erickson gerne Wortspiele mit Klangähnlichkeiten verwendete (hier *to know* und *now*).

Erfahrungsgemäß besteht nach einer derartigen leichten Verwirrung ein Bedürfnis nach Struktur, nach Einordnen, nach Verstehen, nach ergänzenden Informationen, und dieses Bedürfnis kann in einer größeren Bereitschaft resultieren, nachfolgende erklärende oder auch suggestive Angebote anzunehmen. Was soll denn das sein, das ich angeblich weiß und doch nicht weiß. Natürlich wird auch Neugier und Spannung aufgebaut, die auf eine hochkonzentrierte und – fokussierte Aufmerksamkeit zielt. Einen der Bewußtseinszustände, den wir mit Hypnose bezeichnen und der hier therapeutisch genutzt werden soll, ist ein hochfokussierter Aufmerksamkeitszustand, in dem das Mädchen neue Informationen aufnehmen und schließlich zur Erreichung ihres Zieles einzusetzen lernen soll. (Der Engländer Braid, der den Begriff Hypnose = Schlaf prägte, wollte ihn zu Lebzeiten verändern in Monoideismus = *Einideeigkeit* oder *konzentriert auf eine Idee*; Braid 1843, 1960, zitiert nach Erickson 1990, S. 6). Ich werde darauf zurückkommen.

Indirektes Intensivieren des beginnenden konzentrierten Trancezustandes

„Ich werde dir jetzt eine sehr einfache Frage stellen, und ich möchte eine sehr einfache Antwort. Nun, hier ist die Frage."

Hier setzt Erickson indirekt das Aufbauen von fokussierter Aufmerksamkeit über Schaffen von Neugier und Spannung fort. Anstatt, wie in traditionellen Hypnoseverfahren, diesen Zustand hoher Aufmerksamkeit direkt zu suggerieren – „Du bist ganz konzentriert und aufmerksam" – nutzte Erickson gerne solche indirekten Vorgehensweisen, die spontane Reaktionsweisen auf bestimmte Kommunikationssituationen nutzten.

Vertiefen der Trance

An anderer Stelle (Zeig 1991, S. 110) schildert Erickson, wie er vor dem Präsentieren der einfachen Frage zusätzlich eine traditionelle hypnotische Fixationsmethode benutzt, um den Aufmerksamkeitszustand des Mädchens noch zu vertiefen. Dieses Intensivieren des konzentrierten Zustandes eröffnet im nächsten Schritt eine intensivere therapeutische Erfahrung.

„Also, ich sagte zu dem Mädchen: ‚Schau auf diesen Briefbeschwerer auf meinem Schreibtisch! Beweg dich nicht und sprich nicht, halte nur die Augen offen und schau den Briefbeschwerer an!' Ich wollte sie an die erste Schulzeit erinnern, in der sie die Buchstaben des Alphabets schreiben lernte – wie schwer das war mit all den verschiedenen Strichen und Formen, den geschriebenen und den gedruckten Buchstaben, den großen und den kleinen. Aber schließlich hatte sie sich eine innere visuelle Vorstellung gebildet, die irgendwo im Gehirn lokalisiert war und dort für immer festsaß. Obwohl sie nicht wußte, daß sie so eine innere Vorstellung hatte, war die Vorstellung doch für immer da.

Und dann sagte ich zu ihr: ‚Jetzt schau immer nur auf den Briefbeschwerer, beweg dich nicht und sprich nicht. Dein Herzschlag ist verändert, die Spannung in deinen willkürlichen Muskeln ist verändert, die Spannung in deinen unwillkürlichen Muskeln ist verändert. Aber das ist alles nicht so wichtig, ich erzähl' dir das bloß.'"

Erinnern an früheres Lernen

Erickson erwähnt im obigen Abschnitt, daß er das Mädchen an den Lernprozeß des Lesens und Schreibens erinnern wollte. Zur Vorbereitung auf therapeutische Lernprozesse benutzte Erickson oft diese Technik, Klienten an frühere erfolgreiche Lernprozesse zu erinnern. Die implizite Suggestion dabei ist auch: „Schon oft warst du hilflos, und hast vielleicht gedacht: ‚Das lerne ich nie', und wenige Wochen später war das selbstverständlich und ging wie von alleine."

Erinnern an die Fähigkeit, das Urinieren stoppen zu können.

„Nun, hier ist die Frage: Falls du auf dem Klo sitzt und urinierst, und ein fremder Mann steckt schlagartig seinen Kopf zur Tür herein, was würdest du tun?" – „Ich würde erstarren." *(„I'd freeze.")* – „Das ist richtig. Du würdest erstarren – und stoppen, zu urinieren."

Erickson erinnert hier das Mädchen daran, daß sie im Grunde einen Körpermechanismus besitzt, der es ihr ermöglicht, das Urinieren zu stoppen. Dies entspricht Ericksons Orientierung an Ressourcen und deren Aktivieren, indem er davon ausgeht, daß alles Lösungsnotwendige schon im Klienten vorhanden ist und nur aktiviert und genutzt werden muß. Anstatt von außen die Lösung suggestiv vorzugeben, konzentriert er sich darauf, ungenutztes Wissen und Erfahrungen des Mädchens zu aktivieren. Erickson selbst erklärt zu diesem Vorgehen: „Ihr alle seid mit der Vorstellung aufgewachsen, daß wir die Blase beim Urinieren ganz entleeren. Man nimmt dies einfach an. Das Wesentliche dabei ist, daß alle die Erfahrung des Unterbrochenwerdens mit dem plötzlichen Abstellen des Urinstrahls haben. Jeder hat diese Erfahrung – und sie hatte es vergessen. Alles, was ich tat, war, sie an etwas zu erinnern, was sie schon wußte, aber nicht wußte, daß sie es wußte" (Rosen 1990, S. 120 f.).

Die weitere Vertiefung des fokussierten Zustandes wollte Erickson dadurch erreichen, daß das Mädchen die Antwort („Ich würde erstarren") nicht nur intellektuell gab, sondern sie gleichzeitig körperlich erlebte. Einige werden solche unwillkürlichen Bewegungen während hochkonzentrierter Aufmerksamkeitszustände kennen. Bei sehr spannenden Fußballspielen vor dem Fernseher, zum Beispiel bei

Weltmeisterschaftsspielen mit deutscher Beteiligung, ertappe ich mich ab und zu, daß ein Bein die Bewegung mitmacht, die der Stürmer auf dem Platz eigentlich durchzuführen hat. Ähnliche Reaktionen kenne ich als Beifahrer im Auto, wenn ich in Gefahrenmomenten energisch auf die imaginäre Bremse trete.

Je höher die Spannung und Konzentration, desto eher und intensiver reagiert der Körper erlebbar auf die Situation beziehungsweise die vorgestellten Bilder. In diesem konzentrierten Bewußtseinszustand konnte das Mädchen die vorgestellte Szene also intensiver erleben und sich anschließend besser und plastischer vorstellen, warum dies die einfache Antwort auf Ericksons einfache Frage war. Und so ist auch der geschilderte Aufbau von Spannung, Neugier und fokussierter Konzentration zu verstehen.

Therapeutisches Umsetzen der erlebten Ressource

„Nun weißt du, was du schon wußtest, aber nicht wußtest, daß du es wußtest. Vor allem, daß du jederzeit stoppen kannst zu urinieren über jeden Auslöser (Stimulus), den du wählst. Du brauchst wirklich keinen fremden Mann, der seinen Kopf in die Toilette steckt. Allein der Gedanke daran reicht aus. Du wirst stoppen. Du wirst erstarren. Und wenn er weggeht, wirst du starten zu urinieren."

Erickson verknüpft nun das Erlebte mit dem therapeutischen Ziel, indem er bekundet, daß dies das sei, was sie schon wußte, aber noch nicht wußte, daß sie es wußte. Und er sagt weiter, daß sie damit jederzeit ihr Urinieren stoppen kann. Des weiteren erklärt er ihr, daß sie sich auch einen anderen Stimulus wählen kann, es braucht kein fremder Mann sein. Es muß auch nicht wirklich sein, die Vorstellung davon reicht auch schon aus. Vielleicht wollte Erickson damit das für ein elfjähriges Mädchen etwas massive – aber deswegen so wirksame – Bild eines fremden Mannes, nachdem es seinen Dienst getan hatte, wieder aufheben. Er wollte es aufheben und ihr anbieten, daß sie sich auf die Suche nach weiteren, vielleicht noch wirksameren Stimuli machen kann.

Auch in anderer Hinsicht ist dieses Bild des fremden Mannes interessant, worauf mich einmal Seminarteilnehmer hingewiesen haben.

Struktur des Problems – Struktur der Lösung

Erickson hatte in seinem Leben immer wieder erfahren, daß aus Handicaps und Krankheiten später persönliche Stärken resultieren können. Zweimal in seinem Leben war er durch Polio vollständig gelähmt. Diese Erfahrungen führten schließlich zum einen zu einem überlegenen Wissen über körperliche Vorgänge und Bewegungs abläufe sowie zum anderen zu Hypnosetechniken zur Schmerzkontrolle und Überwindung von Lähmungen. Beim Studium seiner Fallschilderungen erscheint es manchmal so, als ob es ein Hobby von Erickson gewesen sei, Handicaps oder Teile der Symptomatik zu Ressourcen und therapeutischen Wirkfaktoren umzuformen.

Als Beispiel möchte ich kurz den Fall einer jungen suizidalen Frau skizzieren. Die Frau hielt sich für zu unattraktiv, um zu heiraten, und führte diese Unattraktivität vor allem auf eine – ihrer Meinung nach – zu große Lücke zwischen ihren Schneidezähnen zurück. Erickson motivierte sie zu Beginn der Therapie dazu, im Badezimmer zu üben, Wasser in den Mund zu nehmen und Wasser durch diese Zahnlücke zu spritzen. Sie solle solange üben, bis sie circa zwei Meter weit spritzen könne. Wochen später griff Erickson diese neu erworbene „Fähigkeit" der Klientin auf. Er wußte, daß am Arbeitsplatz der Klientin ein Mann auffallend häufig gleichzeitig mit der Klientin zu einem Trinkbrunnen ging, an dem die Mitarbeiter sich erfrischen und den Durst löschen konnten. Er überzeugte die Klientin, daß sie es sich vor einem Suizid schuldig sei, wenigstens einmal über die Stränge zu schlagen und diesen Mann durch ihre Zahnlücke aus zwei Meter Entfernung anzuspritzen. Die Klientin tat dies, und der Mann lauerte ihr am nächsten Tag mit einer Wasserpistole auf, um sie zum Essen einzuladen. Die beiden heirateten schließlich.

Interessant und typisch ist, daß die Frau ursprünglich annahm, wegen ihrer Zahnlücke keinen Mann finden zu können, und Erickson es strategisch initiierte, daß sie genau über diese Zahnlücke Kontakt zu ihrem Mann aufnahm (Haley 1978, S. 76–78).

Dieses Element des Ericksonschen Therapieverständnisses erkennt man auch in unserem Fall: Viele Männer mit Zystoskopen haben in das Mädchen geschaut und das Problem verursacht, und jetzt schaut wieder ein fremder Mann herein und wird zum Ausgangspunkt von Lösungsmöglichkeiten.

Strukturierung des Lernprozesses

„Nun, ein trockenes Bett zu haben ist eine sehr schwierige Aufgabe. Du magst dein erstes trockenes Bett in zwei Wochen haben. Dazu ist eine Menge Übung notwendig, starten und stoppen. Einige Tage lang wirst du vielleicht zu üben vergessen, starten und stoppen. Das ist in Ordnung. Dein Körper wird gut für dich sorgen. Er wird dir immer weitere Möglichkeiten geben. Und an einigen Tagen wirst du vielleicht zu beschäftigt sein, um starten und stoppen zu üben, aber das ist in Ordnung. Dein Körper wird dir immer Gelegenheiten geben, zu starten und zu stoppen.

Es würde mich sehr überraschen, wenn du innerhalb der nächsten drei Monate dauernd ein trockenes Bett hättest. Es würde mich auch überraschen, wenn du innerhalb von sechs Monaten nicht dauernd ein trockenes Bett hättest. Und das erste trockene Bett wird viel einfacher sein als zweimal trocken in Folge. Und an drei aufeinanderfolgenden Tagen ein trockenes Bett ist viel schwerer. Und vier trockene Betten in Folge ist noch viel schwerer. Danach wird es einfacher. Du kannst fünf, sechs, sieben, eine ganze Woche mit trockenen Betten haben. Und dann kannst du wissen, daß du eine Woche mit einem trockenen Bett haben kannst und noch eine weitere Woche."

Den zeitlichen Rahmen definieren – Abbau von Schamgefühlen – Vermeiden von Rückfällen in alte Hilflosigkeit

Erickson definiert hier auf geschickte Weise eine zeitlichen Rahmen, um Lernen zu initiieren, wie man ein trockenes Bett erreichen kann. Zuerst einmal ist dieser Lernprozeß eine schwere Aufgabe, und es könnte zwei Wochen dauern, bis das Mädchen es zum ersten Mal schafft. Viel Übung ist notwendig, und es macht auch nichts, wenn sie einmal vergißt, das Üben zu vergessen. Es würde Erickson wundern, wenn sie es innerhalb dreier Monate dauerhaft schafft, und zwei trockene Betten in Folge ist schwieriger als ein trockenes Bett, und drei in Folge ist schwerer als zwei.

Die Implikation dabei ist, daß es immer wieder nasse Betten geben kann und daß dies völlig in Ordnung ist. Er verhindert dadurch, daß das Mädchen, nach zeitweiligen oder anfänglichen Erfolgen motiviert, bei Rückfällen in die alte Hilflosigkeit zurückrutscht bzw. in die Haltung gerät: „Auch diese Behandlung hat wieder einmal nichts gebracht." Wenn sie es schneller schafft als Erickson prognostiziert, hat sie einen Selbstwertgewinn, und wenn es nicht so schnell geht, ist die Selbstachtung und die Motivation zum Weiterüben gewahrt. Selbst wenn sie das Üben einmal vergessen sollte, hat das laut Erickson keinen negativen Einfluß auf dem Weg zu dauerhaft trockenen Betten. Zudem wird ihr Körper ihr immer wieder Gelegenheit zum Üben bieten.

Um zu erfassen, was Erickson mit dieser Aussage gemeint hat, muß das Mädchen wahrscheinlich daran denken, daß eine volle Blase sie daran erinnern wird. Je mehr und öfter eine volle Blase sie bewußt oder unbewußt ans Üben erinnert, desto schneller wird sie lernen, auch nachts automatisch auf die Körpersignale der Blase richtig zu reagieren. Bisher hat ihr ihr Körper zudem eher Probleme bereitet. Und jetzt wird gesagt: „Dein Körper wird gut zu dir sein und dir Gelegenheit zum Üben geben." Vielleicht ein kleiner Beitrag, ein positives Verhältnis zum eigenen Körper zu gewinnen, der bisher eher Probleme gemacht hat.

Gewährleisten eines kontinuierlichen Übens

Erickson weist zweimal darauf hin, daß es in Ordnung ist, wenn das Mädchen mal das Üben vergißt. Wenn ich mich selbst oder meine Klienten in bezug auf Hausaufgaben, regelmäßige Einnahme von Medikamenten etc. beobachte, so fällt mir auf, daß man anfangs die Dinge regelmäßig durchführt. Und wenn man es einmal vergessen hat, dann neigt man dazu, es noch mal zu vergessen und irgendwann die Prozedur einzustellen, weil man es zu oft vergessen hat. Möglicherweise versucht Erickson auf dem Hintergrund seiner großen Erfahrung zu gewährleisten, daß das Mädchen auch nach Unterbrechen des Übens die Übungen wieder aufgreift und fortsetzt.

Erickson wiederholt die Formulierung „starten und stoppen" sehr häufig. In der deutschen Übersetzung von Isko-Press hat man die Wiederholungen etwas reduziert. In der tatsächlichen Therapiesituation hat Erickson vermutlich diese Formulierung in hypnotisch-suggestiver Weise eher häufiger gesprochen. Starten-Stoppen zu üben sollte dem Mädchen bewußt wie unbewußt präsent bleiben.

Funktion der Symptome versus rehabilitatives Üben

„Ich nahm mir Zeit für das Mädchen. Ich hatte sonst nichts zu tun. Ich verbrachte eineinhalb Stunden mit ihr und entließ sie dann." –

„Denn es ist der Patient, der die Therapie macht. Ich dachte nicht, daß die Familie Therapie brauchte, obwohl die Eltern ungeduldig waren, die Geschwister ihr üble Spitznamen gaben und die Schulkinder sie verspotteten. Mein Gefühl war, daß sich ihre Eltern ihrem trockenen Bett würden anpassen müssen. Und genauso die Geschwister, die Nachbarn. Ich sah in der Tat keinen anderen Weg für sie. Und ich dachte nicht, daß es notwendig war, dem Vater, der Mutter, den Geschwistern oder irgend jemand sonst irgend etwas zu erklären. Ich hatte ihr gesagt, was sie schon wußte, aber nicht wußte, daß sie es wußte."

Erickson weist nebenbei darauf hin, eineinhalb Stunden mit dem Mädchen gearbeitet zu haben. Er war bekannt dafür, so lange wie nötig zu arbeiten. Manchmal weniger als die üblichen 50 Minuten und manchmal viel länger – und wenn es sinnvoll erschien auch viele Stunden an einem Stück.

Die Hauptbotschaft dieser Passage entspricht jedoch in diesem Fall einem klaren Plädoyer für Einzeltherapie und gegen die Einbeziehung der Familie in Form gemeinsamer Familientherapie. Er sucht hier weder nach psychologischen Gründen, noch nach funktionellen Zusammenhängen, die die Symptomatik im Familiensystem haben könnte. Er erinnerte das Mädchen einfach an Erfahrungen, mit deren Hilfe es ihr aus eigener Kraft möglich wurde, das Problem zu lösen. (Dieses praktisch-handwerkliche Vorgehen Ericksons kann auch dem Bereich „Rehabilitationstherapie" zugerechnet werden – ein Bereich, der, ähnlich wie Ericksons kindertherapeutische Arbeit, bis heute relativ unbeachtet geblieben ist.)

Familientherapie versus systembezogene Einzeltherapie – Teil 1

Obwohl Erickson als einer der ersten Familien aktiv mit in die Behandlung einbezog und vor allem über Haley großen Einfluß auf die Entwicklung der Familientherapie nahm, sah er – wie gerade oben aufgezeigt – in bestimmten Fällen in gemeinsamer Familientherapie nicht die adäquate Option.

In den 50er und Anfang der 60er Jahre reisten hauptsächlich Haley und Weakland zu Erickson nach Phoenix oder luden ihn nach Palo Alto ein, um seine Arbeit zu studieren. Gelegentlich nahm auch Gregory Bateson an diesen Treffen teil. Transkripte dieser Treffen sind unterdessen in drei Bänden unter dem Titel *Conversations with Milton Erickson* erschienen (Haley 1985). Dort findet man diesbezüglich eine interessante Gesprächspassage, auf die ich im folgenden eingehen möchte (Haley 1985, Vol. III, pp. 127–131; bezüglich der Fallbeschreibung siehe auch: Haley 1978, S. 202; Zeig 1991, S. 140 ff.).

Haley und Weakland arbeiteten wohl gerade an familientherapeutischen Konzepten, und Haley fragt Erickson, ob er je das Problem eines Kindes gesehen habe, das nur gelöst werden konnte, indem man die Eltern mit einbezog. Erickson antwortet darauf: „Du beziehst die Eltern ein, ohne sie real einzubeziehen." Als Beispiel erzählt er den folgenden Fall:

Fall 2: Symbolische Therapie – oder Die sportliche Pupille

Die Eltern des kleinen Johnny riefen bei Erickson an. Johnny nässe jede Nacht ein, sie hätten alles mit ihm probiert. Sie demütigten ihn, schlugen ihn, bestraften ihn, gaben ihm nichts mehr, bezogen den Lehrer mit ein, zwangen ihn, vorne und hinten ein Schild zu tragen „Ich bin ein Bettnässer". Die Familie gehörte einer kleinen religiösen Sekte an, und sie ließen öffentlich in der Kirche beten, damit Johnny nicht mehr ins Bett mache. Der achtjährige Bruder trug ein Schild: „Ich mache mein Bett nicht naß, aber mein älterer Bruder." Die Eltern erzählten diese schreckliche Geschichte übers Telefon. Erickson akzeptierte, Johnny zu nehmen. Die Eltern sagten zu Johnny, daß sie ihn zu einem Verrücktendoktor bringen würden, was eine weitere Abwertung darstellte. Die Eltern schleiften ihn förmlich herein, Vater auf der einen und Mutter auf der anderen Seite. Sie legten ihn mit dem Kopf nach unten auf den Boden.

Erickson komplimentierte die Eltern hinaus und schloß die Tür. Johnny brüllte. Als er Luft holte, um weiter zu brüllen, brüllte Erickson ebenfalls. Johnny schaute zu Erickson, der sagte: „Ich war an der Reihe, jetzt bist du wieder an der Reihe." Und dann schrie Johnny wieder und dann wieder Erickson. Dann sagte Erickson schließlich: „Ich bin dran und nicht du. Du weißt, wir können das abwechselnd so weitermachen, aber das kann fürchterlich müde machen. Ich bin an der Reihe, und ich setze mich dabei jetzt lieber in den Stuhl." Erickson deutete dabei auf einen freien Stuhl und sagte, daß dort noch einer frei sei.

Erickson erklärte: „Ich war an der Reihe und setzte mich in meinen Stuhl. Dann war Johnny an der Reihe und setzte sich in seinen Stuhl." Erickson schloß an: „Du weißt, deine Eltern haben mir die Anweisung gegeben, dich von deinem Bettnässen zu heilen. Was denken die eigentlich, wer sie sind, daß sie mir Anweisung geben können. Ich rede mit dir eher über andere Sachen. Lassen wir das

Thema mit dem Bettnässen fallen. Du kennst es, und ich kenne es, und die Eltern kennen es. Nun, was soll ich einem Zehnjährigen sagen. Du gehst auf die Schule, du hast schöne starke Handgelenke, schöne starke Fußgelenke und du weißt, ich bin ein Doktor. Und ein Doktor ist immer daran interessiert, wie ein Mann gebaut ist. Du hast einen schönen, runden, gutgebauten Oberkörper, der außergewöhnlich ist. Ich wette in jeder Höhe, daß du gut im Laufen bist. So wie du gebaut bist, hast du bestimmt eine gute Muskelkoordination."

Erickson sprach mit ihm weiter über Koordination, über Sportarten, die mehr als Knochen und Muskeln benötigen. Spiele, die nicht jeder Blödmann spielen kann, sondern für die man Fähigkeiten braucht. Der Junge erzählte schließlich Erickson, daß er Baseball spiele und auch mit Pfeil und Bogen schieße und dabei ziemlich gut sei. Erickson bestätigte ihm das, indem er sagte: ‚Ja, natürlich, das setzt eine gute Auge-Hand- und Arm-Körper-Koordination voraus.' Erickson ging auf den achtjährigen Bruder von Johnny ein, der größer war als er und wertete diesen ab, indem er sagte, daß Football ein schönes Spiel für die sei, die einfach nur eine Menge Muskeln und Knochen haben. Viele übergroße Typen lieben es. Erickson kam dann auf das Thema Muskelkoordination zurück.

„Wenn du die Sehne am Bogen anziehst und mit dem Pfeil zielst, was glaubst du, was dann die Pupille deines Auges macht? Sie schließt sich, zieht sich zusammen. Weißt du, es gibt Muskeln, die sind flach, und Muskeln, die sind rund; Muskeln, die sind kurz, und welche, die sind lang. Und es gibt ringförmige Muskeln. So wie der am Ende deines Magens. Wenn du etwas ißt, dann schließt der sich, und so bleibt das Essen im Magen, bis es verdaut ist. Und wenn der Magen es loswerden will, dann öffnet sich der Muskel am Ende deines Magens und schließt sich wieder und wartet auf das nächste Essen, was zu verdauen ist."

Erickson diskutierte dieses Thema mit ihm eine Stunde. Die nächste Woche kam der Junge alleine, und sie sprachen über Sport und über dieses und jenes, allerdings nicht übers Bettnässen. Sie erzählten später über Pfadfinder und Camping und alles, was ein Kind interessiert. Zum Gespräch kam der Junge mit einem breiten Grinsen: „Meine Mutter versucht bereits seit Jahren mit ihrer Gewohnheit aufzuhören, und sie schafft es nicht." Erickson antwortete, daß einige Leute eben ihre Gewohnheiten schnell aufgeben können, und andere reden immer groß darüber, aber ändern nichts. Dann sprachen sie wieder über andere Themen. Wie Erickson erwähnte, habe der Junge noch Jahre später immer mal wieder bei ihm vorbeigeschaut, und die Mutter habe ihre Gewohnheit (das Zigarettenrauchen) immer noch nicht aufgegeben.

Im folgenden einige Gedanken zu diesem Fall:

a) Abkoppeln von der Serie von Fehlschlägen

Ähnlich wie im vorigen Fall mit dem Mädchen gab es eine lange Reihe erfolgloser Versuche, Johnny „trocken zu legen". Die Eltern hatten mit dem Hinweis, Johnny würde jetzt zu einem Verrücktendoktor gebracht, die Weichen in Richtung weiterer Demütigungen gestellt. Da schon massivere Abwertungen und Druck bei Johnny nichts bewirkt hatten, hatte es der „Verrücktendoktor" von vornherein schwer – auch weil er in einer langen Reihe von entwürdigenden Ereignissen stand. Deshalb versucht Erickson auch hier als erstes, sich außerhalb dieser Reihe erfolgloser Versuche zu stellen.

Dies gelingt ihm dadurch, daß er sich mit dem Kind gegen die Eltern solidarisiert und bekundet, daß sie das Thema „Bettnässen" fallenlassen sollten: „Du weißt, deine Eltern haben mir die Anweisung gegeben, dich von deinem Bettnässen zu heilen. Was denken die eigentlich, wer sie sind, daß sie mir Anweisung geben können? Ich rede mit dir eher über andere Sachen. Lassen wir das Thema mit dem Bettnässen fallen. Du kennst es, und ich kenne es, und die Eltern kennen es."

b) Fokussieren auf Ressourcen – Aufbau von Selbstwertgefühl

Erickson richtet den Blick dann auf die körperlichen Vorzüge des Jungen und spricht dessen Talente und Fähigkeiten an. Er eröffnet dem Jungen Möglichkeiten, zu Selbstwert und Selbstachtung zurückzufinden.

Sid Rosen und Marion Moore, zwei alte Kollegen und Freunde von Milton Erickson, erzählten auf der Internationalen Konferenz für Ericksonsche Hypnose und Psychotherapie 1983, daß sich bei einer katamnestischen Nachuntersuchung von einigen Erickson-Fällen Anfang der 80er Jahre herausgestellt habe, daß Johnny sich später zu einem Olympiasieger in einer der leichtathletischen Wurfdisziplinen entwickelte.

Es ist für mich beeindruckend, wie schnell Ericksons Blick für Fähigkeiten und Ressourcen das Talent und die körperlichen Möglichkeiten des Junges erkannt hat.

c) Utilisieren der Fähigkeiten des Jungen

Die sportlichen Interessen und Fähigkeiten des Jungen wurden jedoch nicht nur zur Selbstwertsteigerung und Kontaktaufnahme angesprochen, sondern dann indirekt therapeutisch genutzt.

„Wenn du die Sehne am Bogen anziehst und mit dem Pfeil zielst, was glaubst du, was dann die Pupille deines Auges macht? Sie schließt sich, zieht sich zusammen. Weißt du, es gibt Muskeln, die sind flach, und Muskeln, die sind rund; Muskeln, die sind kurz, und welche, die sind lang. Und es gibt ringförmige Muskeln. So wie der am Ende deines Magens. Wenn du etwas ißt, dann schließt der sich, und so bleibt das Essen im Magen, bis es verdaut ist. Und wenn der Magen es loswerden will, dann öffnet sich der Muskel am Ende deines Magens und schließt sich wieder und wartet auf das nächste Essen, was zu verdauen ist."

Auch hier findet man wieder das Prinzip: Du weißt eigentlich schon, wie du das Problem lösen kannst – du weißt nur noch nicht, daß du es weißt. Du weißt eigentlich, wie du die Ringmuskeln der Pupille und am Ende deines Darmes zu bedienen hast. Dieses Wissen muß nur noch übertragen werden. Oder anders ausgedrückt: Ein Junge, der im Sport seine Muskeln so koordinieren kann, sollte dies auch leicht in anderen Bereichen lernen können. Die ganze Zeit wird das leidige Bettnässen nicht offen angesprochen. Der Junge kann sein Gesicht wahren und auf seine „sportliche" Art sein Problem lösen.

d) Das Utilisationsprinzip

Was mich an dieser wie an anderen Fallbeschreibungen Ericksons beeindruckt, ist seine Fähigkeit, individuelle Gegebenheiten und insbesondere Ressourcen – hier die sportlichen Fähigkeiten – zu erkennen und vor allem für therapeutische Ziele zu nutzen.

Dieses Utilisationsprinzip halte ich persönlich für den vielleicht wichtigsten Beitrag Milton Ericksons zur Psychotherapie. Deswegen füge ich an dieser Stelle zwei kurze Fallskizzen aus meiner eigenen Praxis an, die dieses Prinzip analog zum obigen Fall aufzeigen.

e) Analoge Fälle aus der Praxis des Autors

Ich erinnere mich an einen bettnässenden Jungen, der technisch interessiert und gut im Zeichnen war. Wir haben zwei oder drei Stunden lang zeichnerisch nach Möglichkeiten gesucht, wie man Regenwasser vom Dach in einem Wasserbehälter auf dem Speicher auffangen könnte. Das Wasser sollte dann für Toilettenspülung und dergleichen verwendet werden. Das Problem, das es jedoch zu lösen galt, war, wie wir gewährleisten können, daß der Behälter bei starkem Regen nicht überläuft. Wir sprachen über Ventile und deren Steuerung. Schließlich einigten wir uns auf ein System mit doppelter Sicherheit. Zum einen sollte ein Schwimmer auf dem Wasser melden, wenn eine gewisse Höhe überschritten wird. Zum anderen suchten wir nach Möglichkeiten, am Boden des Wasserbehälters einen Drucksensor einzubauen, der über den Druck des Wassergewichtes auf einen zu großen Wasserstand reagieren sollte. Wir sprachen auch darüber, welche Sensoren und Steuerungsmechanismen es im Körper gibt, und im speziellen auch über „Drucksensoren" in der Blase.

Ein anderer Junge (acht Jahre) hatte einen Tic in der Gesichtsmuskulatur und wurde deswegen gehänselt. Er litt unter diesen Hänseleien und erzählte dies seiner Logopädin, bei der er wegen Lispelns in Therapie war. Diese schickte ihn zu mir. Wir hatten ein interessantes Gespräch über Astronomie, Weltraumfahrt, die Sterne und sein kleines Teleskop, mit dem er den Sternenhimmel beobachtete. Es war erstaunlich, was der Achtjährige über den Weltraum wußte. Im Gespräch über seinen Tic konnte er nichts darüber aussagen, wann sein Tic auftrat und wann nicht. So bekam er einen „Forschungsauftrag", um die Umstände seines Tics zu erforschen. Er kam zur nächsten Stunde und berichtete, daß der Tic auffallend häufig nach dem Fernsehen auftreten würde. Er bekam einen weiteren Forschungsauftrag, um festzustellen, wie lange er fernsehen kann, bis der Tic auftritt. Er kam zurück und stellte fest, daß, wenn er mehr als drei Stunden am Stück fernsehe, bei weniger als einer Stunde praktisch nie. Da ihm die Hänseleien lästig waren, schränkte er seinen Fernsehkonsum selbständig ein.

Familientherapie vs. systembezogene Einzeltherapie – Teil 2

Wir erinnern uns, daß Erickson obigen Fall auf Haleys Frage erzählte, ob er, Erickson, einen Fall sehe, wo die Eltern mit in die Therapie einzubeziehen sind.

Weakland hakte schließlich nach und fragte: „Gibt es auch das Gegenteil davon? Hatten Sie irgendwann das Gefühl, daß es absolut wesentlich sei, die Eltern direkt einzubeziehen?"

Erickson antwortete wie folgt (Haley 1985, Vol. III, p. 131):

Fall 3: Der 13. Dezember

„Oh ja, ich denke an einen anderen Bettnässerfall, wo ich den Eltern sagte: ‚Wagt es absolut nicht, das Schlafzimmer eures Sohnes zu betreten. Macht weder das Bett, noch wechselt Leintücher. Tut rein gar nichts. Sagt auch nichts. Ich bin dafür zuständig.' Und die Eltern hielten sich in dieser Beziehung völlig raus."

Erickson empfahl dann, bei Bettnässern irgendwann zu sagen: „Nun höre mir mal zu: Du kannst deine Eltern nicht die *ganze* Zeit enttäuschen. Sie wissen verdammt gut, daß du ins Bett machst. Das ist es, was sie ehrlich glauben, und nichts kann ihre Meinung ändern. Sie werden dir das immer und immer und immer wieder zeigen. Nun höre mir zu, es ist nichts Angenehmes, was ich von dir verlange. Aber es ist notwendig. Nun, heute ist der 3. Dezember. Nun, ich würde sagen, warum nicht den 13.12. wählen? Das würde ein guter Tag sein. Der 13. gilt ja auch als Unglückszahl. Also, in der Nacht zum 13. machst du einfach ins Bett, sogar wenn du dich dazu anstrengen mußt, mache es naß. Enttäusche deine Eltern nicht. Sie wissen verdammt gut, daß du es tust, aber du mußt es ja nicht *jede* Nacht tun. Also, du wählst die Nacht, du tust es." Erickson erläutert anschließend:

„Sobald er die Nacht wählt, sagt er damit: ‚Ich habe die Kontrolle'. Aber er weiß das nicht. Also kommt er wieder und erzählt, wie hart es war, das Bett willentlich naß zu machen."

Erickson antwortete darauf: „Gut, aber dies war es wert, um deiner Mutter willen. Nun, was den 13. betrifft: Ich nehme an, wir können warten bis zum 13. Februar, oder Januar oder März, Juni oder März." Erickson schloß an, daß auf diese Art zwei- bis manchmal dreimal an willentlichen Einnässen ausreiche, um das Problem zu lösen.

Wir finden hier bereits vertraute Elemente wieder: Solidarisierung mit dem Kind, die Eltern werden eher auf Abstand gehalten; indirekte Suggestion von: „Du hast Kontrolle"; Akzeptieren und Nutzen der vermutlich negativen Gefühle des Kindes, indem es aufgefordert wird, absichtlich einzunässen; Vorgeben eines Zeitrahmens von mehreren Monaten.

Funktion der Symptome versus Gewohnheitscharakter der Symptome oder: Die flache Spitze des Eisberges

Am Ende von Fall zwei sprechen der Junge und Erickson davon, daß die Mutter ihre Gewohnheit nicht aufgeben konnte. Dies ließ mich darüber reflektieren, daß ein Teil der therapeutischen Vorgehensweisen von Erickson weniger daran orientiert scheint, welche Funktion beziehungsweise Zusammenhänge diese Symptome in bezug auf das Familiensystem haben. Vielmehr arbeitet er direkt mit dem Kind und verhilft ihm dazu, seine automatisierten Gewohnheiten zu unterbrechen. Dies wird auch im folgenden Fall vier deutlich.

Dies macht mir bewußt, daß ich die letzten Jahre – vielleicht unbewußt angeregt durch Ericksonsche Fallbeispiele – immer wieder Interventionen verwendete, die muster- bzw. gewohnheitsunterbrechenden Charakter hatten. So, wenn ich Eltern, deren Kinder jede Nacht ins elterliche Bett schlichen, riet, ihre Kinder fünf oder zehn Tage von vornherein und für die ganze Nacht bei den Eltern schlafen zu lassen. Oder die Idee ins Spiel brachte, einen der Elternteile mit einer Matratze ohne Vorankündigung für drei bis vier aufeinanderfolgende Tage im Kinderzimmer schlafen zu lassen. Und zwar so, daß das Kind keine Chance hat, im Halbschlaf das Zimmer in Richtung elterliches Schlafzimmer zu verlassen. Es war oft beeindruckend, wie schnell sich alte Gewohnheiten verändern ließen. Früher hatte ich in solchen Fällen weitreichende Hypothesen über eventuelle sexuelle Probleme der Eltern oder Vermeidung von Nähe aufgestellt. Für die daraus resultierenden Interventionen hatte ich aus heutiger Sicht keinen Auftrag. Der Kontakt zu den Eltern wurde manchmal schwierig, wohingegen mit diesen praktischen Vorgehensweisen, die gewohnheitsmäßigen Muster zu verändern, oft rasche Erfolge erzielt wurden. Der Kontakt zu den Eltern war dadurch sehr gut und in einigen Fällen die Grundlage für weitere therapeutische Schritte, zum Beispiel Paartherapien.

So rief einmal eine Mutter an und fragte: „Machen Sie auch Paartherapie oder Sexualberatung? Wir haben da manchmal noch ein anderes Problem." An diese anschließenden Therapiegespräche erinnere ich mich wegen des positiven Kontaktes und der mir auf dem Hintergrund der erfolgreichen Vorgeschichte zugemessenen Kompetenz als leicht und befriedigend.

Bill O'Hanlon hat Mitte der 80er Jahre auf einem Workshop bei uns in Heidelberg ein schönes Bild gewählt:

Aus dem Teilnehmerkreis kam der Einwand: „Wenn du so Therapie machst, dann therapierst du aber nur immer die Spitze des Eisberges. Sieben Achtel bleiben dabei unter der Oberfläche. Das ist oberflächliches Behandeln von Symptomen und kann außerdem zu Symptomverschiebungen führen." Bill antwortete damals sinngemäß: „Ich therapiere immer nur die Spitze des Eisberges. Wenn ich die Spitze therapiert oder weggeschmolzen habe, taucht beim Eisberg immer das darunterliegende auf, und ich kann weiterarbeiten. Aber oft schwamm die Spitze nur ganz flach auf dem Wasser."

Fall 4: Zur Strafe auf Steinen schlafen

In der gleichen Sitzung mit Haley und Weakland erzählte Erickson einen weiteren Fall (Haley 1985, Vol. III, pp. 124–26):

Ein zwölf Jahre alter Junge näßte sein Bett immer um zwölf Uhr ein, egal zu welcher Zeit ihn die Eltern weckten. Anschließend lag er dann bis zwei Uhr wach und war auf sich selber wütend. Da stand er auf und lief einfach in das Schlafzimmer seiner Eltern und insistierte, zwischen ihnen schlafen zu wollen. Sie schlugen ihn wiederholt, aber er ging geradezu wieder hinein, um sich erneut versohlen zu lassen, bis sie es aufgaben. Ihm gefiel es nicht, zwischen den Eltern zu schlafen, den Eltern auch nicht. Alle hatten einen unterbrochenen Schlaf. Der Junge konnte wegen seines Bettnässens nicht auf Pfadfinderwanderungen mit. Die Eltern hatten über Belohnung mit Spielzeughasen versucht, ihn zur Sauberkeit zu erziehen. Und sie gaben ihm eine Sammlung von Mineralien und Steinen, die er mochte. Er hatte auch eine Pfadfinderdecke.

Erickson thematisierte gegenüber dem Jungen „Selbstbestrafung". Egal, was die Eltern tun, näßt er ein und bestraft sich selbst, indem er im nassen Bett liegt. Noch nicht zufrieden mit dieser Bestrafung, steht er auf und geht zum Zimmer der Eltern, um sich mehr Strafen abzuholen, die die Eltern ihm auch geben. Warum sorgt er eigentlich nicht selbst für seine Bestrafung – warum gibt er sich nicht freiwillig und ehrlich und offen selbst die Strafe? Sie kamen schließlich überein, daß er seine Steine auf dem Boden ausbreiten sollte, um darüber seine Pfadfinderdecke zu legen, ins Bett zu gehen, das Bett um zwölf Uhr einzunässen, aufzuwachen und, anstatt im Bett zu liegen, sich zu sagen: „Gut, ich möchte Bestrafung, und ich werde sie selbst ausführen", um sich dann auf die Decke mit den Steinen zu legen, um dort den Rest der Nacht zu schlafen. Er gab seine Spielzeughasen auf, weil das eine „Bestechung" war, behielt seine Steine und schlief etwas weniger als einen Monat auf seinen Steinen. Dann entschied er sich, daß er genug davon hatte und in seinem Bett schlafen wollte und daß es ein trockenes Bett sein sollte.

Auf Haleys Frage nach Einbeziehung der Eltern sagte Erickson:
„Das war eine Sache zwischen dem Jungen und mir. Ich sagte ihm, daß, falls seine Mutter ihn auf den Steinen schlafend vorfinden würde, er der Mutter sagen solle, daß das seine eigene Abmachung mit dem Psychiater sei und daß sie mit diesem sprechen könne, dies würde ihr aber nichts bringen (‚but it wouldn't give her any satisfaction')." Erickson hatte mit einem Elternteil Kontakt und sagte zu diesem: „Laßt es mich in meiner Weise machen. Ich sende euch eine Rechnung, wenn der Junge mit Bettnässen aufgehört hat."

Das ist einer der Fälle, wo man seitenlang analysieren und diskutieren könnte, welche therapeutischen Konzepte Erickson benutzt hat und warum sie gerade bei diesem Jungen angebracht und wirksam waren. Hier möchte ich auf folgende Punkte eingehen:

Struktur der äußeren Interaktion wird Struktur des inneren Dialogs

Der russische Entwicklungspsychologe Wygotski betont die Idee, daß die Struktur der äußeren Interaktion zur Struktur des inneren Dialogs wird. Also kurz gesagt: So, wie mit dem Kind gesprochen wird, so spricht es mit der Zeit mit sich selbst. Wygotski stellt fest, „daß die Beziehungen zwischen den höheren psychischen Funktionen einmal reale Beziehungen zwischen Menschen waren. Die kollektiven, sozialen Verhaltensweisen werden im Entwicklungsprozeß zu Verfahren für die individuelle Anpassung, zu Verhaltens- und Denkformen der Persönlichkeit." Wygotski (1987, Bd. 2, S. 626) bezieht sich dabei auch auf Janet (1930, zitiert nach Wygotski a. a. O., S. 629): „Die Strukturen der höheren psychischen Funktionen sind also ein Abguß der kollektiven, sozialen, zwischenmenschlichen Beziehungen. Sie sind nichts anderes, als eine in die Persönlichkeit übertragene innere Sozialbeziehung, die ihrerseits die Grundlagen für die soziale Struktur der Persönlichkeit des Menschen bildet."

Mir erschien es die letzten Jahre interessant, dieses Prinzip in Therapien zu nutzen und zu thematisieren. So, wenn in einer Familie der Scheinwerfer der Aufmerksamkeit auf das gerichtet wird, was gerade nicht geklappt hat, indem zum Beispiel im Zeugnis des Kindes die fünf Fächer mit Verbesserungen übersehen werden und dafür gefragt wird: „Warum bist du in Erdkunde schlechter geworden?" Es verwunderte nicht, daß der Erwachsene später am Ende von streßreichen Arbeitstagen dazu neigte, sich mit Nichterledigtem abzuwerten, anstatt das immense Arbeitspensum zu registrieren. Oder wenn in einer Familie kritische Metafragen mit massiv bestrafenden Isolations- und Ausstoßungsreaktionen belegt wurden und der Erwachsene in kritischen Konfliktsituationen dazu neigte, depressiv aus dem Feld zu gehen beziehungsweise mit Konfusion zu reagieren, wenn Beziehungspersonen eine Metadiskussion führen wollten.

In einem anderen Fall kam ein junger Mann zu mir in Therapie, weil er kaum einmal in eine Disco gehen konnte, ohne verprügelt zu werden. Die Vorgeschichte ergab, daß er sehr oft unkontrolliert vom Vater verprügelt wurde. Er lernte es schließlich, das Prügeln zu provozieren, hatte diese Muster jedoch so dissoziiert, daß er unwillkürlich Prügel provozierte, ohne zu wissen, wie er das eigentlich arrangierte.

Auch im obigen Fall von Erickson scheint der Junge die ehemals äußeren Bestrafungsmuster der Eltern internalisiert zu haben und diese unwillkürlich zu inszenieren.

Erickson verschreibt ihm die Selbstbestrafung, verändert aber die dissoziiert-ritualisierte Verhaltenssequenz. Teilweise zumindest zeigt und deutet Erickson dem Jungen sein Verhaltensmuster. Ein Beispiel dafür, daß Erickson, wo nötig, auch über Einsicht arbeitete – auch wenn er in anderen Fällen dezidiert der Ansicht war, daß Einsicht für den therapeutischen Prozeß auch hinderlich sein kann. Das ursprünglich unbewußte Verhaltensmuster wurde einerseits bewußt gemacht und dann bewußt in modifizierter Form durchgeführt, wodurch der Junge schließlich Bettnässen wie Selbstbestrafung aufgeben konnte.

Fall 5: Die Ordeal-Technik

„Und nun ein anderer Zwölfjähriger, der immer noch Nacht für Nacht sein Bett naß machte. Sein Vater guckte den Jungen nicht mehr an und redete nicht mit ihm. Und als die Mutter ihn zu mir brachte, um mir alles zu erklären, schickte ich den Jungen ins Wartezimmer, bis die Mutter mir ihre Geschichte erzählt hatte. Von ihr bekam ich zwei interessante Informationen. Der Vater hatte selbst das Bett genäßt, bis er neunzehn war. Der Bruder der Mutter hatte das Bett genäßt, bis er etwa achtzehn war.

Die Mutter hatte viel Verständnis für ihren Sohn. Sie dachte, das Bettnässen wäre vielleicht erblich. Ich sagte ihr: ‚Ich werde in Ihrer Anwesenheit mit Jim sprechen. Sie hören bitte genau auf alles, was ich sage. Und Sie machen bitte alles so, wie ich es Ihnen sage. Und Jim wird auch alles so machen, wie ich es sage.'

Ich rief Jim herein und sagte: ‚Jim, deine Mutter hat mir schon erzählt, daß du ins Bett machst, und ich weiß, du möchtest gern trocken bleiben. Das ist etwas, was du noch lernen mußt. Und ich weiß einen ganz sicheren Weg, wie du dahin kommst. Natürlich mußt du dich ein bißchen anstrengen, wie immer beim Lernen. Ich weiß, die Sache ist dir wichtig genug, daß du etwas dafür tust. Um Schreiben zu lernen, hast du dich ja auch anstrengen müssen. Paß jetzt auf, was ich von dir und deinen Eltern verlange! Deine Mutter sagt, ihr steht alle morgens um sieben auf. Gut, ich habe deiner Mutter gesagt, sie soll den Wecker auf fünf stellen, und dann soll sie in dein Zimmer kommen und fühlen, ob dein Bett trocken ist. Wenn es naß ist, soll sie dich wecken, und dann geht ihr beide in die Küche, und du knipst das Licht an. Du wirst dich dann daran machen, ein Buch abzuschreiben. Du kannst dir aussuchen, welches.' Er suchte sich *Der König und der Bettelmann* aus.

Und zu seiner Mutter sagte ich: ‚Sie stricken, nähen und häkeln gern und machen Flickenteppiche. Sie werden sich zu Jim in die Küche setzen, während er das Buch abschreibt, das er sich ausgesucht hat. Sie bleiben still sitzen und nähen, stricken oder häkeln, morgens von fünf bis sieben. Dabei bleibt noch genug Zeit, daß Jim und der Vater sich anziehen können. Dann machen Sie Frühstück, und der Tag verläuft wie gewöhnlich. Und jeden Morgen um fünf werden Sie Jims Bett befühlen. Wenn es naß ist, wecken Sie Jim, gehen ohne ein Wort mit ihm hinaus in die Küche, fangen mit ihren Näharbeiten an, und Jim fängt mit seinem Abschreiben an. Und jeden Sonnabend bringen Sie mir, was er abgeschrieben hat.'

Dann schickte ich Jim hinaus und sagte zu der Mutter: ‚Sie haben also gehört, was ich gesagt habe. Eins habe ich aber nicht gesagt. Jim hat gehört, wie ich sagte, sie sollen sein Bett befühlen, ob es trocken ist, und ihn wecken, wenn es naß ist, und mit ihm in die Küche gehen und ihn sein Buch abschreiben lassen. Eines Morgens wird Jims Bett aber trocken sein. Dann legen Sie sich ruhig wieder hin und schlafen bis sieben. Wenn Sie dann wach werden, wecken Sie Jim und entschuldigen sich, daß Sie verschlafen hätten.' Binnen einer Woche fand die Mutter das Bett trocken. Also legte sie sich wieder hin und entschuldigte sich um sieben, daß sie verschlafen hätte. Am ersten Juli war Jim zu mir gekommen, und bevor der Juli um war, blieb Jims Bett regelmäßig trocken" (Zeig 1991, S. 136 f; bezüglich der Fallbeschreibung siehe auch: Haley 1985, Vol. III, pp. 94–98; 1978, S. 209 ff.)

Unter anderem schilderte Erickson dann noch, wie sich dadurch das Verhältnis von Vater zu Sohn verbesserte, was sich daran zeigte, daß der Vater Jim zum Angeln mitnahm – Vaters Lieblingsbeschäftigung.

Erickson fährt fort:

„Und ich bestellte Jim zu mir ins Sprechzimmer. Ich holte seine Schreibarbeiten heraus, alle chronologisch geordnet. Und Jim schaute sich die erste Seite an und sagte: ‚Das ist ja scheußlich! Ich hab' manche Wörter ausgelassen, und manche sind falsch geschrieben. Ich hab' ganze Zeilen ausgelassen. Und die Handschrift ist scheußlich.' Als wir dann eine Seite nach der anderen umblätterten, machte Jim ein immer zufriedeneres Gesicht: Seine Handschrift wurde besser und seine Orthographie auch. Er hatte nun keine Wörter oder Sätze mehr vergessen. Als wir bis zu Ende gekommen waren, war er sehr zufrieden.

Nachdem er wieder ein paar Wochen – drei Wochen – zur Schule gegangen war, ließ ich ihn zu mir kommen und fragte ihn, wie er in der Schule zurechtkäme. Er sagte: ‚Wissen Sie, das ist ganz komisch. Bisher konnte niemand in der Schule mich leiden. Niemand wollte mit mir spielen. Ich ging sehr ungern zur Schule und bekam schlechte Zensuren. Dieses Jahr nun bin ich Kapitän der Baseballmannschaft und kriege Einser und Zweier statt Vierer und Fünfer.' Ich hatte nichts weiter getan, als Jim ein neues Bild von Jim zu geben" (Zeig 1991, S. 138).

Gemeinsames Ordeal von Mutter und Sohn

Erickson benutzt hier seine „Ordealtechnik". Kurz gesagt besteht ein Ordeal darin, etwas von einem Klienten zu verlangen, das unangenehmer ist, als das Problem (vgl. Haley 1989). Erickson versucht hier sowohl dem Sohn sein Bettnässen als auch der Mutter ihre Solidarität mit dem Sohn zu „vermiesen". Denn „die Mutter hatte viel Verständnis für ihren Sohn", und Erickson bezog sie deshalb aktiv in die therapeutische Hausaufgabe mit ein. Mutter und Sohn haben von fünf bis sieben Uhr jeweils ihre Aufgabe zu erfüllen, und zwar schweigend. Das Element, „eine Aufgabe schweigend durchzuführen", taucht öfters in Ericksons Fallgeschichten auf. Er versucht wohl hier dadurch zu verhindern, daß alte Ermutigungs- und Koalitionsmuster zwischen Mutter und Sohn wirksam werden oder daß die Zeit „zerredet" wird, anstatt in kontemplativer Morgenstille in sich zu gehen und Lösungsmöglichkeiten zu suchen. Vielleicht versucht er auch nur, den Ordeal so unangenehm wie möglich zu halten.

Positive Nebenwirkung von Ordeals

Wenn Erickson Ordeals verwendete, versuchte er, oft zwei Fliegen mit einer Klappe zu schlagen. Er hätte sich irgend etwas Belangloses, Unangenehmes ausdenken können. Er gibt dem Jungen jedoch die Aufgabe, Bücher abzuschreiben, und stellt danach fest, daß das Schriftbild und die Rechtschreibung sich verbessert haben und in der Folge davon sich auch Jimmys Zensuren und Sozialkontakte insgesamt entscheidend verbesserten.

Also: Entweder der Junge gibt rasch sein Bettnässen auf, oder er hat eben längere Zeit die Chance, sein Schriftbild und die Rechtschreibung zu verbessern. Das hat gewöhnlich Auswirkungen auf die allgemeinen Schulleistungen, und in der Folge steigt das Selbstwertgefühl. Schließlich verbessern sich auch die Sozialkontakte. Eine sich selbstverstärkende positive Entwicklungsspirale wird in Gang gesetzt. Erickson hat diese Abschreibhausaufgabe auch bei anderen Kindern mit Erfolg benutzt.

Ohnehin gilt nach meinem Eindruck bei bettnässenden Kindern: Je höher das Selbstvertrauen beziehungsweise je geringer der Druck durch Schule, Familie oder sonstige Faktoren, die das Kind beschäftigen, desto leichter fällt es den Kindern, nachts trocken zu bleiben. Wenn Erickson dem Kind über sein Abschreibordeal ermöglicht, sich nebenbei Grundlagen für bessere Schulleistungen zu erarbeiten, schafft er vermutlich damit gleichzeitig indirekt auch ein besseres Klima für trockene Betten.

Nicht nach der Pfeife anderer tanzen

Interessant auch, was Erickson der Mutter alleine aufträgt: Wenn das Bett trocken ist, hat die Mutter sich wieder hinzulegen und sich zu entschuldigen, daß sie verschlafen habe.

Das erinnert mich an eine Stelle der Videobänder mit dem amerikanischen Pionier der Stimm- und Sprachtherapie Charles van Riper. Zum Abschluß der Therapie fragt Van Riper, wie sich der stotternde Klient (ca. 20 Jahre) verhalten wird, falls die Eltern ihn beim Heimatbesuch wegen seines besseren Sprechens loben werden. Der Klient sagt, daß er sagen würde, daß er bei van Riper in Therapie gewesen sei. Van Riper weist das zurück und sagt: „Ich sage Dir, was Du absichtlich stotternd sagen kannst: „JJJJJJJJJaaa, iiiiiich spspspspspreche schon viel bbbbbbbbbesser." Van Riper schließt an, daß der Klient nach niemandes Pfeife zu tanzen habe. Van Riper schien hierin eine Rückfallquelle zu sehen. Nachdem er mit viel Engagement dem Klienten dazu verholfen hat, sich und sein Stottern so zu akzeptieren und zu verändern, daß er ungleich besser kommunizieren konnte, wollte er nicht zulassen, daß die Eltern mit Lob indirekt alte Suggestionen in die Richtung: „Wenn du stotterst, bist du nicht in Ordnung" wiederauferstehen lassen.

Erickson verhindert hier wohl ebenfalls, daß die Mutter eventuell indirekt das Bettnässen fördernde Bemerkungen, Anerkennungen oder Ermutigungen gibt. Er hätte vielleicht auch sagen können: „Geben Sie keine Kommentare und kein Lob und keine Anerkennung." Aber was hätte dann die Mutter morgens sagen sollen. Man kann nicht Nicht-Kommunizieren. Es ist schwierig, die Aufforderung: „Denk nicht an den rosa Elefanten" zu befolgen. Wenn jemand nicht an den rosa Elefanten denken soll, ist es einfacher, ihn aufzufordern, an die lila Kuh zu denken. Also gibt Erickson der Mutter eine Kommunikationsvorgabe, indem er sie auffordert, sich zu entschuldigen, daß sie verschlafen habe. Für einen Zwölfjährigen ist ein trockenes Bett eine Selbstverständlichkeit, und ihn dafür zu loben, hat wohl doch irgendwo etwas Beschämendes.

Gleichzeitig wird es wohl auch bei der Mutter Suchprozesse auslösen: „Warum soll ich mich entschuldigen? Warum sagt er mir das so feierlich, ohne daß der Sohn dabei ist?" Vielleicht kommt die Mutter dadurch auf noch stimmigere Ideen, wie sie mit bestehenden oder überwundenen Schwachpunkten ihres Sohnes umgehen kann.

Fall 6: Der Musterknabe

„Hier nun noch ein anderer Fall: Ein Zwölfjähriger kam zu mir wegen Bettnässens – ein Zwölfjähriger über 1 Meter 80, ein sehr großer Junge also. Seine Eltern kamen mit ihm und erzählten mir, wie sie ihn wegen des Bettnässens bestraft hätten. Sie hatten ihn mit dem Gesicht in die nassen Laken gedrückt; er bekam keinen Nachtisch und durfte nicht mit anderen Kindern spielen. Er wurde ausgeschimpft und verdroschen. Er mußte selber seine Laken waschen und mußte selber sein Bett machen. Ab zwölf Uhr mittags bekam er nichts mehr zu trinken. Und zwölf Jahre lang ging Joe jeden Abend zu Bett, und zwölf Jahre lang machte er Nacht für Nacht sein Bett naß.

Schließlich kamen die Eltern mit ihm zu mir, in der ersten Januarwoche. Ich sagte: ‚Joe, du bist doch schon ein großer Junge. Du sollst mit anhören, was ich deinen Eltern zu sagen habe. Also, liebe Eltern, Joe ist jetzt mein Patient, und in meine Behandlung darf mir niemand dreinreden. Und die Mutter wird für Joe künftig wieder das Bettzeug waschen. Sie werden ihn nicht mehr ausschimpfen. Sie werden ihm nichts mehr versagen oder verbieten, was er sonst bekommen hätte. Sie werden über sein nasses Bett kein Wort mehr verlieren. Und der Vater soll ihn nicht mehr bestrafen oder ihm etwas verbieten. Sie werden ihn so behandeln, als wenn er nicht ins Bett machte, sondern ein Musterknabe wäre. In bezug auf Joe habe ich jetzt in allem das Sagen.‘

Ich versetzte Joe in eine leichte Trance und sagte: ‚Joe, hör mir mal gut zu! Du machst nun seit zwölf Jahren ins Bett, und nachts trocken zu bleiben, bis man das gelernt hat, dazu braucht jeder eine bestimmte Zeit. In deinem Fall dauert es länger als üblich. Das ist in Ordnung so. Du hast ein Recht darauf, dir dafür Zeit zu nehmen. Jetzt haben wir die erste Januarwoche. Ich finde, es wäre übertrieben, wenn du in weniger als einem Monat kapieren wolltest, wie man nachts trocken bleibt, und der Februar ist ein sehr kurzer Monat, darum weiß ich nicht, ob du das Bettnässen nicht lieber erst zum ersten April lassen solltest.‘

Für einen Zwölfjährigen ist es eine lange, lange Zeit von der ersten Januarwoche bis zum Sankt-Patricks-Tag (17. März) oder gar bis zum Tag der Aprilscherze. Lange, wohlgemerkt, für das kindliche Zeitgefühl. Und ich sagte: ‚Joe, es geht niemanden etwas an, ob du nun am Sankt-Patricks-Tag oder am ersten April mit dem Bettnässen aufhörst. Auch mich geht es nichts an. Das ist ganz und gar dein privates Geheimnis.‘

Im Juni kam seine Mutter zu mir und sagt: ‚Joe bleibt jetzt nachts trocken; ich weiß gar nicht, wie lange schon. Heute ist es mir nur zufällig aufgefallen, daß sein Bett schon seit ziemlich langer Zeit jeden Morgen trocken ist.' Sie wußte nicht, seit wann es so war, und ich wußte es auch nicht. Vielleicht seit dem Sankt-Patricks-Tag, vielleicht seit dem ersten April. Das war Joes Geheimnis. Seine Mutter und sein Vater merkten es im Juni" (Zeig 1991, S. 135 f.).

Der Fall ist noch einmal wie eine Zusammenfassung der typischen Vorgehensweisen, die Erickson bei Bettnässern benutzt. Neben den bereits vertrauten Elementen verlangt Erickson hier von den Eltern, daß sie ihn wie einen Musterknaben behandeln. Zum einen stellt Erickson die Ehre des Jungen wieder her und nimmt ihn von Anbeginn für voll, indem er sagt: „Du bist schon ein großer Junge, du sollst anhören, was ich deinen Eltern zu sagen habe." Zum anderen benutzt Erickson hier den Ansatz, daß sich jemand so verhalten soll, als ob das Problem bereits gelöst sei. Dies ist einer der lösungs- und zielorientierten Ansätze von Erickson, die das Team um Steve de Shazer so innovativ weiterentwickelte (de Shazer 1989).

Abschließende Bemerkungen oder: Vom faszinierenden Hammer des Handwerkers

Gemeinsame Elemente in individuellen Situationen

Eines der obersten Prinzipien von Erickson war, daß er versuchte, jeden Klienten als einzigartiges Individuum zu sehen. Als Individuum, das dementsprechend einzigartig individuell zu behandeln ist. Dieses Individualisieren von therapeutischen Vorgehensweisen ist in den obigen Fallgeschichten illustriert.

Es gibt jedoch auch einige sich wiederholende Muster in bezug auf Ericksons therapeutisches Vorgehen bei Bettnässern, die ich hier noch einmal zusammenfasse:

- Solidarisierung mit dem Kind – auch gegen die Eltern;
- die Therapie in die Hand des Kindes legen und die Eltern außen vorlassen;
- von Anbeginn Unterbrechen der Reihe erfolgloser Versuche beziehungsweise Versuch des Therapeuten, sich außerhalb dieser Reihe zu stellen;

- das Ganze wird als Lernprozeß definiert;
- zeitliche Strukturierung des Lernprozesses;
- Verminderung von Schamgefühlen und Aufbau von Selbstwertgefühlen;
- Arbeit über individuelle Ressourcen und Fähigkeiten, die das Kind mitbringt.

Indirektes Einbeziehen der Familie

Vordergründig könnte es so scheinen, als ob Erickson die Familie nicht in die Behandlung mit einbezieht. Er ergreift zwar einerseits einen einzeltherapeutischen Standpunkt, indem er sich mit den Kindern solidarisiert, sie alleine sieht und die Eltern in bezug auf die Überwindung der Symptomatik doch recht klar aus dem Geschehen drängt.

Andererseits erfaßt er doch relevante Systemkräfte und berücksichtigt diese in der Behandlung. Er akzeptiert, nutzt und übernimmt die negativen und widerständigen Gefühle der Kinder gegen die bisherige „Behandlung" seitens der Eltern. So zum Beispiel, wenn er betont, daß er sich keine Anweisungen geben lasse, oder wenn er den Jungen von Fall drei auffordert, am 13. absichtlich ins Bett zu machen. Er entwirft auch in einem Fall einen gemeinsamen Ordeal für Mutter und Sohn. Er spricht mit Eltern, spricht anschließend mit dem Kind alleine und schickt das Kind wieder hinaus, um mit der Mutter allein zu sprechen. Irgendwo ist dies Familientherapie und doch nicht – wenigstens nicht im üblichen Sinne.

Wie erzählte doch einmal die Sekretärin jener Plattenfirma, bei der der noch völlig unbekannte Elvis Presley zum Vorspielen anklopfte. Sie fragte ihn, was er denn spielen könne. Elvis habe geantwortet: „Alles, was Sie wollen, aber anders als alle anderen."

Ein weiteres gemeinsames Merkmal dieser Fälle ist, daß sie einerseits chronifiziert und andererseits lange „eskaliert" sind. Vermutlich gab es in Ericksons Praxis auch weniger spektakuläre Behandlungen des Bettnässens, wo er vielleicht einfach nur die Eltern motivierte, einen Belohnungsanreiz für das Kind zu schaffen. Des weiteren ist zu berücksichtigen, daß die meisten Fälle wohl aus einer Zeit stammen, wo das Erziehungsverhalten autoritärer als heute war. Heute erscheinen mir manche Eltern eher verunsichert und unternehmen

„sicherheitshalber" eher nichts, bevor sie etwas Falsches oder zu Autoritäres unternehmen.

Genauso, wie jeder Klient ein Individuum ist, so arbeitet jeder Therapeut und jede Therapeutin auch in seiner beziehungsweise ihrer Art, und so bewahren und praktizieren sie vor allem vieles von bewährten Vorgehensweisen. Ich persönlich arbeite teilweise ganz anders, lasse mich aber immer wieder gerne von Ericksons Fällen und Ideen inspirieren. Wenn ich mich dann zu sehr von Perfektionsbedürfnissen geplagt sehe oder mein Helfertrip mich zu sehr zwickt, dann erinnere ich mich an eine Hausaufgabe, die ich einmal einem Kollegen empfohlen habe. Ich hatte damals geraten, sich ein Taxi zu bestellen und zum Fahrer zu sagen: „Fahren sie mich irgendwohin, ich werde überall gebraucht." Wer möchte, kann sich für diese Fahrt natürlich auch eine Kassette von Elvis mitnehmen.

Vom Hammer des Therapeuten

Obwohl: Ich würde eigentlich auch mal gerne wie Erickson über die Pupille des Bettnässers arbeiten. Vielleicht habe ich ja Glück, und in meiner Nachbarschaft wohnt ein Bettnässer, der Bogen schießt, mit dem die Eltern ungut umgegangen sind und der überragende sportliche Möglichkeiten hat.

Es hat einmal einer gesagt: „Wenn man als einziges Werkzeug einen Hammer hat, dann sieht alles verdammt nach einem Nagel aus." Ich vermute, daß das sogar auch gilt, wenn man einen faszinierenden Hammer in einem noch faszinierenderen Werkzeugkasten hat.

Die individuelle therapeutische Situation mit dem jeweiligen einzigartigen Kind sollte die Vorgehensweise nahelegen, und nicht das brillante Handwerkszeug. Es spricht jedoch auch viel dafür, sich in dem Gebrauch der Werkzeuge zu schulen, so daß man in der entsprechenden Situation damit vertraut ist.

Therapeutische Anekdoten bei der Behandlung von Sprachstörungen

Uwe Gabert-Varga und Bernhard Trenkle

Zusammenfassung

Die Autoren beschreiben verschiedene Einsatzmöglichkeiten von therapeutischen Anekdoten bei der Behandlung von Sprachstörungen. Dabei werden einige Möglichkeiten der Integration von hypnotherapeutischen Interventionsmethoden in die Sprachtherapie am Beispiel von „Leseübungstexten" für Stotterer dargestellt und anhand von kurzen Beispielen illustriert.

Vorbemerkung

Die Therapie von Sprachstörungen beschränkt sich in vielen Fällen nicht allein auf die Arbeit am Symptom, wie sie durch spezifische Sprechübungen geleistet werden kann. Langdauernde Störungen der kommunikativen Fertigkeiten wie beispielsweise das Stottern gehen häufig mit massiven Selbstwertproblemen oder Entwicklungsstörungen einher, die sich in mannigfaltigen Vermeidungsängsten äußern und eine rein symptomorientierte Therapie bei diesen Klienten erschweren oder gar zum Scheitern verurteilen. Der Therapeut steht in diesen Fällen vor der Aufgabe, neben der eigentlichen Sprachtherapie Psychotherapie im engeren Sinne zu leisten, um eine Besserung überhaupt zu ermöglichen oder erreichte Fortschritte gegen Rückfälle zu stabilisieren. Dies gestaltet die Behandlung dieser Störungen langwierig und aufwendig.

Möglichkeiten der Integration psychotherapeutischer Interventionen in die Sprachtherapie zu suchen, ist in dieser Situation eine Frage der Ökonomie. Zusätzlich können sie diesen Therapiesektor für den Psychotherapeuten jedoch interessanter machen, indem sie neue Herausforderungen an seine Kreativität stellen.

Die Arbeit von Charles van Riper (1986), der es in vorbildhafter Weise versteht, beide Ebenen der Sprachtherapie zu verbinden, und die psycho- und hypnotherapeutischen Ansätze Milton H. Ericksons gaben uns selbst den Anstoß, nach solchen Möglichkeiten zu suchen (vgl. Trenkle 1988, Trenkle und Brunner 1986).

Ein Bereich, der hier thematisiert werden soll, ist der Einsatz therapeutischer Anekdoten als Lese- und Sprachübungstexte.

Geschichten als therapeutisch wirkende Sprechtexte

Allgemeine Darstellung der Methodik

Wie die Befunde von Hoppe und Winderl (1986) und Gabert-Varga et al. (1991) nahelegen, sind therapeutische Anekdoten aufgrund der hohen kognitiven Verarbeitungstiefe und der vielfältigen Möglichkeiten, elaborative Prozesse auszulösen, besonders geeignet, bewußte Korrekturprozesse zu umgehen, also wenig Reaktanz hervorzurufen und somit andauernde therapeutische Effekte zu erzielen.

Beim Gebrauch der Metapher als Lese- oder Sprachübungstext kommt hinzu, daß der Klient mit seiner ganzen Aufmerksamkeit darauf fokussiert ist, die jeweilige Sprachübung korrekt auszuführen. Die kritische Verarbeitung des Inhaltes wird durch die Begrenztheit bewußter, informationsverarbeitender Prozesse erschwert oder zieht ein „overloading" nach sich, wie es in den hypnotherapeutischen Konfusionstechniken auf anderen Wegen angestrebt wird. Die Dissoziation der inhaltsverarbeitenden Prozesse ist damit bereits durch die Struktur der Aufgabe vorgegeben.

Ein weiterer Vorteil der Methode besteht darin, daß der Klient von der Aufgabe stärker absorbiert und angesprochen wird, wenn der verwendete Text auf seine spezifische Situation zugeschnitten ist, als wenn ein Übungstext Verwendung findet, der zufällig ausgewählt wurde, und der Klient zum Thema keinerlei Verbindung hat. Der Bezug zur eigenen Problematik wird bei therapeutischen Anekdoten vom Klienten meist auch dann erahnt, wenn er nicht bewußt darüber Auskunft geben kann, warum ihn diese Geschichte fesselt. Eher stupide Übungen, wie die Desensibilisierung bestimmter Buchstaben oder Worte, lassen sich so in einen individuell „sinnvollen" Kontext stellen, Langeweile wird dadurch reduziert, und die Klienten sind aufmerksamer bei den Übungen.

Für dieses Vorgehen spricht auch, daß neben der linkshemisphärischen, rein verbalen Verarbeitung und Übung des Sprachverhaltens durch die Verwendung von Metaphern vermehrt visuelle und kinästhetische, also mehr ganzheitliche Erlebnisrepräsentationen der rechtshemisphärischen Informationsverarbeitung in den therapeutischen Prozeß mit eingeschlossen werden. Der Klient ist, salopp ausgedrückt, „mehr bei der Sache".

Zudem bieten persönlich ansprechende Geschichten mehr Möglichkeiten, das Erlernte bzw. Geübte an vorhandene Gedächtnisschemata anzuknüpfen und somit über einen längeren Zeitraum zu behalten.

Therapeutische Anekdoten als Lese- bzw. Sprachübungstexte können außerdem problemlos als Vehikel für weitere hypnotherapeutische Interventionen verwandt werden, beispielsweise können Suggestionen in der ersten oder zweiten Person in Form von direkten Reden in den Text „eingestreut" werden.

Beispiele für psychotherapeutische Lesetexte

Therapeutische Anekdoten als Leseübungstexte in der Sprachtherapie können verschiedene psychotherapeutische Funktionen erfüllen, von denen im folgenden einige thematisiert werden sollen.

Pacing des Klienten zur Verbesserung des Rapports

Die Verwendung von therapeutischen Anekdoten in der Sprachtherapie ermöglicht es, die Beziehung zum Klienten zu verbessern, indem seine spezifische Problemsituation auf der symbolischen Ebene abgebildet wird, wodurch sich der Klient mit der Hauptfigur der Metapher identifizieren kann. Diese Identifikation kann ganz bewußt oder auch „nur" gefühlsmäßig erfolgen. Sie schafft die Grundlage bzw. Bereitschaft, die folgenden Lösungsvorschläge als passend und praktikabel in Erwägung zu ziehen. Der Klient spürt, daß der Therapeut seine Probleme versteht, ohne daß sie immer wieder in aller Peinlichkeit ausgetreten werden müssen. Zur Illustration, wie eine solche Abbildung der Problemsituation eines Stotterers aussehen kann, folgt hier der Beginn eines Lesetextes, der für einen 13jährigen Stotterer in unserer Praxis geschrieben wurde:

„Charlie hatte schon lange die Schnauze voll, es ärgerte ihn maßlos, aber meist ganz im Stillen, wenn Leute seine Sommersprossen bemerkten und – so meinte er – verächtlich den Kopf schüttelten. Seit einiger Zeit ging das jetzt schon so. Früher, als er noch kleiner war, hatten ihm seine Sommersprossen noch gar nichts ausgemacht, damals wußte er genau genommen noch gar nicht, daß er so was hatte. Als er in die Schule kam, wurde das anders. Ihm schien, die anderen würden ihn manchmal deshalb verspotten, wenn er es zwar auch nie richtig mitbekam, aber manchmal lachten sie einfach grundlos oder unterhielten sich über irgendwas, was Charlie nicht mitbekam, und der Grund waren bestimmt seine Sommersprossen, bestimmt!"

In der Riperschen Stottertherapie dient das „Pacing" der Ausgangssituation und die im folgenden dargestellte Schaffung eines Rahmens für Lernfahrungen der „Motivation" des Klienten, die langwierige und unangenehme Arbeit am Sprachproblem aufzunehmen und vor allem auch durchzustehen.

Erinnern an frühere erfolgreiche Lernprozesse

Um vergangene Lernerlebnisse des Klienten für die bevorstehenden Lernprozesse zu nutzen, werden die Klienten in der hypnotherapeutischen Arbeit zuerst einmal an Situationen erinnert, in denen nach anfänglichen Schwierigkeiten Probleme und Neues erfolgreich bewältigt wurden. Naturgemäß geht eine solche Reorientierung auf frühere Lernpotentiale in unterschiedlichem Ausmaß mit Regression einher. Ein von Erickson zu diesem Zweck häufig verwendetes Ressourcenbild ist das Erlernen des Alphabets in der Grundschule. Indirekt wird damit suggeriert: „Therapie ist wie Lernen. Und schon oft hast du gedacht: ‚Das lerne ich nie!'. Und schon wenige Monate später ging alles leicht und automatisch."

In der oben bereits zitierten Metapher des Jungen, der sich über seine Sommersprossen sorgte, bauten wir dieses Element wie folgt ein:

„Als Charlie an diesem Abend im Bett lag, konnte er nicht gleich einschlafen, weil ihm noch die Rechenarbeit durch den Kopf ging, die sie heute zurückbekommen hatten. Er war ziemlich stolz, daß er nur so wenige Fehler gemacht hatte, obwohl die neuen Aufgaben den anderen in seiner Klasse alle besonders schwerfielen. Es hatte zwar bei ihm auch eine Weile gedauert, bis er es kapiert hatte, aber jetzt wußte er einfach, wie es ging. Irgendwie trieben seine Gedanken schließlich davon weg, und er erinnerte sich, daß er auch schon viele andere Dinge in der Schule ganz gut begriffen hatte. Schließlich kam er beim Lernen der Buchstaben in der ersten Klasse an. All die komischen Zeichen zu lernen, wie schwierig es am Anfang schien, ein P und ein B auseinanderzuhalten, und jetzt war es natürlich auch kein Problem mehr, das große O und das Q zu unterscheiden. Das erinnerte ihn irgendwie an sein Fahrrad und an die Zeit, als er das erste Mal drauf saß und seine Beine kaum zu den Pedalen runterreichten. Wie er sich damals bemühte, gleichzeitig die Balance zu halten und zu lenken und zu treten und auch noch die Klingel und die Handbremse zu bedienen; dann dachte er wieder daran, wie er heute nachmittag auf dem Parkplatz Slalom gefahren war, und das gab ihm irgendwie ein gutes Gefühl, und er schlief zufrieden ein."

„Säen" – Vorbereitung therapeutischer Schritte

Das geschickte Vorbereiten von zukünftigen Therapieschritten wurde vor allem unter dem Stichworte „Seeding" oder Säen thematisiert. Wir verweisen hier auf den Artikel von Jeff Zeig (1987) zu diesem Thema. Erickson und Rossi (1981, S. 38) bezeichnen Aspekte dieses Vorgehens als indirektes assoziatives Fokussieren. Ein für den Patienten relevantes Thema wird aufgegriffen, ohne daß es offensichtlich mit dem Patienten in Verbindung gebracht wird. Bandler und Grinder (1977, pp. 59–71) greifen den Vorgang als Auslöser eines „transderivational search" auf. Durch das beiläufige Ansprechen bestimmter Themen innerhalb einer Metapher werden Assoziationen beim Klienten geweckt, die ihn beispielsweise auf gefürchtete Übungen oder Hausaufgaben zur Desensibilisierung vorbereiten, die später in derselben Behandlungsstunde oder auch erst in den kommenden Wochen durchgeführt werden. Auf diese Weise ist der Klient nicht plötzlich mit einer unangenehmen Aufgabe konfrontiert, sondern kann sich langsam darauf vorbereiten.

In dem Lesetext von „Charlie" sieht das so aus: „In der Nacht hatte er seltsame Träume. Einmal träumte er, es sei irgendwann in ein paar Tagen oder vielleicht in einer Woche, und er ging im Traum umher und fragte jeden, den er kannte, ob er seine Sommersprossen störend fand …"

Die Verwendung von unvollständigen Geschichten

Die distanzierte Betrachtungsweise der eigenen Problemkonstellation in einer symbolischen Form erleichtert es dem Klienten, selbst Lösungsstrategien für die Figuren der Metapher zu generieren, die er in der Folge auf seine eigene Situation übertragen kann. Zu diesem Zweck kann es auch sinnvoll sein, Metaphern zu verwenden, die über ein Spiegeln der Situation des Klienten nicht hinausgehen, sondern ihn selbst mit der Auffindung von Lösungen für die behandelte Problemstruktur beauftragen. Im Anschluß an die Darstellung der Situation kann dem Klienten beispielsweise bis zur nächsten Therapiestunde die Aufgabe gegeben werden, positive Ausgänge für eine angefangene Geschichte zu suchen, wodurch der Klient in die Lage versetzt wird, seine eigenen Schwierigkeiten aus einer dissoziierten Perspektive zu betrachten.

In diesem Sinn eingesetzte Metaphern können neben neuen Lösungsversuchen des Klienten wichtige diagnostische Aufschlüsse über die vorhandenen Ressourcen des Klienten, die aus seiner eigenen Wahrnehmung ausgeblendet sind, liefern. Häufig verdeutlichen sie auch die Barrieren, die den Klienten hindern, die vorhandenen Fähigkeitsreserven tatsächlich als Lösung seiner Probleme einzusetzen. In der Folge können solche Fähigkeiten mit Hilfe von weiteren Interventionen dem Verhaltensrepertoire des Klienten wieder eingegliedert werden.

Zur Illustration, wie ein solches Vorgehen in einem Leseübungstext aussehen kann, folgt hier die Fortsetzung der oben bereits zitierten Metapher:

„Als Charlie am Morgen erwachte, konnte er sich nur noch dunkel daran erinnern, daß er in der Nacht lauter merkwürdiges Zeug geträumt hatte. Er konnte sich an diese Träume nur in ganz kleinen Bruchstücken erinnern, aber jedenfalls ging er aus dem Haus; und in dem Moment, als er die Türklinke in die Hand nahm, spürte er, daß er plötzlich neugierig war, zu entdecken, wie andere auf seine Sommersprossen tatsächlich reagierten. Das beschäftigte ihn tagelang, weil die Idee völlig neu war. Bei allen Leuten versuchte er, genau herauszubekommen, wie sie sich verhielten, wenn sie seine Sommersprossen bemerkten. Diese Neugier nahm ihn vollkommen gefangen, dabei merkte er gar nicht, daß er keine Zeit mehr hatte, so ängstlich zu sein.

Die anderen danach zu fragen, wie sie seine Sommersprossen tatsächlich fanden, schob er jedoch zunächst Tag für Tag vor sich her. Irgendwie traute er sich einfach noch nicht. Er überlegte und überlegte, was ihm dabei helfen könnte, diesen Schritt zu tun. Schließlich hatte er eine Idee, die ich dir aber leider nicht verraten kann, weil man sie mir nicht erzählt hat. Was meinst du denn, was das gewesen sein könnte?"

Desensibilisierung der Vermeidungsängste durch Überspitzung und Provokation

Um dem Stotterer vor Augen zu führen, wie absurd manche seiner Vermeidungsversuche sind und auf welchem Weg Vermeidungsängste zu einer Verschlimmerung der Symptomatik führen, ist es sinnvoll, dem Klienten die Dynamik dieser Angst-Vermeidungsspirale klarzumachen. Eine Form, die sich hier anbietet, ist das von Lazarus als „blow up" bezeichnete Verfahren, die Ängste des Patienten vollkommen übertrieben darzustellen. Eine solche überzogene metaphorische Darstellung der Vermeidungsängste und Vermeidungsversuche in Form eines Lesetextes ermöglicht es, diese brisanten Themen auf einer humorvollen Ebene aufzugreifen. Häufig sind Stotterer dadurch in der Lage, auf diesem Weg über ihre eigenen Ängste zu lachen, da sie durch die distanzierte Betrachtung die Absurdität ihres eigenen Verhaltens wahrnehmen können. Zur Verdeutlichung dieses Vorgehens wiederum ein Teil aus dem Lesetext von „Charlies Sommersprossen":

„In den folgenden Tagen änderte sich auch noch etwas anderes: Es kam Charlie plötzlich total absurd vor, was er schon alles gemacht hatte, um seine Sommersprossen wegzukriegen. Anstatt mit den anderen zu spielen, war er lieber zu Hause geblieben, um sich mit seinen Flecken zu beschäftigen. Das hatte die anderen natürlich noch in ihrer Meinung bestärkt, er sei eingebildet. Er blieb also zu Hause und versuchte es als erstes mit Wasser und Seife. Diese Behandlung zeigte leider auch nach einer anstrengenden Woche noch keinen sonderlichen Effekt: Seine Haut wurde etwas trocken und brüchig, hier und da zeigte sich ein kleiner roter Pickel, die Sommersprossen blieben unverändert. Als nächstes kaufte er sich heimlich ein Gesichtswasser, von dem es in der Reklame im Radio immer hieß, man bekäme von ‚Klarsauber' eine reine Haut wie ein ungeborener Pfirsich bei Sonnenaufgang. Auch davon gingen die Sommersprossen nicht weg, lediglich die kleinen roten Pickel veränderten sich ein bißchen: Sie wurden etwas größer.

In der Schule wich er den Blicken der anderen aus und versuchte sein Gesicht möglichst zu verstecken. Wenn ihn jemand ansprach, wurde er leicht rot und sah dadurch nicht viel hübscher aus. Diese Tatsache wurde, da Charlie sich als ausgezeichnetes Beschimpfungsobjekt erwiesen hatte, ins Repertoire mit aufgenommen und er hieß fortan ‚Streusel-Charlie mit der roten Birne'. Ab da hatte Charlie auch noch Angst, rot zu werden, und lief meist allein deshalb schon vorher rot an, bevor er das Klassenzimmer betrat. Zu Hause ging es zuerst noch ganz gut, da er sich der Sonne nicht mehr aussetzte und da er hier keine Angst hatte, rot zu werden. Deshalb hatte er hier meist eine sehr blasse Gesichtsfarbe, und die Sommersprossen bildeten einen hübschen Kontrast auf dem hellen Hintergrund.

Als nächstes Mittel versuchte er Gurkenscheiben, die legte sich Mutter manchmal aufs Gesicht, ebenso Buttermilch – was er einer Kosmetikzeitschrift entnommen hatte. Er scheuerte sein Gesicht mit Weizenkleie und Meersand, mit etwas Überwindung benutzte er auch Zwiebelsaft. Das hatte er sich selbst ausgedacht, und auf den Rat eines Cousins – allerdings mit noch mehr Widerwillen – benutzte er auch Taubenmist. Der Erfolg war mäßig: Mal wurden die Pickel größer oder es wurden mehr, oder sie wurden größer und mehr, oder es geschah gar nichts – die Sommersprossen jedenfalls veränderten sich nicht. Im Winter war es schon einfacher. Er ließ sich eine Winterskimütze schenken, die das ganze Gesicht einhüllte. Die Lehrerin versuchte er an diesem Tag mit einer vorgespielten Erkältung davon zu überzeugen, daß er die Mütze im Unterricht aufbehalten durfte, dann damit, daß ihn friere, schließlich noch mit Ohrenweh, was tatsächlich akzeptiert wurde. Allerdings mußte er nun jeden Tag Auskunft über sein Ohrenweh geben.

Am liebsten wäre er in dieser Zeit gar nicht mehr in die Schule gegangen, aber da hätte die Mutter niemals mitgespielt. Nachmittags arbeitete er fieberhaft weiter an seinem Gesicht: Essig, Fleckenwasser, Nitrolackverdünnung, bei Vollmond setzte er sich nachts heimlich ans Fenster und versuchte sie, auszubleichen. Zusätzlich beschäftigte er sich seit kurzem noch mit einer ganz anderen Strategie: Er übte, wenn er mit jemandem sprach, damit man ihm nicht ins Gesicht schaute, zur Ablenkung mit den Ohren zu wackeln. Vor dem Spiegel klappte das damals schon ganz gut."

Beeinflussung der Sprechgeschwindigkeit

Das folgende Beispiel stammt aus einer Reihe von Lesetexten, die wir mit dem Ziel einsetzten, die Sprechgeschwindigkeiten unserer jugendlichen Stotterer herabzusetzen. Wir beobachten häufig Stotterer, die aus Vermeidungsängsten heraus zu einer überhöhten Sprechgeschwindigkeit tendieren, was die Qualität ihrer Sprache meist weiter reduziert. Die handelnde Figur dieses Ausschnittes ist ein kleiner Fisch, der nicht mit anderen Fischen zusammen spielen kann, weil sich seine Flossen immer zu schnell bewegen und er deshalb zu schnell für die anderen kleinen Fische schwimmt. Die Idee zu dieser Metapher stammt von Mills und Crowley (1986, dt. 1996) und wurde von diesen vor allem für hyperaktive Kinder entwickelt.

„Eines Tages entdeckte Flitzeblau selbst, wie er über eine Zeit nachdachte, als die Strömungen des Meeres langsam und friedlich waren. Er dachte bei sich: ‚Wie war das nur, wie fühlte es sich bloß an, als das Wasser in dieser Zeit so ruhig und angenehm floß?', und mit der Zeit konnte er sich wirklich erinnern, wie es sich anfühlt, in so einem langsamen, gemütlichen Strom zu treiben. Als er diese entspannenden Gedanken hatte, merkte er plötzlich, daß seine Flossen auch langsamer geworden waren! Er war sehr erfreut über diese Entdeckung und neugierig, in anderen Situationen auszuprobieren, ob es da dasselbe bewirken würde, und dachte: ‚Ich bin doch mal gespannt, ob ich auch an anderen Tagen so mühelos und gemütlich dahingleiten kann?' Und das war auch so. Flitzeblau schwamm zu einigen jungen Fischen, die gerade zusammen mit ihrem Lehrer die wunderschönen Farben eines Korallenriffes betrachteten. Er erinnerte sich wieder an die sanfte, langsame Strömung des Wassers und sagte zu sich selbst: ‚Wenn ich mich nun an die angenehme ruhige Strömung erinnere, kann ich auch selbst langsamer und entspannter werden.' Tatsächlich wurde die Bewegung seiner Flossen langsamer und er begann nun, mit den anderen Fischen zusammen sehr viele wichtige Dinge zu lernen. Und all die anderen jungen Fische waren überrascht und froh, daß Flitzeblau nun mit ihnen zusammen spielen und schwimmen konnte."

Abschließende Bemerkungen

Die Idee, Lesetexte, die ursprünglich primär sprachtherapeutischen Zielen dienten, wie Unisono-Lesen, Üben von beziehungsweise Desensibilisieren der Ängste vor bestimmten Buchstabenkombinationen, Üben von Sprachtechniken, auch „unterschwellig" inhaltlich psycho- wie sprachtherapeutisch anzureichern, hat sich als sehr fruchtbar erwiesen.

Zuletzt sei erwähnt, daß die Möglichkeit, solche Texte schon vor der Sitzung in Ruhe vorzubereiten, auch den Therapeuten, der im spontanen Konstruieren und Erzählen von Metaphern noch nicht so versiert ist, in die Lage versetzt, diese anzuwenden und deren Konstruktion zu üben.

Symbolhandlungen: Ritus oder Zwang?

Hypnotische Techniken zur Behandlung von Kindern mit einschränkenden, zwangartigen Handlungen und Gedanken

Susy Signer-Fischer

Einleitung

Sowohl im Ritus als auch im Zwang sind hypnotische Aspekte enthalten, die in der Hypnosetherapie verwendet und genutzt werden können. In den Fallbeispielen werde ich auf verschiedene hypnotische Techniken zu sprechen kommen, die speziell für die Behandlung von Zwangssymptomen bei Kindern geeignet erscheinen. Natürlich kann vieles für die Behandlung Erwachsener übernommen werden. Ich bin der Meinung, daß wir von den Kindern lernen können, da sie fähig sind, ihr Leiden und dessen Entstehung sowie das Überwinden der Störung genau zu beschreiben.

Regelmäßig ausgeführte Symbolhandlungen vermitteln das Gefühl, Kontrolle in einem bestimmten Lebensraum zu besitzen. Symbolhandlungen können einer Person in einer gewissen Lebensphase und an einem bestimmten Ort Freiheit und Sicherheit zugleich geben, zu einer anderen Zeit an einem anderen Ort unangepaßt sein und der Person Handlungsmöglichkeiten nehmen.

In der Behandlung von Kindern wie auch von Erwachsenen gilt es, das richtige Maß, die sinnvolle Anwendung von Symbolhandlungen zu finden.

1. Begriffe

1.1 Die drei Bedeutungsebenen

Auf der vertikalen Achse des dargestellten Schemas liegen die drei Bedeutungsebenen: die funktionale, die symbolische Bedeutungsebene und die Versicherungsebene. Die verschiedenen Begriffe, nämlich konkrete und eventuell regelmäßige Handlung, Ritus und Ritual, Zwang, werden auf der horizontalen Achse dargestellt.

Die drei Bedeutungsebenen

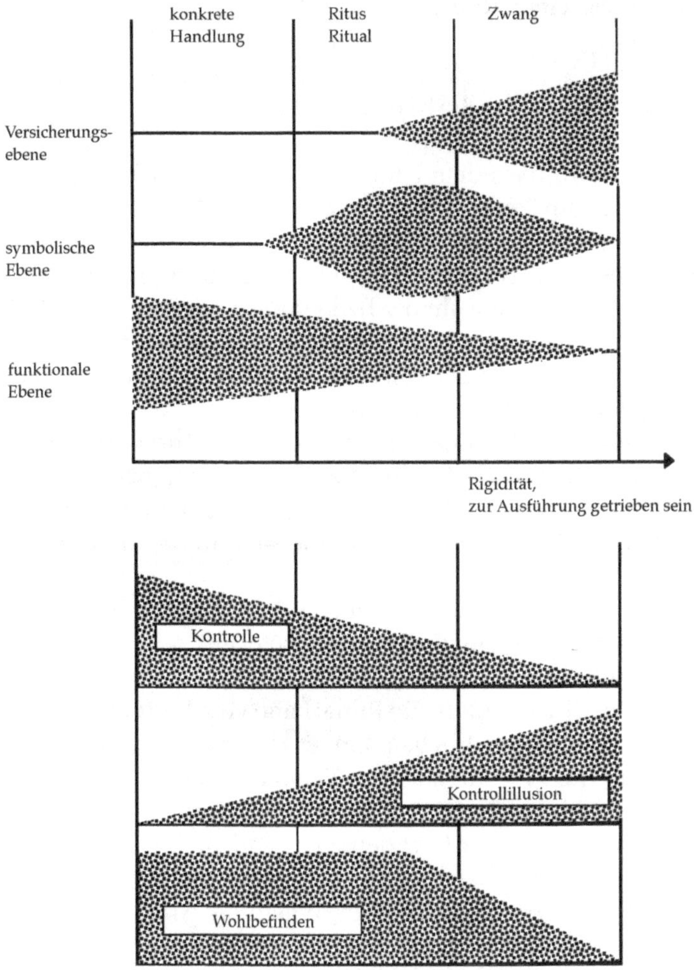

Regelmäßige, konkrete Handlungen mit funktionaler Bedeutung können eine weitere, eine symbolische Bedeutung erhalten. Damit ist der Ritus geschaffen. Hier tritt die funktionale Bedeutung immer mehr in den Hintergrund, dafür ist die symbolische Bedeutung wichtiger. Weil im Ritus eine Bedeutungsebene mehr enthalten ist, steigt auch die Wichtigkeit der Ausführung, das heißt es ist schwerwiegender, einen Ritus zu unterlassen als eine funktionale Handlung. Wird noch eine Bedeutungsebene hinzugefügt, ich nenne sie einmal die Versicherungsebene, kann der Ritus oder das Ritual in einen Zwang übergehen. Es ist wiederum schwieriger, eine Zwangshandlung zu unterlassen als einen Ritus.

1.2 Definitionen und Abgrenzungen

1.2.1 Ritus und Ritual

Unter *Ritus* wird nach dem Duden „ein Brauch in Worten, Gesten oder Handlungen (kollektiv)" oder „das Vorgehen nach festgelegter Ordnung, ein Zeremoniell" verstanden.

Rituell bedeutet „dem Ritus entsprechend" und „in der Art eines Ritus". Im *Ritual* ist sowohl die Bedeutung des Ritus als auch das Verhalten in bestimmten Grundsituationen, besonders bei Tieren enthalten. Nach O. van der Hart (1983) enthalten Rituale folgende Elemente und Eigenschaften:

Wiederholung: Je häufiger ein Ritual durchgeführt wird, desto rigider wird es. Ein Ritual ist nicht ein einmaliges Ereignis, auch wenn ein Individuum oder eine Gruppe es während ihrer Entwicklung nur einmal durchführt, wie zum Beispiel eine Taufe, Konfirmation, Firmung.

Rigider Charakter: Rituale enthalten rigide Muster und Handlungen, die für gewisse Situationen spezifisch sind, wie zum Beispiel in der Messe.

Vorgeschrieben, festgelegt: Ein Ritual kann vom Individuum selbst oder von außen vorgeschrieben sein. Es ist für Zeit und Raum vorgeschrieben, das Abendmahl zum Beispiel findet an bestimmten Sonntagen in der Kirche statt; das große Feuer am Funkensonntag am Ende des Winters wird auf dem Dorfplatz angezündet.

Symbolischer Charakter: Rituale sind Gewohnheiten und Bräuche mit etwas Speziellem (customs with something extra). Gewöhnlich haben Symbole in Ritualen mehr als eine Bedeutung, wie zum Beispiel Verbundenheit, Wir-Gefühl, Integration.

Veränderter Bewußtseinszustand: Diejenigen, die Rituale ausführen, bezwecken eine Veränderung des Bewußtseinszustandes. In der Messe ist sogar eine Substanz eingebaut, die Bewußtseinsveränderung fördert: der Weihrauch. Auf alle Fälle sollen Rituale mindestens die Aufmerksamkeit der Beteiligten binden, um Botschaften an das Unbewußte zu senden. Da Riten und Rituale Rigidität enthalten, können sie auch den Fortschritt und die Entwicklung hemmen. Rituale können mit der Zeit aushöhlen; das heißt, ihre symbolische Bedeutung nimmt ab, die Rigidität nimmt zu.

Es besteht die Gefahr, daß Rituale mißbraucht werden. Dies kann zum Beispiel geschehen in totalitären Staaten zu politischen Zwecken, in religiösen, sektenartigen Gemeinschaften oder im Okkultismus, in dem die Messe zur schwarzen Messe umfunktioniert wird. Auch Familienrituale laufen Gefahr, auszuhöhlen; sei es, daß sie nicht mehr an die Zeit (an die Entwicklungsstufe der Kinder, an den Zeitgeist) angepaßt wurden, daß sie an symbolischer Bedeutung verloren haben; Familienweihnachtsfeiern zum Beispiel. Wird der Symbolgehalt kleiner und die Rigidität größer, bekommen Rituale eine zwanghafte Komponente. Diese zwanghafte Komponente wird dann meist vor sich und anderen lange abgestritten, da deren Erkenntnis Unsicherheit hervorruft.

Levi-Strauss (zit. nach van der Hart 1983) meint, daß symbolische Handlungen konkrete Handlungen formen, beim Erntedankfest zum Beispiel wird der letzte Wagen des Umzugs bekränzt.

1.2.2 Zwang:

Merkmale (nach Reinecker 1991):

1. **Innerer subjektiver Drang,** bestimmte Dinge zu tun oder zu denken;
2. **Widerstand** gegen den Gedanken bzw. die Ausführung der Handlung;
3. **Einsicht in die Sinnlosigkeit** dieser Gedanken und Handlungen.

Von der *Persönlichkeitstheorie* her handelt es sich bei wiederholten Handlungen dann um einen Zwang, wenn eine Handlung ausgeführt wird, um mehr Kontrolle zu erhalten, diese Handlung aber nicht wirklich Kontrolle bringt. In diesem Sinne haben viele Symptome und Problemverhalten zwanghafte Eigenschaften. Denken Sie zum Beispiel an das unkontrollierte Herumschreien einer Mutter, jedesmal wenn ihr Sohn in quengeligem Ton beim Aufgabenmachen sagt: „I chume nid druss" (ich komme nicht drauf), obwohl sie weiß, daß dies der Sache nicht dient.

Im klinischen Sinn besteht ein Zwang, sobald jemand darunter leidet. Dies kann das Individuum, das den Zwang selbst hat, oder jemand aus seiner Umgebung sein. Zwangshandlungen, Zwangsvorstellungen, Zwangsgedanken, Zwangsbefürchtungen sind schwierig abzugrenzen gegenüber Ängsten und Phobien. Sie sind natürlich mit ihnen verknüpft, da zwangsartige Handlungen einerseits dazu dienen sollen, mit Ängsten fertig zu werden, und andererseits die Unkontrollierbarkeit der Ausführung Ängste produziert. Wie vorher dargestellt, ist auch der Übergang zwischen Zwängen und Riten fließend.

Zwangsartige Handlungen und Gedanken werden vor sich selbst und vor anderen oft abgestritten, da sie der Person selbst unlogisch, gar lächerlich vorkommen können und die Vorstellung der Unterlassung oft von starken Ängsten begleitet ist.

2. Wesen des Zwangs: Hintergrund, Mechanismus

2.1 Kontrolle und Kontrollillusion

Eine bestimmte Handlung wird ausgeführt, zum Beispiel wird der Schreibtisch aufgeräumt, um mehr Überblick zu bekommen, mehr Kontrolle zu bekommen. Dies ist eine einfache Handlung mit einer funktionalen Bedeutung. Diese Handlung führt zu mehr Kontrolle über diese Situation. Vielleicht geschieht das Aufräumen nach Beendigung einer bestimmten Arbeit, um sie abzuschließen, um wieder sauberen Tisch zu machen, oder nach einem frustrierenden Telefongespräch, um Ordnung in seine Gedanken zu bringen. Das Aufräumen hat hier auch symbolische Bedeutung im Sinne eines Ritus. Mit dieser Handlung versucht diese Person, Kontrolle über eine Situation zu gewinnen, die nicht völlig kontrollierbar ist.

Kontrolle bietet Sicherheit, die durch Kontrollillusion erreicht wird, ist ein Ersatzgefühl für die Bewältigung der Angst. Gleitet das Aufräumen in eine Zwangshandlung, vermindert sich der Anteil der Kontrolle, der Anteil der Kontrollillusion vergrößert sich.

Hier in diesem Beispiel ist es möglich, daß sich die Sicherheit, die durch die Symbolhandlung gewonnen wird, auf die Selbstsicherheit und das Wohlbefinden, dadurch auch auf die sachliche Kompetenz positiv auswirkt, so daß ein neuer Telefonanruf entsprechend sicher beantwortet werden kann.

Kontrollillusion kann, falls sie im Vergleich zur echten Kontrolle nicht zu groß ist, auch eine innere Sicherheit geben und so indirekt wieder zu Kontrolle führen, zum Beispiel: Hat ein Schüler für sein Examen genügend gelernt und beherrscht den Stoff, zieht er für den Prüfungstag seine Glückshosen an, in denen er letztes Mal ein gutes Examen geschrieben hat. Das gute Beherrschen des Wissensstoffes verhilft ihm zu Kontrolle, die Glückshosen geben ihm Kontrollillusion, aber da sie ihn vielleicht selbstsicherer machen, hat er tatsächlich mehr Kontrolle. Denn Selbstsicherheit gibt auch echte Kontrolle.

2.2 Ordnen und Strukturieren

Einer Handlung wird dann Symbolbedeutung zuteil, wenn zu wenig Kontrolle und zu viel Unsicherheit vorliegen. Beispiel: In der nächsten Prüfung sollte unbedingt die Note 5 erreicht werden, um einen genügenden Durchschnitt zu erzielen. Die gute Vorbereitung, inklusive Spickorganisation, gibt dafür noch keine Garantie. Für das verbleibende Restrisiko können Symbolhandlungen eingesetzt werden.

Symbolhandlungen haben einen strukturierenden und ordnenden Sinn in Zeit und Raum. Sie sollen der Kontrolle, Durchschaubarkeit und Macht dienen.

2.3 Machtaspekt

Bei Kindern, die nur zu Hause auf das WC gehen können, die beim Zubettgehen noch genau siebenmal aufstehen müssen, die vor dem Ausgehen den Teddybär vollständig umziehen müssen, fragt man sich, ob es sich hier um Riten, um Zwänge oder gar bewußtes Ausüben von Terror handelt. Auf alle Fälle wird der Machtaspekt deutlich. Macht wird auf den Ablauf der Situation ausgeübt und auf die Mitmenschen. (Auch beim Erwachsenen mag ein solcher Mechanismus im Spiel sein, zum Beispiel beim Familienvater, der genau um 12 Uhr 05 sein Mittagessen einnehmen muß, oder bei der Mitarbeiterin, die nur aus einer bestimmten Tasse trinken kann.)

Übt jemand Zwang auf andere aus, stellt sich die Frage, worum es geht: Ausüben von Zwang auf sich oder auf andere, Terrorisieren von sich oder der Umwelt? Gewiß, das Ordnen und Strukturieren kann ja auch der Umwelt zugute kommen. Wie weit jedoch ertrage ich es, wenn andere eine eigene Ordnung haben, eine Handlung anders ausführen, als ich es tun würde, und mir damit ihr Ordnungsraster aufzwingen?

2.4 Individuum und Kollektiv

An allen Handlungen, seien es funktionale, rituelle oder zwangsartige Handlungen, können entweder Einzelpersonen beteiligt sein und andere Menschen sind nur indirekt betroffen, oder aber ein ganzes Kollektiv ist daran beteiligt. Denken wir zum Beispiel an das Beten um Regen, an eine Appenzellische Landsgemeinde, an den Ablauf einer 700-Jahrfeier der Eidgenossenschaft, an die Regeln eines Fußballmatches, an den Ausverkauf, an eine militärische Inspektion.

2.5 Entwicklungsaspekt und Magie

Aus tiefenpsychologischer Sicht liegen die Voraussetzungen für die Entwicklung einer Zwangsstruktur in einer gestörten analen Phase, also dem Altersabschnitt zwischen zwei und drei Jahren. In dieser Zeit und auch später zeigen Kinder eine Vorliebe für ritualisierte Gewohnheiten. Sie haben auch das Bedürfnis zu minuziösen Wiederholungen, zum Beispiel beim Geschichtenerzählen. In den Symbolhandlungen ist die Magie ein wichtiger Aspekt. Kinder im animis-tischen Alter ordnen ihren Alltag und ihre Umwelt und versuchen durch viele magische Handlungen und Gedanken Kontrolle über eine für sie nicht durchschaubare Welt zu erhalten: Auf dem Zebrastreifen nur auf das Gelbe zu treten, um heil über die Straße zu gelangen, Abzählen der Randsteine, um bei gerader Zahl abzuwenden, daß die Mutter bemerkt, daß man Biskuits entwendet hat. Die Magie ist eine wichtige Hilfe im Kindes- und Jugendalter, um mehr Sicherheit und Kontrolle zu gewinnen.

Jugendliche finden etwas andere Formen als Kinder; sie lesen ihr Horoskop und halten sich an dessen Anweisung in der Hoffnung, daß ihre Liebe zu einem bestimmten Knaben oder Mädchen erwidert wird. Sie ziehen selbstgeknüpfte Handbändchen an und dürfen sich nach ständigem Tragen, sobald es sich löst, etwas wünschen. Sie glauben an die magische Kraft der Steine und wissen, daß der Rosenquarz hilft, eine Prüfung gut zu bestehen. Sie ziehen zum eigenen Schutz Lederjacken an.

Für jedes Entwicklungsalter ist ein gewisses Maß an ritualisierten Handlungen normal. Wie dargestellt, ist es für kleine Kinder im

Vorschulalter normal, viele ritualisierte und magische Handlungen durchzuführen. Überschreiten sie aber ein gewisses Maß, so kann sogar ein dreijähriges Kind einen Zwang entwickeln (Hohler 1975), wenn es vom huttragenden Vater gefüttert wird, während die Mutter im Nachthemd auf dem Schrank liegt und das Dienstmädchen die Rassel schüttelt. (Auch hier drängt sich der Machtaspekt unweigerlich auf.)

2.6 Hypnotischer Aspekt

Rituelle und zwanghafte Handlungen und Gedanken enthalten hypnotische Aspekte. Sie enthalten symbolische Bedeutungen, arbeiten mit indirekten Suggestionen, können auch das Unbewußte ansprechen. Während der Durchführung von Riten, Ritualen und zwangsartigen Handlungen tritt manchmal ein veränderter Bewußtseinszustand auf.

2.7 Das Getriebensein im Unterlassungsfalle

Wird bei einer Handlung der Anteil auf funktionaler und symbolischer Bedeutungsebene immer kleiner und derjenige auf der Versicherungsebene zunehmend größer, bereitet es immer mehr Mühe, eine Handlung zu unterlassen. Wenn eine Zwangshandlung nicht ausgeführt werden kann, dann kann es beim Kind (oder beim Erwachsenen) zu einem Wutausbruch, zu Unbehagen, Gefühlen der Inkompetenz oder gar zur Schmerzempfindung kommen.

2.7.1 Stärkegrad des Getriebenseins

Ich möchte dies anhand eines Beispiels erklären: Eine Person duscht sich täglich, sobald sie von der Arbeit nach Hause kommt. Dies hat einen funktionalen Sinn: Es war ein heißer Tag, daher dient die Dusche der Abkühlung und der Sauberkeit, also auch der Gesundheit. Möglich ist auch, daß sich die Person an diesen Vorgang gewöhnt, mit dem Duschen ein Zeichen ans Ende des Arbeitstages setzt, das Duschen als Übergang von der Arbeit zur Freizeit versteht und sich damit den Schmutz des Arbeitstages abwäscht. Damit erhält das Duschen zusätzlich eine symbolische Bedeutung.

Nun wird es schwieriger, das Duschen zu unterlassen; es ist auch an kühleren Tagen notwendig. Es bringt aber Wohlbefinden. Muß diese Person aber, obwohl ein Treffen nach Arbeitsschluß ganz in der Nähe des Arbeitsortes liegt, noch schnell nach Hause rasen, um sich zu duschen, dann bekommt diese Handlung Zwangscharakter.

Möglicherweise wird das Duschen mit der Zeit auch über Mittag oder sonst über den Tag verteilt, zum Beispiel nach einem frustrierenden Telefongespräch nötig. Das Wohlbefinden nach der Dusche nimmt ab. An dessen Stelle tritt bloß noch eine Erleichterung für kürzere Zeit.

2.8 Diagnostische Aspekte

Für die Diagnose ist es wichtig, möglichst viele Informationen zu erhalten über die Geschichte (individuell und kollektiv, systemisch), die Funktion, den Sinn, die Auswirkung der Symbolhandlung. Ein Nachfragen nach Symbolhandlungen und zwanghaftem Verhalten in der Gegenwart und in der Geschichte des einzelnen ergibt oft, daß sowohl chaotische Aspekte (z. B.: jedes Familienmitglied wählt jeden Abend den Schlafplatz aus und ändert ihn vielleicht noch während der Nacht) als auch Zwangsartiges in verschiedenen Lebensbereichen sichtbar wird.

Neben wichtigen Funktionen in der Familie liegen den Zwängen meiner Erfahrung nach häufig Wahrnehmungsstörungen zugrunde. Eine Form ist zum Beispiel eine gestörte Figur-Grundwahrnehmung im akustischen, visuellen oder kinästhetischen Bereich, die dazu führen kann, daß unnötige Reize nicht genügend ausgeschaltet werden können und daß wichtige Informationen von unwichtigen nicht diskriminiert werden können. Dies führt zu Verunsicherung, Angst und Panik. Aus dieser Situation heraus wird oft ein Zwang entwickelt.

3. Behandlung von zwangsartigen Handlungen und Gedanken

Aus den diagnostischen Informationen können Lösungswege für den Umgang mit dem Zwangsverhalten erarbeitet werden. Dafür können neben anamnestischen Angaben Zeichnungen, Rollenspiele oder projektive Tests eine Hilfe sein.

3.1 Ziele

Ziel der Behandlung soll sein, mehr Freiheit, mehr Kontrolle und Wohlbefinden sowie mehr Offenheit und Beweglichkeit zu erreichen. Natürlich müssen die Ziele, der Behandlungsweg, das Tempo und der Rhythmus der Behandlung auf den Einzelfall abgestimmt werden: Manchmal ist es sicherer, den Zwang nur einzugrenzen. Manchmal kann er abgespalten, manchmal ersetzt oder ausgeschaltet werden. In manchen Fällen ist es besser (in einer Konsultation), mit einer Intervention dem Zwang zu Leibe zu rücken. In anderen Fällen braucht es viel Zeit, kleine Schritte, um mit einer zwangsartigen Handlung umgehen zu können.

Meiner Erfahrung nach sind Zwänge um so einfacher zu behandeln, je eingegrenzter, konkreter, faßbarer und beschreibbarer sie sind.

3.2 Themen

In der Arbeit mit Kindern und Jugendlichen mit zwangsartigen Handlungen und Gedanken habe ich immer wieder festgestellt, daß folgende Themen zur Sprache kommen:

1. gestörte Wahrnehmung, häufig gestörte Figur-Hintergrunddifferenzierung;
2. Eifersucht, Neid, häufig auf Geschwister;
3. Schwierigkeiten im Umgang mit Gleichaltrigen;
4. Beharrlichkeit, Sturheit;
5. großer Anspruch an sich, Ehrgeiz, Vermeiden von eigenen Fehlern;
6. bei Eltern und Geschwistern können ähnliche Symptome beobachtet werden;
7. die Kinder zeigen für ihr Alter ein überdurchschnittlich großes Interesse an Umweltschutz, Waldsterben, Zerstörung der Ozonschicht, Kriegen, Atomwaffen und politischen Entwicklungen.

3.3 Behandlungszugänge

Die Behandlungsziele können durch verschiedene Zugänge erreicht werden:

1. Dies kann geschehen durch das direkte Stärken der Selbstsicherheit, zum Beispiel durch den Ausbau der eigenen Fähigkeiten.
2. Eine andere Möglichkeit besteht darin, auf die symbolische Bedeutung und auf die Funktion des Zwangs einzugehen (z. B. in die Familienhierarchie wieder Ordnung bringen). Dies beinhaltet auch das Eingehen auf andere, dem Zwang zugrundeliegende Probleme, wie unverarbeitete Trauer, Eifersucht, Selbstunsicherheit und Wahrnehmungsstörungen.
3. Umgehen mit dem Zwang selbst, mehr Kontrolle erhalten.

In der Behandlung werden verschiedene Zugänge kombiniert. Hypnose und Trance sind bei allen Behandlungszugängen sinnvolle und wirksame Mittel.

Im folgenden werde ich anhand von Beispielen darstellen, wie eine Behandlung aussehen kann.

3.3.1 Stärken der Selbstsicherheit

Fall 1: Die 10jährige Anna, die Angst hat, der Kopf des Vaters wird abgeschraubt

Die 10jährige Anna wird durch den Hausarzt angemeldet.

Beschreibung des Symptoms: Seit vier Monaten leidet sie an starken Zwängen und Zwangsgedanken. Sie beschreibt sie folgendermaßen: „In mir drin sagt es, ich soll zehnmal klopfen und das Radio andrehen. Mir kommen immer so Sachen in den Sinn: Wenn der Vater den Kopf dreht, habe ich Angst, es schraube ihm den Kopf ab." Sie hat auch Angst, sie müsse sterben. Sie müsse immer davon sprechen. In den Ferien sind die Zwänge und Zwangsgedanken am schlimmsten, in der Schulzeit hat sie immer das Gefühl, Fehler gemacht zu haben, schlechte Noten zu haben.

Geschichte des Symptoms: In der 1. Klasse konnte A. plötzlich nicht mehr gehen, konnte ein Bein nicht mehr bewegen. Sie ging zwei Tage nicht zur Schule, dann war alles wieder gut. Außerdem erzählen die Eltern, daß vor zwei Jahren die Urgroßmutter gestorben sei. A. sagt, sie sehe sie heute noch tot vor sich.

Verlauf: Im ersten Teil der ersten Konsultation, der Familiensitzung, ergibt sich, daß der um zwei Jahre jüngere Bruder im Dunkeln Angst hat, jemand verfolge ihn, und sich schützt, indem er Licht anmacht. Die Mutter hat Angst um ihre Kinder. Sie müssen nach der Schule immer sehr pünktlich zu Hause sein. Der Vater hat Angst um seine Kinder und um seine Frau wegen Entführern. Die Eltern lassen ihre Kinder kaum unbeaufsichtigt oder allein. Sie gehen nicht zum Fußballplatz und spielen meist im Garten.

Die Mutter hat sehr an der Urgroßmutter gehangen, aber sie und die Familie gingen nicht zur Beerdigung und nie auf den Friedhof. Die Eltern bekommen folgende Aufgaben: Der Vater zeigt seinen Kindern Tricks, damit sie sich vor Entführern schützen können. Die

Eltern besuchen mit den Kindern das Grab der Urgroßmutter. In der Sitzung sprachen wir vom Tod und wie so ein Friedhofbesuch aussehen kann. In der Einzelsitzung mit A. erzähle ich ihr von den Indianern und ihren Krafttieren. A. sucht für sich den Löwen aus. In Trance vergegenwärtigt sie sich eine Situation, in der sie dumme Gedanken hat, und ruft dann ihren Löwen zur Seite, um diese Gedanken zu bekämpfen. Nachdem sie fertiggeworden ist, soll sie dies auch zu Hause tun.

In der zweiten und letzten Sitzung, zwei Monate später, erzählen die Eltern, daß A. viel gelöster und freier wirke, daß sie nicht mehr von den dummen Gedanken gesprochen habe. Beide Kinder spielen miteinander oder mit anderen Kindern. (Die Eltern wissen nicht mehr so genau, wo sie sich aufhalten.) Die Eltern sind zum ersten Mal, seit sie die Kinder haben, am Abend zusammen ausgegangen und möchten das in Zukunft vermehrt tun. Anna erzählt, daß sie jetzt mit ihren Gedanken und Ängsten fertig werde. Im Moment brauche sie den Holzlöwen noch, den ich ihr mitgegeben habe. Die Eltern und A. sind der Meinung, daß die Therapie abgeschlossen werden kann. Sechs Monate später schickt die Mutter den Holzlöwen zurück mit einem Begleitbrief, in dem sie schreibt, daß es A. gut gehe.

Hypnotische Techniken: Ritual: auf den Friedhof gehen. Arbeit in Trance mit dem Krafttier.

Fall 2: Der 6jährige Paul mit den Autogedanken

Der sechsjährige Paul kommt anläßlich einer Schulreifeabklärung in die Beratungsstelle. Er hat viele Gedanken im Kopf, die ihn beim Einschlafen und bei verschiedenen Tätigkeiten behindern.

Beschreibung des Symptoms: Er ist sehr besorgt um Autos. Der Gedanke, daß das Familienauto oder eines seiner Spielzeugautos eine Beule bekommen könnte, plagt ihn und geht nicht aus seinem Kopf. Er bekommt Bauchweh von diesen Gedanken und wenn ein Auto wirklich eine Beule hat. Er interessiert sich für vieles. Aber am meisten für Unfälle. Hört er (im Gespräch auf der Straße, TV, Radio, Eltern) von einem Unfall, fragt er immer wieder danach und muß ständig an dieses Ereignis denken.

Er hat den Eindruck, gegenüber seinen zwei jüngeren Geschwistern zu kurz zu kommen, und streitet oft mit ihnen. In der Schule ist er anfangs sehr langsam, weil er Fehler vermeiden will. Aus diesem Grunde belästigt er die Lehrerin oft mit Nachfragen. Passieren ihm Fehler, beschäftigt ihn das lange und er ärgert sich stark darüber.

Geschichte des Symptoms: Die Eltern erzählen, daß, als P. einjährig war, die Bremse des Familienautos nicht angezogen war und es in das Garagentor rollte. Die Mutter war sehr erschrocken darüber. Mit viereinhalb Jahren hatte P. panische Angst vor Panzern, wollte aber alles darüber wissen und zeichnete ständig Panzer und Panzerschlachten. Dies dehnte sich auf Pistenfahrzeuge aus.

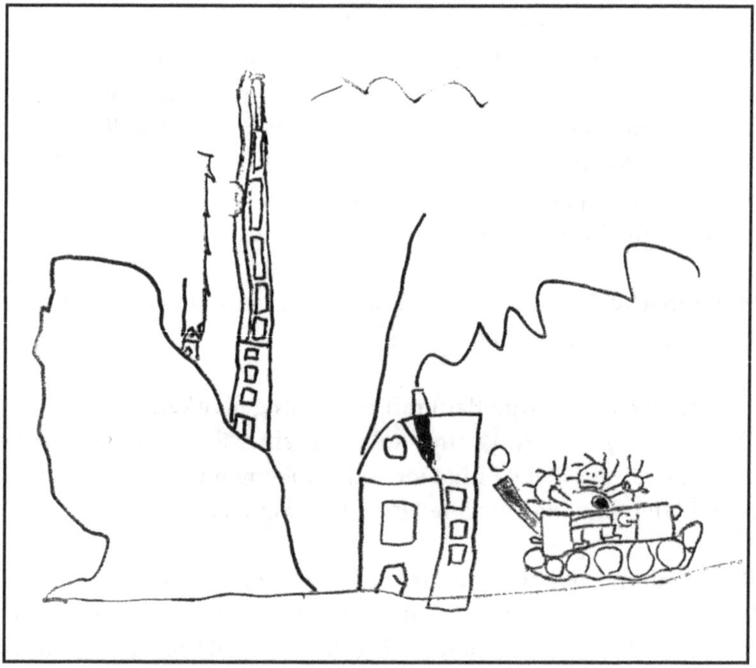

Zeichnung des sechsjährigen Paul: Er hat panische Angst vor Panzern.

An den Anfang der Zwangsgedanken mit den Autobeulen können sich die Eltern nicht erinnern. Richtig aufgefallen sind sie ihnen erst vor etwa sechs Monaten.

Verlauf: P., der großgewachsene Knabe spricht in der Anfangszeit mit weinerlicher Stimme und wirkt depressiv-aggressiv, zwischen überheblich-altklug und unsicher-scheu. Er erklärt, daß er Autos am liebsten habe. Das hätten aber alle Leute, denn zu den Häusern gehören schließlich Autos. Er werde ständig von der Angst geplagt, die Beule eines Autos komme zu ihm. Wie dies geschehen könnte, kann er nicht erklären.

Die Einzelsitzungen sollen vor allem der Stärkung der Selbstsicherheit dienen. Er lernt Selbsthypnose, um beim Einschlafen oder beim Auftauchen der Zwangsgedanken an einen sicheren Ort zu gehen oder sich in eine Schutzschicht zu hüllen.

In Trance erzähle ich ihm Märchen und Geschichten, in denen Kinder Gefahren bestehen und dadurch stärker werden. Das Auto Knight Rider aus den TV-Filmen, von dem er ein Poster im Zimmer aufhängte, half P. in kritischen Situationen, nachdem dies in Trance während der Therapiestunde eingeübt wurde.

Für den Abend erarbeiteten wir ein Ritual: P. parkt alle seine Spielzeugautos in die Garage, schiebt diese zwischen Kasten und Nachttisch, damit die Garagentüre nicht geöffnet werden kann und die Autos vor Beulen sicher sein können. Darauf erzählen ihm die Eltern eine Geschichte. Dann betet er und denkt sich beim Einschlafen zum Beispiel eine Geschichte von Knight Rider aus.

Daneben werden in Familien- und Elternsitzungen Familienregeln und -rituale erarbeitet. Für den Übergang vom Kindergarten zur Schule denken sich die Eltern ein Ritual aus: Die Mutter legt am Vorabend des Schuleintritts die Erster-Schultag-Kleider zurecht, die extra zu diesem Zwecke gekauft wurden. Sie bringt P. auch zur Schule. Am Abend gibt es P.s Leibspeise, und der Vater hält beim Essen eine kleine Rede, daß P. nun ein Schulkind sei.

Außerdem werden verschiedene Zeiten eingeführt: Paarzeiten, Familienzeiten, Zeiten, in denen über Familienprobleme gesprochen wird. Nach elf Monaten, zwei Familiensitzungen und vier Einzelsitzungen hatten P. und seine Familie den Eindruck, P.s Zwangsgedanken seien weitgehend verschwunden.

Hypnotische Techniken: sicherer Ort, Geschichten, Gute-Nacht-Ritual mit Autos, Übertrittsritual für die Schule.

3.3.2 Symbolische Bedeutung und Funktion des Zwangs

Fall 3: Der 6jährige Samuel mit dem Waschzwang

Der sechsjährige Samuel wurde durch seine Kindergärtnerin bei uns angemeldet.

Beschreibung und Geschichte des Symptoms: Seit einem Jahr, das heißt seit einer Operation, leidet S. an einem Waschzwang: Immer, wenn er etwas oder jemanden berührt, muß er die Hände waschen. Er gibt nur wenigen Leuten die Hand: seinen Eltern, seinem Großvater und der Kindergärtnerin. Er hat Angst, er stinke nach einem Händedruck. Die Fransen des Teppichs zu Hause muß er immer kämmen und die Kissen im Kindergarten ordnen. Er sieht jede Änderung und muß immer alles in seine Ordnung bringen. Er kann nur allein spielen. Er interessiert sich sehr für Umweltschutz und kann kein Papier fortwerfen. Von der Kindergärtnerin und den Eltern aus gesehen wird S. plötzlich unbegründet wütend. Die Eltern fanden eine Behandlung unnötig. Daher mußte ich immer damit rechnen, daß sie nicht mehr zur Beratungsstelle kämen.

Durch Beobachtungen der Kindergärtnerin und meine Abklärungen wurde festgestellt, daß S. Schwierigkeiten hat, unnötige Reize auszufiltern. (Er wurde z.B. durch ein draußen vorbeifahrendes Auto oder durch einen Sonnenstrahl stark irritiert und abgelenkt.)

Verlauf: Mein Kasperliwaschbär erzählt von sich: Er leidet an denselben Symptomen wie S. und erzählt von einer mißlungenen Einladung eines Freundes zu einem Essen, zu dem er wegen seiner Zwänge zu spät kam. S. bekommt die Aufgabe, zu Hause zu überlegen, was der Waschbär tun könnte, um sich nicht mehr so häufig waschen zu müssen und nicht mehr alles zu ordnen, warum er dies wohl tut. Beim nächsten Mal frage ich S., was er denkt, warum der Waschbär sich so verhält. S. ist der Meinung, der Waschbär habe einen Bruder (wie S.), der tue immer so blöd.

Beim Besprechen, wie dieser Bruder blöd tue, kommen wir auf S.' Bruder zu sprechen. S. erzählt, daß im Nachttisch, im Büchergestell, im Schrank, überall seine und seines Bruders Sachen gemischt seien. Er wisse nicht genau, was ihm gehöre. Die Brüder haben zusammen ein Kajütenbett. Es gibt weder genaue Besitzverhältnisse noch eine Regel (z. B. eine Nacht schläft S., eine Nacht sein Bruder oben), wer wann wo schläft, so daß S. jeden Abend um seinen Schlafplatz kämpfen muß. Der Waschbär sagt S., daß sein Kopf ihm allein gehört, daß niemand dort hineinschauen kann.

Mit den Eltern werden Erziehungsfragen besprochen, wie mehr Struktur in den Alltag von S. gebracht werden kann. Für die dritte Sitzung entschuldigt sich die Mutter, da S. krank sei. Eine weitere Behandlung sei nicht nötig. Nach weiteren zwei Monaten berichtet die Mutter telefonisch, daß bei S. keine Zwänge mehr sichtbar seien, daß S. nicht mehr so pingelig sei. Die Eltern seien jetzt konsequenter in der Erziehung.

Hypnotische Techniken: eingepackte Geschichte, der Kasperliwaschbär erzählt; (Dissoziations-)Technik, die Deborah Ross auf ihren Workshops oft verwendet; Säen des Suchens nach Problemlösungen.

3.3.3 Struktur und Ordnung

Fall 4: Die 11jährige Andrea, die die Bettdecke tätschelt

Die 11jährige Andrea wird durch den Hausarzt angemeldet.

Symptom: Sobald A. im Bett ist, „tätschelt" sie die Bettdecke, streicht sie glatt, kann darob nicht einschlafen. Gelegentlich springt sie aus dem Bett, springt einige Male gut hörbar auf den Boden, dann wieder ins Bett. Sie ißt und trinkt nur bestimmte Dinge. Sie hat Angst

- vor dem Tod. Sie muß immer daran denken, wenn jemand von einem Verbrechen oder einem Unfall spricht (auch TV, Zeitungen),
- sie werde gestohlen, dann erschossen,
- vor einem Autounfall: Beim Autofahren muß sie immer daran denken, sie würden über den Straßenrand fahren
- vor Wasser: Beim Baden muß sie immer daran denken, sie werde ertrinken;
- sie käme zu spät zur Schule.

Geschichte: Am Decke-Tätscheln leidet sie seit einem Jahr, seit sie wegen Bauchweh und Blinddarmverdacht ins Spital mußte. Es war aber keine Blinddarmentzündung.

Zur Lösung des Problems wurde schon wegen der Erdstrahlen das Bett entstört bzw. verschoben (auch ins Zimmer des Bruders) und verschiedene Bettdecken und Bezüge wurden ausprobiert.

Verlauf: In der Familien- und Erziehungsberatung wurde ein Gute-Nacht-Ritual erarbeitet und die Eltern wurden zu mehr Struktur und einem konsequenteren Erziehungsstil angeleitet. Die Eltern wagten zuerst nicht, die TV-Zeit zu beschränken, da A. sagte, sie müsse am nächsten Tag den Schulkameraden berichten, was sie gesehen habe. In der Einzeltherapie lernt A. Selbsthypnose, um an einen sicheren Ort zu gehen und besser einschlafen zu können. Da A. große soziale Schwierigkeiten in der Schule hat, wird Hypnose als Hilfe für das genaue Erinnern von Situationen, für das Einfühlen und Eindenken in ihre Schulkameraden und das Ausprobieren von anderen Handlungsmöglichkeiten eingesetzt. Mit beiden Geschwistern zusammen wird an Konfliktlösungen gearbeitet.

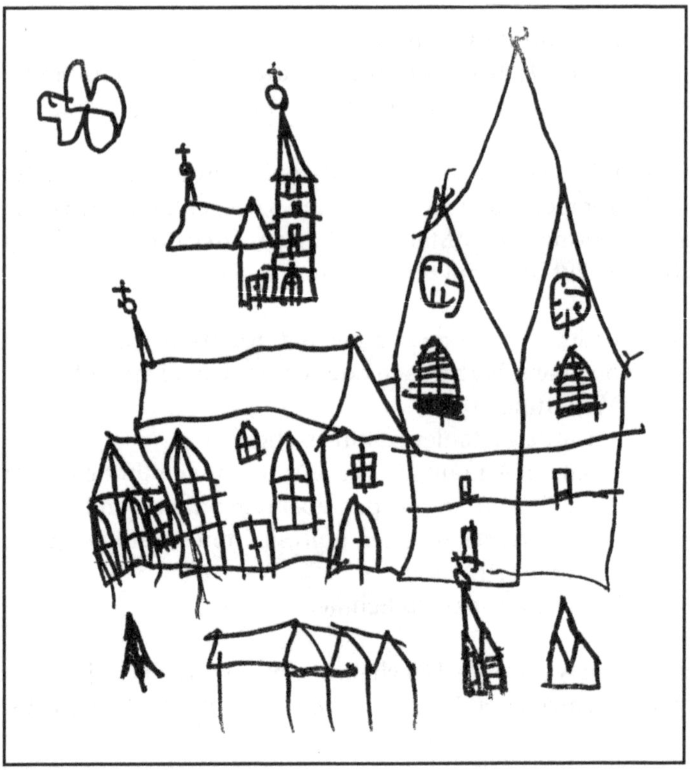

Zeichnung des sechsjährigen Stanislaw: Das immer wiederkehrende Motiv seiner Zeichnungen sind Dome.

Nach einem Jahr (6 Einzel-, 5 Elternsitzungen) schläft A. normal, hat Freundinnen gefunden, kommt einigermaßen mit ihrem Bruder aus und sagt, sie werde nicht mehr von Zwangsbefürchtungen und -handlungen geplagt, so daß die Behandlung abgeschlossen wird.

Hypnotische Techniken: Gute-Nacht-Ritual, Selbsthypnose zur Entspannung und Selbststärkung, Hypnose zur Hilfe für genaues Erinnern und zum gefahrlosen Erproben von Handlungsmöglichkeiten.

3.3.4 Änderung des Symptoms

Fall 5: Der 6jährige Stanislaw mit seinen Domen

Der sechsjährige Stanislaw interessiert sich sehr für Dome, spricht immer darüber und zeichnet ständig Dome (Stefansdom). Er tut dies, seit er überhaupt zeichnen kann. Während der Abklärung fällt auf, daß der Junge durch die Türglocke und einen Sonnenstrahl extrem stark irritiert ist. Er ist allgemein sehr beharrlich, will mit seinen Kameraden nichts teilen, ist keiner Erklärung zugänglich. Die Mutter erzählt später, daß sie immer wieder Stefansdome aus Gips machen müsse, obwohl sie das gar nicht gerne tue, und daß die Wohnung voller Dome sei. Neben der Familienberatung wird mit St. in der Therapiestunde das Domezeichnen ausgeweitet: Wir sprechen zuerst zusammen über Dome, er erzählt, was er darüber weiß. In Trance erzähle ich ihm Geschichten, in denen Dome vorkommen, aber die Haupthandlung sich auf Soziales bezieht. Nach der Trance sprechen wir über die Aspekte der Geschichten, die St. behalten hat.

Mit Hilfe der Kindergärtnerin wird die Therapie auch in den Kindergarten ausgeweitet: Er darf einen Dom zeichnen, muß dann wieder etwas anderes zeichnen etc. Außerdem bekommt er auf sein Zeichnungsblatt Aufkleber, aus denen er dann eine Zeichnung machen soll. Das Domezeichnen hat er nach kurzer Zeit überwunden, so daß er an seinen sozialen Schwierigkeiten arbeiten kann.

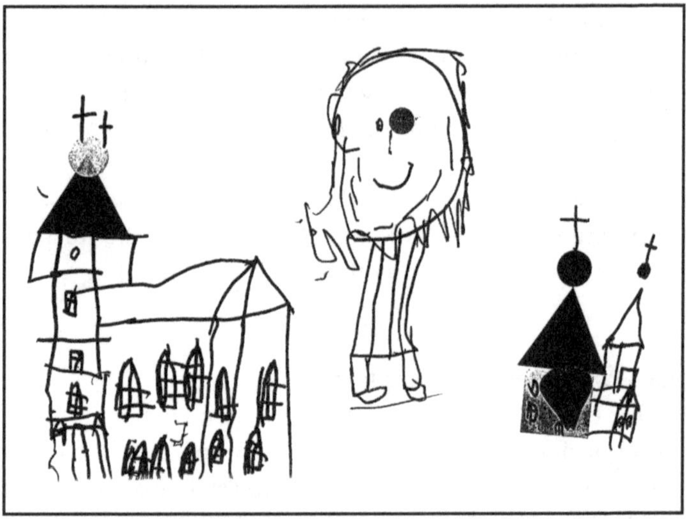

Zeichnung des sechsjährigen Stanislaw: Durch vorgegebene Figuren wird er zur Erweiterung seiner Dome gebracht.

Hypnotische Techniken

3.3.5 Umgang mit dem Zwang selbst

Fall 6: Der 11jährige Ralf, der von Gedanken geplagt wurde

Der elfjährige Ralf wurde durch den Hausarzt angemeldet, da es R. nicht mehr möglich sei, zur Schule zu gehen.

Symptome: R. wird von Gedanken geplagt, ihr Haus brenne nieder, die Eltern könnten sterben, er selber fahre mit dem Fahrrad über den Straßenrand hinaus. Diese Gedanken plagen ihn so sehr, daß es ihm übel wird. Dann hat er noch mehr Angst, über den Rand der Straße zu fahren oder zusammenzubrechen.

Geschichte des Symptoms: Er kann sich nicht mehr erinnern, wann diese Symptome begonnen haben. Seit einem Monat hat er immer mehr Mühe, in die Schule zu gehen, seit einer Woche geht er nicht mehr. Der Vater leidet seit mindestens zwölf Jahren an starken Ängsten und Zwangssymptomen. Vor einem Jahr starb R.s Großmutter (mütterlicherseits) plötzlich mit 53 Jahren. Am Morgen hatte sie R. besucht, da ging es ihr noch ganz gut, am Abend war sie tot. R. liebte sie sehr. Vor sechs Monaten starb seine einjährige Cousine plötzlich an einer Hirnhautentzündung. Am Vorabend ihres Todes war R. bei ihr auf Besuch, und er sah, daß sie erbrechen mußte. Seither ist R.s Mutter sehr ängstlich und geht mit ihm immer zum Arzt, sobald er Kopfweh oder Übelkeit hat.

Verlauf: In der Familiensitzung kommt heraus, daß R. zu Hause und im Geschäft des Vaters sehr viel hilft, sein um zwei Jahre jüngerer Bruder gar nicht. R. und sein Bruder streiten häufig und sind sehr gemein zueinander. Die Mutter will R. nicht überfordern. Sie fährt ihn zur Schule oder zum Fußballtraining; falls er es verlangt, besucht sie ihn stündlich auf dem Fußballplatz. Geht R. nicht zur Schule, verlangt er, daß die Mutter nicht aus dem Haus geht.

In einem ersten Schritt beschließen die Eltern, daß R. zur Schule gehen muß, und zwar ohne Begleitung der Mutter.

Hat er Bauchweh und muß darum zu Hause bleiben, muß er das Bett hüten und Diät essen. Die Eltern machen genau ab, wie sie das durchsetzen können. Der Vater ist Experte im Umgang mit Ängsten und hilft R. immer wieder im Verlauf der Behandlung. Er erzählt R. auch, daß man hart sein und sich manchmal überwinden muß. Der jüngere Bruder wird vermehrt zur Hilfe im Haushalt herangezogen.

Die Einzeltherapiesitzungen haben immer denselben Ablauf: R. erzählt anhand seiner Agenda, in der er alles notiert, wie es ihm ergangen ist. Darauf folgt eine Trance, in der er an einen sicheren Ort geht, dann wird ein bestimmtes Thema erarbeitet, daraufhin überlegt er schon, welche Schritte später folgen werden, dann erarbeiten wir, worauf er in nächster Zeit achten soll oder was er bis zur nächsten Sitzung ausprobieren kann. Am Schluß folgt eine Trance mit einer Geschichte, zum Abschied darf er einen Kaugummi nehmen.

Ich mache R. immer wieder klar, daß er die Verantwortung für die Therapie, die Größe der Therapieschritte und das Tempo hat. In Trance ruft er wieder seine Zwangsgedanken hervor, und er probiert, weiter in Trance, verschiedene Möglichkeiten aus, mit ihnen fertigzuwerden.

Als ein neuer Zwang auftrat, nämlich daß er alle Preise ansehen müsse und es ihm darüber übel wurde, konnte er mit Hilfe der Erinnerung in Trance rekonstruieren, wie es dazu kam. (Am Sonntag sei die Familie ins Restaurant essen gegangen. Schon als er den Salat bestellte, dachte er, daß es ihm schlecht werde. Und so sei es auch gewesen. Darum ging er nach draußen, um frische Luft zu schnappen. Vor dem Restaurant stand ein Fahrrad, an dessen Sattel noch der Preis befestigt war, nämlich Fr. 8,50. Das sei doch zu billig. So hätten die Leute, die den Sattel machten, für nichts so gearbeitet. Der Sattel ist zu nicht viel nütze. Diesen Gedanken brachte er nicht aus dem Kopf und mußte alle Preise anschauen.)

Er geht von der ersten Sitzung an wieder zur Schule, nach circa einem Monat geht er allein ins Fußballtraining, nach drei Monaten kann er an einem Schulausflug teilnehmen.

Als sein Großvater (väterlicherseits) schwer erkrankte, sprachen wir vom Tod und vom Abschiednehmen. Er durchlebte in Trance schöne Erlebnisse, die er mit seinem Großvater hatte. Als der Großvater schließlich starb, setzte sich R. gegenüber seinen Eltern durch, daß er zur Beerdigung gehen und so Abschied nehmen konnte. Seither ist eine deutliche Besserung zu verzeichnen. Am Anfang, die ersten drei Monate, kam R. wöchentlich, jetzt, nach einem Jahr, noch alle zwei Monate.

Hypnotische Techniken: Trance als Hilfe zur Rekonstruktion des Beginns des Preis-Anschauen-Zwangs, Hypnose zum Erproben von Handlungsmöglichkeiten, zum Erinnern und Hervorrufen von schönen Erlebnissen mit dem Großvater, Abschiedsritual.

4. Zusammenfassung: Ersetzen des Zwangs durch einen Ritus

Beim Eintreten in die Behandlung des Zwangs selbst können der Lösungsweg des Klienten oder der Klientin, die Struktur und die Eigenschaften des Zwangs utilisiert werden. Für die Utilisation erinnere ich nochmals an die Eigenschaften und Elemente des Zwangsartigen:

- Zwangsartige Handlungen sind ein Versuch, Kontrolle zu gewinnen oder Kontrollverlust abzuwenden.
- Sie haben auch symbolische Bedeutung und bergen magische Anteile.
- Sie sind in ihrer Form einerseits starr, einförmig, strukturierend und andererseits ordnend.
- Sie sind in diesen beiden Eigenschaften dem Ritus oder Ritual ähnlich und unterscheiden sich von ihnen nur

durch den Stärkegrad des Getriebenseins. Zwangsartige Handlungen sollen zwar dazu dienen, die Kontrolle nicht zu verlieren, werden aber selbst als unkontrollierbar erlebt.

Wird ein Zwang durch einen Ritus ersetzt, so können die Eigenschaften und Funktionen beibehalten werden, und es wird wieder mehr echte Kontrolle gewonnen. Dieser Ritus oder dieses Ritual muß aber mehr Kraft enthalten als der Zwang, um mit ihm fertig werden zu können. Diese Kraft kann in der symbolischen oder magischen Bedeutung oder in ihrer Ordnungsfunktion liegen.

In den Fallbeschreibungen besuchte die zehnjährige Anna, die Angst hatte, der Kopf des Vaters werde abgeschraubt, mit ihren Eltern das Grab der Urgroßmutter, um Abschied zu nehmen. Der sechsjährige Paul mit seiner Autosorge führte mit den Autos ein Gute-Nacht-Ritual durch, und seine Eltern führten beim Schuleintritt ein Übertrittsritual mit ihm durch. Mit den Eltern der elfjährigen Andrea mit dem Bettdecke-Tätscheln-Zwang wurde ein Gute-Nacht-Ritual erarbeitet. Die Einzeltherapiesitzungen mit dem elfjährigen Ralf, den die Zwangsgedanken plagten, daß das Haus niederbrenne, hatten einen rituellen Ablauf. Falls er nicht zur Schule ginge, es ihm übel wäre, wurde ein ritueller Ablauf festgelegt, mit Im-Bett-Liegen und Diät-Essen. Dieser Ablauf liegt sehr nahe an der funktionalen Bedeutung.

Ideen für solche Riten oder rituellen Handlungen können auch aus der Kinder-, Comic- oder Märchenliteratur gewonnen werden. Denken Sie zum Beispiel an den magischen Trank von Obelix, den Spinat von Popeye, an Michaels Auto Knight Rider, an den Brunnen von Goldmarie, an die Schlüttchen für die sieben Raben.

Der Wachhund und der Schlafhund

Hypnotische Techniken zur Behandlung von Schlafstörungen bei Kindern

Susy Signer-Fischer

In unserer Beratungsstelle in B. werden u. a. häufig Kinder mit Schlafstörungen angemeldet. Jungen und Mädchen sind dabei gleichermaßen vertreten – die Altersspanne reicht von 8 Monaten bis 14 Jahre. Dementsprechend unterschiedlich gestaltet sich das Vorgehen. Im folgenden werden einige grundsätzlichen Sachverhalte zum Thema „Schlaf" sowie einige Fallbeispiele und Vorgehensweisen mit Vorschul- und Schulkindern vorgestellt. Dabei spielen sowohl Anwendungen mit als auch ohne „formelle" Trance eine Rolle.

Zudem hat das Symptom als Ganzes oft eine Funktion in der Familie. Daher wird in der Regel zur Erstsitzung meist die ganze Familie eingeladen. Je nach Verlauf und Sachlage wird dann entschieden, ob mit der gesamten Familie weitergearbeitet oder zur Einzelbehandlung mit Berücksichtigung des familiären Kontextes übergegangen wird.

In den Erstgesprächen mit Eltern oder ganzer Familie finden dabei auch hypnotherapeutische Techniken Anwendung wie zum Beispiel die Arbeit mit Metaphern oder Geschichten. Diese werden mitunter eingebunden in allgemeine Erläuterungen zum Thema „Schlaf".

1. Allgemeines zum Thema „Schlaf"

Schlaf ist etwas, was geschieht. Niemand kann absichtlich einschlafen und durchschlafen. Schlaf ist nicht machbar und nicht erzwingbar. Daher kann auch keine Garantie gegeben werden, daß das Kind nach einer gewissen Zeit gut schlafen kann, schon gar nicht nach ein bis zwei Sitzungen. Trotzdem kommt dies manchmal vor. Es gibt keine sicheren Tricks oder Rezepte, die für alle Leute anwendbar sind. Jeder hat seine eigene Art einzuschlafen, durchzuschlafen, zu träumen und wieder aufzuwachen.

In Familien, deren Mitglieder unter Schlafstörungen leiden, herrscht oft die Meinung, alles sei machbar, wenn nötig erzwingbar. Es brauche nur genügend Willen, dann sei alles zu erreichen. Indem ich gemeinsam mit der Familie über das Geschehenlassen spreche, erinnere ich sie wieder an diese andere Seite des Lebens.

Abgesehen vom Schlaf gibt es nämlich noch andere Dinge im Leben, die nicht „machbar" sind. Im Englischen heißt es: „to fall asleep" und „to fall in love". Meist fallen allen Familienmitgliedern weitere Beispiele ein: zum Beispiel Freude. Wie machen Sie es, daß ihre Familie Freude erleben kann? Vielleicht kommt die Familie darauf, daß dazu die Grundlage, der Boden bereitet werden muß. Er beinhaltet zum Beispiel ein gewisses Maß an Offenheit. Außerdem ist eine gewisse Bereitschaft, Freude zu bereiten und Freude zu empfinden, ein Teil des Bodens.

2. Mögliche Gründe für Schlafstörungen

Für einen guten Schlaf muß also zuerst eine Grundlage, bildlich gesprochen: ein geeigneter „Boden" bereitet werden. Nur auf einem fruchtbaren Boden kann etwas wachsen und entstehen. Hier ist der Schlaf gemeint, wie vorher die Freude. Einige Bestandteile der „Erde" und des „Düngers" sind auf Tabelle 2 aufgeführt. Entweder kann der Grund der Störung in diesem Boden liegen oder beim Schlaf selber.

Mögliche Gründe für Schlafstörungen

Schlaf

- Todesangst, Bedrohung
- Träume
- Angst vor dem Unbewußten

Boden, Grundlage

innere Störungen	zu viel Wille	Körper	äußere Einflüsse	Tagesablauf
– störende Gedanken	– Schlaf erzwingen	– zu wenig müde	– Vollmond	– schlecht auf den Abend vorbereitet
– Zwänge	– Einstellung, „Alles ist machbar."	– Schmerzen	– Gewitter	– es ist zu viel geschehen
– seelisch „frieren"	– „Wenn ich nicht schlafe, bin ich schuldig."	– Harndrang	– Föhn	– zu wenig Zeit zum Verarbeiten
– Angst, etwas zu verpassen	– „Wenn ich will, kann ich."	– zu viel oder zu wenig gegessen	– Wasseradern	– zu wenig Zuwendung, vor allem am Abend
– Schlaf als Strafe			– Erdstrahlen	
– schlechtes Gewissen			– Sturm	
			– zu warm, zu kalt	

Tabelle 1

3. Bedingungen für einen guten Schlaf

Was braucht es, um gut schlafen zu können? Auch dies bespricht die Familie. Ich selbst komme auch mit dem Kind in der Einzelsitzung immer wieder auf dieses Thema zu sprechen. In der Tabelle sind einige Bedingungen aufgezählt, die sowohl den „Boden" als auch den Schlaf selbst betreffen.

Bedingungen für einen guten Schlaf

Schlaf

- Trauminhalte verarbeiten können
- mit dem Schlaf an sich umgehen können
- mit existentiellen Ängsten umgehen können

Boden, Grundlage

Tagesablauf	Körper	Gelassenheit	Problemlösungs-strategien	Sicherheit Vertrauen	Umwelt
– Schlafen-gehenritual	– körperlich müde	– Bereitschaft, Kontrolle abzugeben	– Möglichkeiten, die am Tag auftauchenden Probleme zu lösen	– während des Schlafens geschieht nichts Schlimmes	– Ruhe (akustisch)
– Übergang Tag-Nacht	– Ernährung	– erledigte Aufgaben	– Umgang mit Konflikten	– genug Zuwendung auch tagsüber (z. B. von den Eltern)	– Dunkelheit
– Geschwindigkeit am Abend verringern	– sich wohl fühlen (keine Schmerzen)	– loslassen		– genug Wertschätzung	– keine Wasseradern
– Tag ausgefüllt, „erfüllt", ohne Überlastung		– stehenlassen			– nicht allein sein
		– Freude am Schlafen			– Temperatur „normal"
		– Freude auf morgen			– frische Luft

Tabelle 2

4. Behandlung

a) Einschlafen

Wie das folgende Beispiel 1 zeigt, hat jeder seine eigene Methode, in den Schlaf einzutauchen.

Beispiel 1

Fabienne, elfjährig, kann nicht einschlafen. Vor 22.00 Uhr schläft sie auf keinen Fall, oft kann sie bis 23.30 Uhr nicht schlafen. Am Morgen muß sie um 6.30 Uhr aufstehen und ist dann sehr müde. Das „Nicht-einschlafen-Können" stört Fabienne und macht den Eltern große Sorgen, weil das doch ganz ungesund ist. Fabienne sagt, sie gehe gern zur Schule, habe keine Angst vor Proben, überhaupt habe sie keine Angst vor dem nächsten Tag. Sie habe auch kaum schlimme Träume. Alle außer Petra, die um zwei Jahre ältere Schwester, haben Einschlafprobleme, die Mutter schon seit zwanzig Jahren, der Vater hat dazu noch Durchschlafstörungen.

Nun möchte ich wissen, wie jedes Mitglied einschläft, gut einschläft. Automatisch hören alle bei Petra besonders gut hin. Alle Familienmitglieder lesen vor dem Einschlafen. Zwischen dem Inhalt des Buches und dem guten Einschlafen bestehe kein Zusammenhang. Fabienne löscht nach dem Lesen das Licht. Sie sagt sich: „Ich kann gut schlafen." Dann „schaut" sie hinter geschlossenen Augenlidern einen Trickfilm von Donald Duck an. Sie kann sich ganz verschiedene Filme ausdenken, alle handeln irgendwie vom Schlafen und gehen gut aus. Ihre Schwester Petra löscht nach dem Lesen das Licht und überdenkt nochmals den Tag. Darauf sieht sie sich selber entweder auf einem Rummelplatz, auf einer Bobbahn oder tanzend in einer Disco mit vielen Lichteffekten. Die Mutter löscht das Licht und denkt an den nächsten Tag. Dabei kommen ihr Dinge in den Sinn, die noch erledigt werden müssen. Der Vater überdenkt den vergangenen Tag. Dabei erinnert er sich an Dinge, die er vergessen hat.

Die meisten Leute wenden spontan zum Einschlafen hypnotische Techniken an. Manchmal reicht es zur Behandlung der Störung, dem Kind und seinen Eltern eine oder mehrere Möglichkeiten zu zeigen, den Schlaf vorzubereiten, sei es an Wiege- und Schlaflieder oder ans Schaukeln und Wiegen zu erinnern oder eine (oder mehrere) Schlafgeschichten zu erzählen. Diese Schlafgeschichte kann von den Eltern erzählt werden, oder das Kind stellt sie sich vor, erzählt sie sich selber. Manche wählen immer dieselbe Geschichte, andere brauchen Abwechslung. Dies wird in der Therapiestunde erarbeitet.

Beispiel einer Induktion (im Liegen)

Das Kind soll sich auf den Rücken legen, die Arme ausstrecken, die Daumen emporhalten, so daß es die Daumennägel sieht. Auf dem einen Nagel ist ein offenes, auf dem anderen ein geschlossenes Auge gezeichnet (braucht ein wenig Licht, sonst muß man sich die Augen vorstellen). Die Augen auf den Daumennägeln sind abwechselnd zu fixieren (ähnlich wie Blinklichter beim Bahnübergang). Dazu spricht der Therapeut oder die Therapeutin: „Ein Auge ist offen, das andere geschlossen, das andere ist offen, das eine ist geschlossen [sprachlich damit spielen]. Ein Äuglein ist offen, ein Äuglein ist geschlossen ..., Einäuglein offen – Zweiäuglein geschlossen." Dann läßt das Kind langsam die Arme auf das Bett sinken. Es soll dabei spüren, wie das gute, ruhige Gefühl immer tiefer in den Körper hineinfließt.

Die Schlafgeschichten sollen einfach sein, vielleicht mehr ein Bild beschreiben (zum Beispiel schlafender Siebenschläfer). Sie sollen genaue Schilderungen enthalten, die alle Sinne ansprechen. Sie sollen kurz, repetitiv, monoton und langweilig sein.

Gelegentlich lasse ich die älteren Kinder, wenn sie nicht einschlafen können, zu Hause die Gedanken, die ihnen gerade durch den Kopf gehen, aufschreiben. Dadurch verlangsamt sich der Prozeß, die Gedanken sind festgehalten. Darüber kann man das Heft schließen, eventuell verschließen an einem dafür bestimmten Platz (z. B. Schachtel neben dem Bett), damit sie dort eingeschlossen warten und nicht mehr stören bis zum Morgen. Die aufgeschriebenen Gedanken geben dem Therapeuten / der Therapeutin wertvolle Hinweise für das weitere Vorgehen. Manchmal ist das Aufschreiben so mühsam und langweilig, daß das Kind doch lieber vorher einschläft (Haley 1989, Erickson u. Rosen 1982, Trenkle im vorliegenden Band, S. 146 f.).

Einige Ideen für Inhalte von Schlafgeschichten

- von Tieren wie Siebenschläfer, schlafende Katze, Faultier
- vom Tagzug und Nachtzug, vom Schlafzug, Schlafanzug und Wachzug mit Wachwagen und Schlafwagen
- vom Schläfer und Schäfer; der Schäfer wacht über die schlafenden Schafe

- vom Hotel Schäfli und Hotel Schläfli
- von anderen Fahrzeugen wie Schlafschiff und Schliffschaf,
- von der Mondfähre und vom Schlafballon
- Wolken zählen, beobachten, Schäfchen zählen

b) Gelassenheit

Im folgenden Beispiel wird mit Trance gearbeitet. Die Induktionen sind sehr kurz. Der Knabe ist geübt, in Trance zu gehen und wieder herauszukommen.

Beispiel 2

Der Bauernbub Peter (achtjährig) wurde wegen Konzentrationsstörungen in der Schule angemeldet. Da die Lehrerin der Meinung war, der Grund für die Störung liege im zu großen Fernsehkonsum, hat sie mit den Eltern gemeinsam erreicht, daß Peter nun überhaupt nicht mehr fernsieht.

Als ich die Familie in der ersten Sitzung fragte, was für sie das schlimmste Problem sei und was jetzt zuerst angegangen werden müßte, sprachen alle von den Einschlaf- und Durchschlafstörungen von Peter. In einer Einzeltherapie mit Peter haben wir folgendermaßen gearbeitet: Peter wird von Gedanken geplagt, die er „störende Gedanken" nennt. Beim Einschlafen sind sie am schlimmsten. In der Therapiestunde legt sich Peter hin, als ob es Zeit zum Einschlafen wäre. Peter schließt die Augen, und schon kommen die „störenden Gedanken". Ich fordere ihn auf, die Gedanken auszusprechen. (Transkript von einem Videoband, ans Hochdeutsche angepaßt)

Peter: Ein Kind jagt ein Kind weg: „Geh weg, hü!" Es schwatzt schnell, es hat schnelle Bilder.
Therapeutin: Was schwatzt es?
Peter: Verstehe ich nicht. Ich drehe jeweils ab, als ob es zwölf Uhr wäre, dann gibt es Geflimmer. Das braucht aber Anstrengung. Oft geht das nicht.
Therapeutin: Leg dich nochmals hin, stelle dir das Fernsehen vor.
Peter: Ja.
Therapeutin: Drücke auf den Knopf „Play".
Peter: Das geht nicht.
Therapeutin: Was geht denn sonst?

Peter: Ein anderes Programm, ein anderer Knopf, das ist der welsche (französische). Da ist kein Ton. Das Bild ist gewöhnlich. Es ist Alf.
Therapeutin: Gefällt es dir?
Peter: Es geht.

Ich hole Peter aus der Trance. Er sitzt.

Therapeutin: Wir müssen für dich ein spezielles Programm ausdenken: Letzte Woche war bei mir ein achtjähriges Mädchen, das nicht einschlafen konnte. Sie hat sich folgendes Programm ausgedacht: Sie ist auf einer Insel, liegt in einer Hängematte zwischen zwei Palmen; hört, riecht und sieht das Meer, spürt die Sonne. Damit schläft sie ein.
Peter: Die Mutter sagte zwar, ich solle nichts sagen. Ich habe nämlich eine zu harte Matratze.
Therapeutin: Was kannst du da machen?
Peter: Was kann ich da machen?

Er wird nachdenklich. Ich fordere ihn auf, sich hinzulegen und die Augen zu schließen.

Peter: Da ist ein Haus, ein Block, ein Wolkenkratzer mit einem Geschäft. Das gehört Herrn Immer. Ich wäre der Chef. Ich wohne im Wolkenkratzer im sechsten Stock. Ich hätte eine Frau. Ich wäre ihr Mann. Sie sagt: „Guten Morgen, Herr Immer. Ich wünsche, gut geschlafen zu haben."

Pause

Therapeutin: Wo schläft er?
Peter: Bei seiner Frau, natürlich. Das ist ein reiches Haus. Sie ist eine Dame.
Therapeutin: Wie sieht das Haus aus?
Peter: Reich.

Pause

Therapeutin: Wie sieht das Schlafzimmer aus?
Peter: Blau. Es hat zwei Betten und einen Nachttisch mit einem Wecker und einem großen Radio.

Therapeutin: Kann Herr Immer dort gut schlafen?
Peter: Gewiß. Das Bett ist schön weich.

Peter öffnet die Augen und sitzt auf.

Therapeutin: Nun hast du schon ein Programm. Jetzt probieren wir das aus.

Peter legt sich wieder hin in die Stellung, die er zum Einschlafen einnimmt. Er schließt die Augen.

Therapeutin: Stell dir vor, es wäre Abend und du willst einschlafen, und die störenden Gedanken kommen.
Peter: Ja, jetzt kommen sie.

Peter läßt sie während einer kleinen Weile kommen.

Therapeutin: Jetzt kannst du dein Programm einstellen. Welchen Knopf drückst du?
Peter: Nummer 24.
Therapeutin: Jetzt siehst du dein Programm. (beschreibt Herrn Immer und seine Umgebung, wie er zu Bette geht) Herr Immer liegt zufrieden in seinem weichen Bett ...
Peter: (staunend, lächelnd) Wie das geht!

Er schaut noch eine Weile. Dann öffnet er plötzlich die Augen, wechselt die Körperstellung, sitzt auf.

Peter: Jetzt darf ich nicht einschlafen! ...
Therapeutin: Du weißt jetzt die Nummer deines Einschlafprogramms.
Peter: Nummer 24.

Neben Familiensitzungen arbeite ich mit Peter auch einzeln. Er litt unter den störenden Gedanken auch am Tag. In einem ersten Schritt hatte er sie mit seinem Programm vor dem Einschlafen so in den Griff bekommen, daß sie ihn am Schlafen nicht mehr hinderten, was ihm und seinen Eltern das erste Anliegen war. Das „Fernsehen" oder „Video" habe ich als Bild gewählt, weil das seine Leidenschaft ist (er darf ja sonst nicht mehr fernsehen). Außerdem kann er damit die störenden Gedanken dissoziieren und handhaben. Peter irritierte und beängstigte vor allem das schnelle Tempo der Gedanken. Am Videogerät gibt es einen Schnellauf. Indem ich Peter sage, seine Gedanken liefen im Schnellauf, ist für ihn klar, daß er nur auf den gewöhnlichen „Play"-Knopf drücken muß, um eine angemessenere Geschwindigkeit zu erreichen. Falls nötig, kann er den Ton oder das Bild abschalten, ein Standbild festhalten etc. Sein Einschlafprogramm hat er selber gestaltet, es genügte, ihm das Beispiel eines anderen Mädchens zu erzählen. Das Gefühl, seine störenden Gedanken selber handhaben zu können, gab ihm wieder mehr Gelassenheit.

c) Sicherheit

Vielen Kindern mit Schlafstörungen fehlt die äußere Sicherheit. Dies kann verschiedene Ursachen haben, zum Beispiel wenn ein Elternteil todkrank ist. Ich behandelte ein vierjähriges Mädchen, dessen Vater über Monate sterbenskrank war. Hier halfen Gespräche mit Kindern und der Mutter über den Tod, über das Leben nach Vaters Tod und vor allem das Planen von Möglichkeiten, noch gute Momente mit dem Vater zu haben, etwas für den Vater zu tun.

Verunsichernd wirkt auch eine latente Weglauftendenz eines Elternteils oder die Tatsache, daß Eltern sich körperlich und seelisch gefährden (zum Beispiel mit Streß, mit zu viel arbeiten, sich unter Druck setzen, gefährliche Sportarten etc.) Die Selbstsicherheit hängt zum Teil auch mit der Zuwendung durch die Eltern zusammen, mit dem Gefühl, geliebt zu werden, Wertschätzung zu erhalten, wichtig zu sein. Diese Zuwendung der Eltern kann aber nicht plötzlich gegeben werden aufgrund eines guten Ratschlags. Häufig muß das Kind auch für sich Möglichkeiten herausfinden, auf andere Weise mehr Selbstsicherheit und allgemein mehr Sicherheit zu bekommen.

Beispiel 3

Die elfjährige Anna muß zwanghaft vor dem Einschlafen ihre Bettdecke schlagen. Sie schläft meist erst um 23.30 Uhr ein, muß um 6.30 Uhr wieder aufstehen und ist tagsüber sehr müde. Die Eltern haben schon vieles versucht: Wegen Erdstrahlen wurde das Bett immer wieder verschoben, zum Teil schlief Anna im Zimmer mit dem Bruder oder mit dem Vater zusammen. Sie hat auch schon verschiedene Medikamente bekommen. Beide Eltern arbeiten sehr viel und leben in ständiger Angst, eines der Geschäfte, das sie führen, könnte eingehen. Die Eltern haben darum kaum Zeit für ihre zwei Kinder und beklagen sich darüber, daß die Kinder ihnen nicht mehr helfen. Neben Ehe- und Erziehungsberatung arbeitete ich auch mit Anna allein.

Anna hatte Angst vor Räubern. Diese könnten sie im Schlaf rauben. Ich ließ sie genau beschreiben, wie dies geschehen könnte. In Trance stellte sie sich nochmals die Situation vor: Sie liegt im Bett, die Räuber packen sie (sehr konkret; ich frage immer genau nach, zum Beispiel nach Farbe und Größe der Kleider der Leute). Immer wieder stellt sie sich das vor, jedes Mal trickst sie die Räuber anders aus: Sie versteckt sich im Kasten und kann nicht geraubt werden; sie findet auf dem Weg zur Räuberhöhle eine Möglichkeit zu entschlüpfen, sie überwältigt die Räuber am Ziel. Die ganze Sache beginnt, ihr Spaß zu machen, und sie findet immer neue Möglichkeiten. Außerdem erfindet sie Schutzhandlungen, die sie täglich vor dem Einschlafen durchführt: Die Mutter sitzt beim Gute-Nacht-Sagen am Bett und singt ihr ein Lied. Die Haustüren sind geschlossen, die Zimmertüre auch. Davor setzt sie ihren Plüschlöwen.

So entwickelte sie selber Möglichkeiten, ihre Einschlafstörung zu überwinden. Später arbeiteten wir noch mit ihren Träumen. Selbstverständlich lief die vorher erwähnte Ehe- und Erziehungsberatung weiter.

In vielen Familien mit Mitgliedern, die regelmäßig an Schlafstörungen leiden, werden Schlafplätze jede Nacht gewechselt, manchmal auch einige Male während der Nacht. Oft werden auch zwei bis drei Mal wöchentlich die Betten verschoben oder herumgeschleppt. In diesen Fällen versuche ich mit der Familie (vor allem mit den Eltern) in einem ersten Schritt einen Plan zu erarbeiten, wer, wann, wo, wie schläft, welche Türen offen beziehungsweise geschlossen sind, wie häufig Wassertrinken, Wasserlassen vorgesehen ist. Dies gibt meist schon durch die Klarheit der Abmachung eine große Sicherheit. Es folgt dann die Durchführung, das Durchsetzen. In einem zweiten Schritt werden mit der Familie oder den Eltern allein rituelle Handlungen für das Zubettgehen erarbeitet, die zusätzlich Sicherheit geben können.

Beispiel 4
Die achtjährige Madeleine stand jede Nacht mindestens achtmal auf, schlief jede Nacht in einem anderen Bett ein (oft mußte dieses nach Wunsch verschoben werden). Sie bestimmte das allein und besann sich oft in der Nacht um, störte die Eltern, schlüpfte zum Beispiel bei der Mutter ins Bett, wollte sie zuerst dabei haben, dann plötzlich nicht mehr, so daß die arme Mutter sich ein anderes Bett suchen mußte. Madeleine klagte immer über ihre Angst vor Räubern und wollte oft mitten in der Nacht mit den Eltern darüber sprechen. Diese waren dazu bereit, wollten sie doch ihrer Tochter kein bleibendes Trauma zufügen.

In einer der ersten Sitzungen erarbeitete ich mit den Eltern einen Schlafplan: Madeleine soll in ihrem Zimmer schlafen. Sie darf noch dreimal aufstehen, wird dreimal ins Zimmer zurückgebracht, bekommt jedes Mal eine Geschichte erzählt. Schläft sie dann noch nicht und macht Lärm oder stört, wird ihre Kinderzimmertüre geschlossen. Wenn das nichts nützt, auch die Elternzimmertüre (beide Türen werden ohne Schlüssel geschlossen). Madeleine muß am nächsten Tag zur Schule, egal wie müde sie ist. Madeleine wird genau über diesen Plan informiert. Die Eltern informieren die Nachbarn darüber, daß es in den nächsten Nächten Lärm geben könnte, der angekündigte Besuch der Großeltern wird abgesagt. Ich erzähle den Eltern von anderen ähnlichen Fällen, sage ihnen, daß sie große Kraft und Durchhaltewillen brauchen, gewisse Kinder brüllten stunden- und nächtelang.

Eine Woche später erschienen die Eltern ganz zufrieden auf der Beratungsstelle. Madeleine schlief jetzt gut (dies blieb bis heute so). Madeleine probierte natürlich alles aus, brüllte vor der Elternzimmertüre, als diese sich nicht öffnete, schlug sie wütend mit dem Fuß daran. Dabei brach sie sich eine Zehe. Die Mutter brachte es aber fertig, daß die Zehe so verarztet wurde, daß Madeleine pünktlich in die Schule kam, weil das ja zur therapeutischen Abmachung gehörte.

Der beschriebene Verlauf zeigt Möglichkeiten auf, wie mit hypnotischen Techniken, kombiniert mit anderen therapeutischen Mitteln, Schlafstörungen angegangen werden können.

Zum Abschluß noch eine kurze Geschichte, Veränderungen dieser Art und andere Schlafgeschichten werden Ihnen „im Schlaf“ einfallen:

Der Wachhund und der Schlafhund

Vor langer Zeit regierte in einer Stadt ein König. Der besaß zwei Hunde: einen Wachhund und einen Schlafhund. Der Wachhund war sehnig und kräftig. Zu jeder Zeit, Tag und Nacht wachte er und bewachte den König. Er schlief zwar manchmal, aber selbst während seines Schlafes konnte man sicher sein, daß er jede Gefahr, die dem König drohen könnte, bemerken würde und Laut gäbe. Wenn er auf dem Boden schlief, sah man ihm seine Aufmerksamkeit an.

Der Schlafhund war groß und weich, mit einem feinen langhaarigen Pelz, und er schlief die meiste Zeit auf einem weinroten, bequemen Kissen, ganz entspannt. Der Kopf lag ganz entspannt auf den entspannten Vorderpfoten, auch der Bauch, der Körper, der Rücken, die Hinterbeine und selbst der buschige Schwanz, bis zur Schwanzspitze, lagen ganz gemütlich da. Jeden, der den Schlafhund anblickte, überkam ein großes Gähnen und die Lust, sich hinzulegen und zu schlafen. Das war gut so. Darum konnte der König, wenn er schlafen wollte, einfach den Schlafhund anschauen.

Schmerzbehandlung bei Kindern

Techniken und Suggestionen

Samuel LeBaron[1]

Schriftliche Berichte darüber, daß die bloße Anwendung von Worten die Leiden von Patienten lindern können, liefern die Gutachten der Franklin-Kommission, die 1784 eingesetzt wurde, um die Arbeit von Franz Mesmer zu untersuchen (Tinterow 1970). Die Kommission verwarf Mesmers Behauptung der Wirksamkeit von „magnetischen" Suggestionen zur Schmerzlinderung bei Erwachsenen und Kindern. Ironischerweise war es nicht der Grad der Schmerzreduktion, der bestritten wurde, sondern man kritisierte, daß Meßmers Methoden auf die Vorstellungskraft des Patienten angewiesen und deshalb nicht allgemein gültig seien.

Der Anwendung sprachlicher Suggestionen wurde in der Wissenschaft über einen langen Zeitraum wenig Aufmerksamkeit geschenkt. Britische Ärzte hatten über zahlreiche Fälle berichtet, in denen Hypnose als exklusives Anästhetikum sowohl bei Erwachsenen als auch bei Kindern während zum Teil schwieriger Operation eingesetzt worden war (Braid 1960). Im Bereich der Schmerzlinderung für Erwachsene fand die Hypnose bereits in den 60er Jahren unseres Jahrhunderts ein erwachendes Interesse, bei der Behandlung von Kindern gewinnt sie erst in den letzten 15 Jahren eine ähnliche Aufmerksamkeit (vgl. auch die kurzen Ausführungen zur Geschichte der Kinderhypnose im Beitrag von Mrochen und Bierbaum). Inzwischen sind etliche Artikel zum Thema Hypnose und Schmerzbehandlung bei Kindern erschienen. Die meisten davon sind allerdings Fallstudien und keine systematisch angelegten wissenschaftlichen Untersuchungen. Unter

1 (übersetzt von H. Bierbaum)

diesen Fallstudien finden sich solche zu Schmerzen bei Sichelzellenanämie (Zeltzer et al. 1979), Phantomschmerzen (Hilgard u. LeBaron 1984), Verbrennungen (Bernstein 1965) und Krebs (Crasilneck u. Hall 1975, Olness 1981). Die meisten der systematischen, durch Gegenversuche kontrollierten Untersuchungen über den Einsatz der Hypnose zur Schmerzreduktion bei Kindern konzentrieren sich auf den akuten Schmerz im Verlauf medizinischer Eingriffe bei krebskranken Kindern. Eine weitere kontrollierte Untersuchung befaßte sich mit Verbrennungen bei Kindern und Erwachsenen (Wakeman und Kaplan 1978). Der vorliegende Artikel wird sich auf Methoden bei der Bewältigung akuter und chronischer Schmerzen beziehen, von denen krebskranke Kinder betroffen sind. Allerdings sind die beschriebenen Techniken und Herangehensweisen auch für die Schmerzbehandlung bei anderen medizinisch relevanten Problemen anwendbar.

Es soll betont werden, daß psychologische Methoden eine medikamentöse Behandlung begleiten, aber selten gänzlich ersetzen können. Die psychologische Intervention muß gegebenenfalls mit der medikamentösen Intervention kombiniert werden. Eine Diskussion der pharmakologischen Implikationen zum Schmerzmanagement bei Kindern geht über den Rahmen dieser Darstellung hinaus. Ein Ausschnitt der Diskussion zu diesem Thema findet sich in einem Band von *Pediatric Clinics of North America* (Schecter 1989).

Akuter Schmerz

Ein paar Bemerkungen zum Thema Krebs bei Kindern und Jugendlichen.

Etwa die Hälfte der Krebserkrankungen bezieht sich auf solide Tumoren, die andere Hälfte auf Leukämie. Leukämie ist ein Krebs des blutbildenden Gewebes. Leukämie ist gekennzeichnet durch die Überproduktion abnormer, unreifer weißer Blutkörperchen und deren Anhäufung im Blut und im Knochenmark. Bevor die Chemotherapie fester Bestandteil der Leukämiebehandlung wurde, lag die mittlere Überlebensrate der Betroffenen bei vier Monaten; in der Zwischenzeit führten die unterschiedlichen medikamentösen Behandlungsweisen der beiden letzten Jahrzehnte zu einem dramatischen Wandel, so daß etwa die Hälfte der Kinder, die von der akuten lymphatischen Leukämie (Typ ALL) befallen sind, heute auch langfristige Überlebenschancen haben. Unglücklicherweise ist die bei der Leukämie angewandte Chemotherapie sehr toxisch und führt gewöhnlich zu so unangenehmen Begleiterscheinungen wie Haarausfall, Übelkeit und Erbrechen. Darüber hinaus sind häufige Blutentnahmen erforderlich, um über entsprechende Untersuchungen den Krankheitsverlauf beobachten zu können. Neben den regelmäßigen Entnahmen des Blutes aus den Fingerspitzen (Fingerstich) und aus den Venen sind in der Akutphase der Erkrankung auch Knochenmarkpunktionen in Abständen von gewöhnlich sechs, acht oder zwölf Wochen nötig. Danach werden sie seltener. Bei einem Rückfall muß die Behandlung einschließlich der häufigen Knochenmarkpunktionen wiederaufgenommen werden. Zur Untersuchung des Knochenmarks wird eine lange Nadel in den Hüftknochen eingeführt, um eine geringe Menge Mark für Untersuchungszwecke zu entnehmen.

Kinder und Jugendliche mit Leukämie und Non-Hodgkin-Lym-phom müssen sich also im Laufe ihrer Behandlung häufig zahlreichen, außerordentlich schmerzhaften medizinischen Untersuchungsprozeduren aussetzen. Dies bezieht sich auf die intravenöse oder intrathekale Verabreichung der Chemotherapeutika sowie auf Knochenmarkaspiration und Lumbalpunktionen, die aus diagnostischen Gründen notwendig sind.

Diese medizinischen Verfahren stellen für die betroffenen Kinder und Jugendlichen, aber auch für das behandelnde medizinische Personal ein großes Problem dar. Einerseits, weil sie von den meisten Patienten als überaus schmerzhaft erlebt werden, und andererseits, weil sie in relativ kurzen Abständen wiederholt werden müssen. Nicht wenige der Betroffenen finden diese Verfahren schlimmer als die Krankheit selber (Zeltzer et al. 1980).

Die erste systematische Untersuchung über die Anwendung von Hypnose gegen Schmerzen bei medizinischen Eingriffen wurde von Hilgard und LeBaron, Stanford University Childrens Hospital, durchgeführt (Hilgard u. LeBaron 1982). Diese Untersuchung basierte auf den Berichten von und über 63 Patienten im Alter von 6 bis 19 Jahren, bei denen Knochenmarkaspirationen (KMA) durchgeführt worden waren. Eine Auswahl von 24 Patienten, die große Beschwerden angegeben hatte, wurde unter Hypnose behandelt. In den Berichten über Schmerz und Angstanzeichen war ein deutlicher

Rückgang der subjektiven Beschwerden während der folgenden Knochenmarkaspirationen feststellbar. Während der Base-line-Beobachtungen der gesamten Gruppe stellten die Untersucher fest, daß ungefähr ein Drittel der Patienten wenig oder nur geringen Schmerz während der Eingriffe erlebt hatte. Diese Patienten bildeten eine interessante Untergruppe; viele von ihnen hatten bereits Methoden zur Schmerzreduktion erlernt. Die Probanden wurden unter dem Gesichtspunkt ihrer Hypnotisierbarkeit ausgewertet, wobei ein signifikantes Verhältnis von Empfänglichkeit (für Suggestionen) und Schmerzlinderung festgestellt wurde.

In einer Untersuchung am wissenschaftlichen Gesundheitszentrum der Universität San Antonio wurden Hypnosetechniken, nichthypnotische Unterstützung durch Beratung sowie Ablenkungsstrategien miteinander verglichen (Zeltzer u. LeBaron 1982). Patienten zwischen sechs bis siebzehn Jahren wurden im Anschluß an ihre Behandlungen (Knochenmarkaspirationen und Lumbalpunktionen) nach ihren persönlichen Schmerz- und Angstzuständen gefragt. Während der Base-line-Beobachtungen wurde das Verhalten der Kinder in jedem Stadium des Eingriffs detailliert beschrieben. Die Beobachter registrierten alle Zeichen von Schmerz und Streß – vom Einführen der Punktionsnadel, der Extraktion des Knochenmarks bis zum Herausziehen der Nadel. Angstanzeichen wurden in den Phasen festgehalten, in denen keine Nadeln im Einsatz waren: kurz vor und während der Desinfektion des Hautareals und wenn sich der Patient vom Eingriff selbst erholte. Zwei unabhängige Mitarbeiter nahmen nacheinander auf einer Skala von 0 bis 10 die Einstufungen des Schmerzes vor, und zwar anhand der während der Eingriffe schriftlich niedergelegten Verhaltensbeobachtungen. Dieselben Beurteiler stuften den Ausprägungsgrad der Angst zu den festgelegten Zeitpunkten ein. Nachdem sich die Patienten jeweils vom Eingriff erholt hatten, wurden sie gebeten, zu beschreiben, wie sie die Behandlung subjektiv erlebt hatten, wie sie sich gefühlt hatten, und sie wurden gefragt, ob es während der Prozedur etwas gab, was ihnen geholfen hatte, oder etwas, das nicht hilfreich war. Sie wurden um eine Selbsteinschätzung des Schmerzes auf einer Skala von 0 für „kein Schmerz" bis 10 „den schlimmsten Schmerz, den man sich vorstellen kann" gebeten. Bei jüngeren Kindern, die ihre Erfahrungen noch nicht in Zahlenwerten symbolisieren konnten, wurden Bilder von schmerzverzerrten Gesichtern verwandt, um den entsprechend erlebten Schmerz adäquat wiederzugeben. Letzte Einschätzungen wurden nur für den Schmerz, nicht jedoch für die Angst erhoben. Vortests hatten gezeigt, daß es die kleinen Patienten verwirrte, wenn sie zwischen Angst und Schmerz (Angst haben, Schmerz spüren) unterscheiden sollten. In der Phase, in der sich die Patienten vom Eingriff erholt hatten und befragt werden konnten, beherrschte der unmittelbar zurückliegende Eindruck, nämlich die Punktionsnadel, alles andere. Daher bezog man sich zur Einschätzung der Angst auf die Einstufungen des Verhaltens durch die Beurteiler anhand der Beobachterangaben. Die untere Altersgrenze wurde bei sechs Jahren festgelegt, ein Alter, in dem auch kleinere Kinder über genügend psychische Reife und Sprachgewandtheit verfügen, um mit den unterschiedlichen Einstufungen und Skalen zurechtzukommen; Kriterien, die auch bei den älteren Patienten der Studie eingesetzt worden waren.

Ähnlich wie die Patienten am Stanford Hospital zeigte ungefähr ein Drittel der Patienten der San Antonio-Studie weniger oder keine Anzeichen von Schmerz während der Base-line-Untersuchung. Die Daten der Knochenmarkaspirationen und Lumbalpunktionen wurden getrennt analysiert, wobei die KMAs als noch schmerzhafter beurteilt worden waren. Die Ergebnisse dieser Untersuchung zeigten, daß bei den KMAs ebenso wie bei LP's hypnotische Techniken durchweg effektiver waren als unterstützende Beratung; auch die nicht hypnotische Unterstützung wirkte sich bei manchen Patienten als sehr hilfreich aus. Die Untersucher schlußfolgerten, daß die höheren Effektivitäten hypnotischer Techniken mit der Qualität mentaler Vorstellungen zusammenhängen, welche die Aufmerksamkeit eines Kindes länger binden als solche Verfahren, die nicht mit geistigen Bildern arbeiten. Gleichlautende Ergebnisse wurden ebenfalls bei einer Gruppe jüngerer Kinder erzielt (Kuttner 1988). Weitere Forschungen wurden von Gardner und Olness beschrieben (Gardner a. Olness 1981). Detaillierte Beschreibungen von Hypnose im Kontext pädiatrischer Onkologie sowie eine entwicklungsbezogene Analyse zum Einsatz von Hypnose bei Kindern und Jugendlichen sind im Buch von Hilgard und LeBaron zu finden (vgl. auch den Beitrag von Holtz im vorliegenden Werk).

Experten ist sofort klar, daß Hypnose – wie andere psychologische Behandlungstechniken – immer in einer flexiblen und individualisierenden Weise angewandt werden muß. So kommt das Schließen der Augen und die Entspannung, Verhaltensweisen, die oft bei älteren Jugendlichen und Erwachsenen mit Hypnose in Zusammenhang gebracht werden, in jüngeren Altersgruppen viel seltener vor und bleibt bei Kindern, die jünger sind als sieben Jahre, fast völlig aus (vgl. die Beiträge von Mrochen und Balcar). Die Haupteigenschaften der Hypnose bei Kindern erschließen sich auch aus einer intensiven Beschäftigung mit Phantasievorstellungen und / oder der Fähigkeit zur Dissoziation. Die meisten Kinder und Jugendlichen vertiefen sich sehr bereitwillig in Phantasievorstellungen, die als Prozeßanteile ihrer normalen alltäglichen psychologischen Aktivität angesehen werden; aus diesen Gründen benötigen sie meistens nicht ausgedehnte und elaborierte Hypnoseinduktionen, die erwachsenen Patienten angemessen sind und ihnen helfen, ihre kritisch analytischen Selbstbeobachtungsprozesse vorübergehend abzustellen bzw. zu mindern (Hilgard u. LeBaron 1984). Folgende Fallstudie mag zur Illustration dienen.

Tom, ein zwölfjähriger Junge hatte während der bei ihm durchgeführten Knochenmarkaspirationen immer Schmerzen auf einem hohen Niveau erlebt. Er war kooperativ, weinte aber jedes Mal während des Eingriffs. Seine Mutter berichtete, daß er Tage vor jeder Aspiration ausgesprochen nervös war und schlecht schlief. Er war offen für jede Art von Hilfe.

Induktionen, wie sie bei Erwachsenen angewandt werden, machten das Kind nervös und ungeduldig, da sie für ihn nur eine unnötige Verzögerung bedeuteten. Aus Gesprächen wußte man, daß Tom Science-fiction und Abenteuergeschichten liebte. Er war in dem Moment, als er sich auf den Behandlungstisch legte, bereit, sich vorzustellen, er sitze sicher im Cockpit eines Raumschiffs. Das medizinische Personal wurde in Toms Anwesenheit darüber informiert, daß er Astronaut sei und wann immer eine Änderung seiner Körperstellung oder der Bekleidung nötig sei, um das medizinische Verfahren zu erleichtern, könne man über sein Funkgerät einfach Kontakt mit ihm aufnehmen. So wurde die ganze Knochenmarkaspiration durchgeführt, als sei sie eine Reise zu einer fernen Galaxis. Auch die Schmerzen, verursacht von der Nadel beziehungsweise der Aspiration, wurden so interpretiert, als handle es sich um den Druck des Sitzes und des Sicherheitsgurtes, während das Raumschiff durch die Turbulenzen eines Meteoritensturms flog. Während die große Nadel in Toms Hüfte und in den Knochen geschoben wurde, hielt er die Hände seiner Mutter und des Therapeuten umklammert, und mit weit geöffneten Augen beschrieb er die strahlenden Lichtblitze, die am Fenster seines Raumschiffes vorbeischossen. Nach Beendigung der medizinischen Prozedur brauchte er eine Weile, um sich im Behandlungsraum zu orientieren. Er schaute die Personen an, die um den Tisch herumstanden und lächelte. Befragt nach dem Geschehen, das ihm bewußt gewesen sei, gab er an, daß 60 Prozent seiner Aufmerksamkeit durch die Fahrt in den Raum beansprucht waren; 40 Prozent seines Bewußtseins waren bei der Nadel, dem Druck und den gelegentlich auftauchenden Schmerzen geblieben. Der Schmerz habe ihn nicht mehr gestört, weil er ihn kaum beachtet habe (LeBaron u. Zeltzer 1984).

Toms Beschreibung seiner subjektiven Erfahrung ist typisch für viele Kinder und Jugendliche in ähnlichen Lebenslagen. Berichtet wird häufig von einem partiellen Bewußtsein des schmerzhaften Reizes, jedoch sind der assoziierte Streß und das Leiden so reduziert, zur Nebensache geworden, daß sie nicht mehr als störend erlebt werden. Wenn Kliniker und Forscher solche Ergebnisse zur Kenntnis nehmen, sollten sie darauf achten, zwischen der Schmerzempfindung und der psychologischen Erfahrung von Leid zu unterscheiden. Die Anwendung von Hypnose und anderen psychologischen Verhaltensinterventionen in einer klinischen Situation setzt voraus, daß der Patient zu einem gewissen Grade kooperativ ist, fähig, sich aktiv in die Intervention einzuklinken. Es gibt Patienten, die vorübergehend verwirrt, verärgert oder in einem panischen Zustand sind; die klinische Erfahrung lehrt, daß ihnen – in den meisten Fällen – durch Lösung dringlicher anderer Probleme geholfen werden muß, bevor sie von der internalen Beschäftigung mit angenehmen und dissoziierenden Phantasievorstellungen profitieren können. Bedürfnisse, die eher mit Entwicklungs-, Wachstums- und Beziehungsfaktoren zusammenhängen, stellen für klinische Praktiker und Forscher oft die größeren Herausforderungen dar. Klinische Forschung auf dem angesprochenen Gebiet muß flexibel sein, um die unterschiedlichsten Begleitumstände, die eintreten können, zu berücksichtigen und gleichzeitig eine strukturierte und systematische Forschungsarbeit zu gewährleisten.

Es folgt das Beispiel eines Kindes, dem eine Kombination aus mentaler Vorstellung, Beruhigung und Erklärung der mechanischen Besonderheiten des medizinischen Vorgehens zugute kam.

Julie, acht Jahre, hatte während zahlreicher Knochenmarksaspirationen erhebliche Schmerzen und viel Angst erlitten. Die Angst war ihr größtes Problem. Gewöhnlich war sie ein sehr kooperatives Mädchen, aber während der ärztlichen Eingriffe geriet sie so außer sich, daß sie sich selbst nicht mehr steuern konnte. Sie schrie und wehrte sich so sehr, daß es schwierig war, die medizinischen Verfahren jeweils zu Ende zu führen.

Auf Hypnotherapie sprach sie gut an, und während der nachfolgenden medizinischen Eingriffe verbesserten sich ihre subjektive Erfahrung und ihr Verhalten zusehends. Freude bereiteten ihr Phantasie-Vorstellungen von sich auf ihrem Fahrrad, während ihr Hund neben ihr herlief. Dennoch bekam das Mädchen vor jedem medizinischen Eingriff und vor den hypnotischen Suggestionen Angst und fragte jedes Mal, was die Ärzte tun werden, ob es wehtun würde, und was sie mit ihr machen werden? Bevor der Therapeut mit der „eigentlichen" Hypnose begann, bevor er die spezifischen mentalen Vorstellungsbilder induzierte, beantwortete er ihre Fragen, erinnerte sie an die mechanischen Besonderheiten des Ablaufs, die Geschicklichkeit der Ärzte und so weiter. Er erzählte ihr, wer bei ihr sein würde, er selbst und ihre Mutter, und fragte beiläufig, wohin sie heute mit dem Rad fahren würde und welche Überraschungen auf sie warteten, wo der Hund sei und ob er heute mitkomme?

Während jedes Verfahrens und der einzelnen Behandlungsschritte wurde die Aufmerksamkeit des Mädchens abwechselnd auf ihre angenehmen inneren Bilder und auf ihre Ängste und Unsicherheiten hinsichtlich des Vorgehens gelenkt. Der Therapeut pendelte so zwischen einer Beantwortung ihrer Fragen, dem Angebot kurzer, beruhigender Versicherungen und dem Ablauf ihrer Phantasiereise. Das Kind war zunehmend bereit, zu ihren dissoziierenden Abenteuervorstellungen zurückzukehren und dabei zu bleiben. Auf diese Weise wurde es ihm möglich, eine bedeutende Kompetenz in der Linderung ihrer Schmerzen und Ängste zu entwickeln (LeBaron a. Zeltzer 1984).

Bei den Untersuchungen von Verhaltensinterventionen zur Linderung von Schmerzen und Ängsten waren Angst- und Schmerzbewertungen von Patienten und Beobachtern subjektive Variablen. Ergebnisse von Hilgard und LeBaron (1982) sowie LeBaron und Zeltzer (1984) deuten darauf hin, daß sowohl die Auswertung von Eigenberichten als auch von Beobachterberichten unbedingt erforderlich ist, um eine adäquate Bewertung des Schmerzes und der Angst abzugeben.

Relativ kurze akute Schmerzen, zum Beispiel durch Knochenmarkaspiration, werden unterschieden von starken anhaltenden chronischen Schmerzen. Der folgende Fall, von Hilgard und LeBaron (1984) beschrieben, zeigt einige typische Anwendungen von Hypnose bei chronischen Schmerzen.

Richard litt unter einem abdominalen Tumor mit erheblicher Metastasenbildung und wurde wegen starker Schmerzen überwiesen. Im Alter von 17 Jahren, drei Jahre zuvor, war die Diagnose Leio-myosarkom gestellt worden; ein bösartiger Tumor des glatten Muskelgewebes im Gastrointestinaltrakt. Der behandelnde Onkologe hatte um den Einsatz von Hypnose gebeten, um das Leben von Richard im Endstadium dieser unheilbaren Krankheit erträglicher zu machen. Der Jugendliche litt ständig unter starken Schmerzen im Rücken, Abdomen und in den Hüften. Stündlich erhielt er mindestens 3 Milligramm Morphium und schätzte trotzdem auf einer Skala von 0 bis 10 seine Schmerzen mit 6 ein, manchmal auch viel höher, mit einer Bewertung von 12. Jeder Ansatz, für kurze Zeit nach Hause zu gehen, mißlang wegen der intensiven Schmerzen und des ständigen Bedarfs nach Medikation. Richard lag sehr viel daran, eine Methode zu erlernen, mit der er seine Schmerzen kontrollieren könne, um sich in der Natur frei bewegen zu können; eine Aktivität, die er sehr genoß. Als phantasievoller Mensch hatte er bereits versucht, sich mit Vorstellungen abzulenken, hierdurch jedoch keine Schmerzlinderung erreicht. Als man begann, seine Empfänglichkeit für Hypnose zu überprüfen, zeigte es sich, daß er seine Phantasievorstellungen in diesen Zuständen vertiefen konnte. Er war gut hypnotisierbar. Die anfänglichen Behandlungen fanden in seinem Krankenbett statt. Obwohl er bereits schwach und abgemagert war, wirkte er doch aufmerksam und klar. Die Hypnose wurde durch progressive Entspannung herbeigeführt, ergänzt durch Suggestionen, die sich auf seine eigenen, vorher von ihm beschriebenen Interessen bezogen.

Es waren Bilder, verbunden mit Bewegungsfreiheit und Zufriedenheit, Bilder von ruhig schwebenden Vögeln, geschmierten, gleichmäßig laufenden Lastwagenmotoren oder optische wie akustische Vorstellungen einer Brandung, die, nie endend, auf den Strand rollt. Der Junge beschrieb die Bewegung des Wassers, die Farben, das Licht und die Gerüche, die er mit seinen Surferfahrungen am Meer und am Strand assoziierte. Als er nach weiteren Phantasien während seines Krankenhausaufenthaltes gefragt wurde, beschrieb er in Einzelheiten die Fahrt mit einem alten Lastwagen in die Berge.

Der Junge akzeptierte das suggestive Angebot des Therapeuten, genau wie die Vögel mühelos zwischen den wechselnden angenehmen Vorstellungen hin und her schweben zu können; Bilder von Bergen zu produzieren, vom Ozean oder dem Innenleben eines Automotors und dabei völlig entspannt zu bleiben, offen für immer neue angenehme Überraschungen zu sein. Die Phantasien der schwebenden Vögel vermittelten Empfindungen von Leichtigkeit ohne jede Anstrengung, eine indirekte Aufforderung, Dinge einfach geschehen zu lassen und gleichzeitig – dissoziiert – die Schmerzlinderung wahrzunehmen. Wochen später, anläßlich eines Besuches in der ambulanten Klinik berichtete er, daß die Selbsthypnose nicht immer funktioniere, er aber damit umgehen könne, indem er sich sage, daß es ihm ein anderes Mal besser gelingen werde, seine Schmerzen zu lindern. Es überwog die Erfahrung, daß es leicht sei, mit den Schmerzen fertigzuwerden; er lege sich einfach zurück, schließe die Augen und beginne sich etwas vorzustellen. Er berichtete weiter, daß er sich schon in ähnliche Phantasien begeben hatte, bevor er mit der Hypnotherapie begann – allerdings ohne den Effekt der Schmerzlinderung. Gefragt, was den Unterschied ausmache, war Richard verwundert und nachdenklich. Er antwortete, daß er vor der Hypnose nur an die Bilder gedacht habe. Die Erfahrung der Hypnose selbst war eine andere, da er sich tatsächlich in diese Vorstellung hineinbegab und ein Teil davon wurde.

Bei Kindern und Jugendlichen in lebensbedrohlichen Zuständen wie Krebs wird der chronische Schmerz oft durch zusätzliche negative Emotionen wie Todesangst, Trennungsangst oder Wut über die starke Abhängigkeit kompliziert. Viele dieser kranken Kinder sind sich in ihren kritischen Zuständen sehr bewußt, daß ihre Zukunft ungewiß ist. Sie können diesen Zustand andauernder Ungewißheit monate- oder jahrelang erleiden, bis sie von einem Stadium der Krankheit zum nächsten fortgeschritten sind. Ihre natürlichen Bemühungen, Unabhängigkeit zu erlangen, werden permanent behindert, weil sie letztlich – ans Bett gefesselt – von ständigen Infusionen, unterschiedlichen Medikamenten oder der sehr speziellen Chemotherapie abhängig sind. Solche Kinder fühlen sich oft in einer unwirklichen Welt gefangen, außerstande, wirklich zu leben, aber eben noch nicht tot; etliche Kinder gleiten in einen Zustand von Apathie und Depression oder sie entwickeln enorme Aggressionen gegen ihre Umwelt. Die Empfindungen, in einer unwirklichen Welt zu leben, werden oft maskiert zum Ausdruck gebracht; zum Beispiel durch zunehmenden Schmerz (LeBaron 1989). Diese komplexen Umstände müssen unbedingt mit der direkten Schmerzbehandlung abgestimmt werden, wie der folgende Fall illustriert (LeBaron 1985).

Alex, ein fünfzehnjähriger Knabe mit Non-Hodgkin-Lymphom, wurde wegen Schmerzen und Atemnot infolge von Lungenmetastasen ins Krankenhaus eingewiesen. Während dieses Krankenhausaufenthaltes frustrierte und verärgerte er das Pflegepersonal einschließlich der Ärzte. Ständig beklagte er sich darüber, daß das Methadon, welches er bekam, für seine Schmerzen unzureichend sei; seine Bitten um Morphium wurden abgelehnt, und er warf allen vor, nicht wirklich an seine Schmerzen zu glauben. Er verfluchte Ärzte und Schwestern, wurde zunehmend verschlossener und garstiger, auch wenn seine Mutter ihn zu trösten versuchte. Vom Rest seiner Familie bekam er wenig Besuch. Er war schwach, das Sprechen fiel ihm schwer und doch beklagte er sich bitterlich, daß Ärzte, Krankenschwestern und Familienmitglieder seine gräßlichen Schmerzen ignorierten. Nachdem der Therapeut verständnisvoll und einfühlsam zugehört und seine Aussagen über die Schmerzen akzeptiert hatte, lud er den Jungen ein, Urlaub von den Schmerzen zu nehmen. Er sollte die Augen schließen und sich vorstellen, was er ausgesprochen gerne machen würde. Spontan phantasierte sich Alex in eine Situation, in der er mit seinem Vater zusammen fischte. Er erklärte, daß er das schon lange Zeit habe machen wollen, sein Vater ihm diese gemeinsame Unternehmung wiederholt versprochen und dann aber verschoben habe. Allmählich wandten sich die Gedanken anderen Bereichen zu, Unternehmungen, die er gerne durchführen wollte, wenn er aus dem Krankenhaus nach Hause käme. Diese Orientierung seiner Aufmerksamkeit auf die Zukunft bot Gelegenheit, Alex zu fragen, was er sich erhoffte. Er sah sich ein Haus bauen und beschrieb eine Frau und Kinder, die dort mit ihm zusammenlebten. Dies war das Ziel, das er in seinem Leben erreichen wollte; etwas zu bauen, anderen Menschen nahe zu sein und ihnen etwas von sich persönlich zu geben. Alex war sich jedoch im klaren darüber und wies auch darauf hin, daß er möglicherweise nicht lange genug leben würde, um diese Ziele zu erreichen. „Du fragst dich, wie lange du noch lebst, und bekommst nie eine Chance, die meisten dieser Träume in Wirklichkeit zu erleben ... Ich denke an den ganzen Spaß, nachts am Lagerfeuer zu sitzen und tagsüber zu fischen und wie etwas vom offenen Feuer schmeckt ... Rumsitzen und ein Vater-Sohn-Gespräch führen ... Das gefällt mir sehr... Draußensein macht mich so stolz und zufrieden ... Ich stehe auf dem höchsten Berggipfel und gucke meilen- und meilenweit um mich herum ... Die Luft ist überhaupt das Sauberste ... Als ob du den Himmel einatmest." Als Alex endlich die Augen aufmachte, realisierte er, daß er nur sehr wenige Beschwerden hatte.

Bei Erwachsenen haben Laborversuche unser Verständnis der Psychophysiologie des Schmerzes erweitert. Einige dieser Untersuchungen schlossen psychologische Interventionen wie Hypnose ein; Interventionen, mit denen der für Versuchszwecke induzierte Schmerz gedämpft werden sollte. Klinische Forschung und Praxis profitierten von diesen Labormodellen. Die meisten der Versuche wurden an der Stanford Universität durchgeführt (Hilgard a. Hilgard 1983).

In Zusammenhang mit Kindern sind Laborversuche zum Schmerz bislang von den Forschern vermieden worden. Höchstwahrscheinlich ist das auf den verständlichen Skrupel zurückzuführen, daß ein Auslösen von Schmerzen in einer experimentellen Umgebung für Kinder zu belastend und deshalb ethisch nicht vertretbar ist. Eine neuere Untersuchung von LeBaron u. a. stellt diese Annahme in Frage; sie zeigt, daß bei sorgfältiger Planung und entsprechenden Vorsichtsmaßnahmen Schmerzexperimente auch bei Kindern in einer Art und Weise durchgeführt werden können, die sie nicht als bedrohlich, sondern sogar als interessant empfinden. Fest steht, daß diese Untersuchungen Daten von theoretischer und praktischer Bedeutung hervorbringen können (LeBaron et al. 1989).

Eine Begleituntersuchung erwies, daß es – wie bei Erwachsenen – auch bei Kindern möglich ist, psychologische Interventionen wie Hypnose zur Schmerzlinderung im Labor anzuwenden (Zeltzer et al. 1989). Obwohl es sich um ein vielversprechendes, neues Experimentalgebiet handelt, erscheinen die Risiken für Mißbrauch und unbeabsichtigte Schädigungen außerordentlich hoch. Daher ist unbedingt extreme Vorsicht geboten.

Trotz der positiven Ergebnisse soll betont werden: „daß Kinder besonders verletzlich sind, wenn in einem Schulkontext geforscht wird. Falls sie den dort tätigen Forschern dieselbe Autorität beimessen wie ihren Lehrern und anderen an der Schule Tätigen, werden sie möglicherweise in ihrer Fähigkeit reduziert sein, sich abzugrenzen und das eigene Wohlergehen zu schützen. Jedwede Begeisterung für noch so gut gemeinte Forschung in diesem Bereich muß durch ständige Überprüfung der eigenen Ansprüche, Rücksicht und Respekt vor den kindlichen Bedürfnissen begleitet werden, um die Gesundheit der Kinder zu schützen" (LeBaron et al. 1989). Die wissenschaftliche

Diskussion um Methoden und Daten hat die persönliche, menschliche Dimension des singulären Patienten andeutungsweise einbezogen. Es lohnt sich, innezuhalten und darüber zu reflektieren, inwieweit unser Jahrhundert sowohl eine Zeit großer technologischer Fortschritte, als auch von Mißbräuchen gewesen ist. Sozialwissenschaftler haben oft versucht, etablierte Bereiche der Naturwissenschaften wie Biologie oder Physik zu imitieren, in dem sie technologisch und unpersönlich vorgingen. Allmählich jedoch begreifen Forscher vieler Disziplinen, daß wissenschaftliche Gebiete um so wahrscheinlicher außer Kontrolle geraten, sich gegen ihre Schöpfer wenden werden, je weiter eine Forschungsdisziplin sich von der Menschlichkeit entfernt. Human- und Sozialwissenschaftler, die mit dem Leiden von Kindern beschäftigt sind, realisieren, daß es mehr gibt als psychologische Methoden, um Kindern und Familien erfolgreich zu helfen.

Auch solche Kinder, deren Schmerz durch psychologische Interventionen nicht wesentlich beeinflußt wird, werden oft von anderen Aspekten der Interaktion tief berührt; Facetten und Eigenschaften von Beziehungen, Wärme und Zuneigung, die von vielen Wissenschaftlern als „unwissenschaftlich“ oder sogar peinlich abgetan werden, über die sie sich schriftlich oder in einem öffentlichen Forum nicht äußern würden, sind dennoch häufig das Wesentliche, das Wirksame einer Behandlung. Es ist unbedingt notwendig, die Bedeutung von Mitleid neu zu definieren, Mitgefühl oder einfach den Glauben an eine heilende Kraft aufzubringen und dabei zu erkennen, daß all dies eingesetzt werden kann, wenn Patient und Heiler sich in einer positiven Erwartung auf der Basis augenblicklicher Bedürfnisse zusammenfinden. Diese Prozesse sind fast nur subjektiv und persönlich zu verstehen. Auch die traditionelle Wissenschaft kann und sollte dazu gebracht werden, sich auf solche subjektiven Heilungsfaktoren zu konzentrieren. Es gibt Beispiele aus der therapeutischen Prozeß- und Ergebnisforschung wie das über eine Untersuchung junger Frauen, die sich sehr schmerzhaften medizinischen Verfahren unterziehen mußten; sie litten deutlich weniger, wenn sie den Arzt als fürsorglich und mitfühlend, eben wie einen liebenden Elternteil erlebten (LeBaron et al. 1985).

Hypnotische Methoden sind, für sich genommen, relativ schwach und unwirksam (LeBaron 1985). Wie andere Heilmethoden sind sie auf die richtigen Erwartungen und angemessenen Umstände angewiesen (Frank 1973).

Im entsprechenden Setting jedoch können diese Methoden so kraftvoll sein wie das menschliche Bewußtsein.

Entspannung und mentales Vorstellungstraining (Selbsthypnose) als Hilfe zur Selbsthilfe für Kinder mit Asthma

Daniel P. Kohen

Einführung

Asthma ist eine der häufigsten chronischen Krankheiten des Kindesalters. 6,9 Prozent der Kinder zwischen drei und siebzehn Jahren leiden unter Asthma (Gevgen et al. 1988). Die Zahl der Asthmatiker in den Vereinigten Staaten wird auf zehn Millionen geschätzt; von 1980 bis 1987 ist die Prävalenzrate in den USA um 29 Prozent gestiegen (Sheffer et al. 1991). Weithin bekannte Krankheitsziffern gehen einher mit ökonomischen Belastungen (Konsultation von Ärzten und Krankenhausaufenthalten, Medikationen, Laborstudien) (Marion et al. 1985), Unterrichtsversäumnissen in der Schule (Konig 1978), weniger Zeit zum Spielen (Francis et al 1980; Oseid a. Edwards 1983) und negativen Auswirkungen auf eine gesunde, normale Entwicklung, wie zum Beispiel ein unangepaßter Lebensstil (Leffert 1980; Mattson 1975). Landesweit sind 20–25 Prozent der Schulabwesenheit auf Asthma zurückzuführen, und schätzungsweise zwölf Millionen Tage werden mit Bettruhe, 28 Millionen Tage mit eingeschränkter Aktivität zugebracht (Gevgen et al. 1988).

Während eine spezielle Definition von Asthma unterschiedlich ausfällt, je nachdem, ob sie von einem Facharzt für Lungenkrankheiten, einem Kinderarzt, einem Physiologen, Psychologen, Immunologen oder Pathologen gegeben wird, lautet eine klinisch bewährte Definition, der die meisten zustimmen, daß „Asthma (...) eine Lungenkrankheit (ist), mit der (1) eine Obstruktion der Atemwege einhergeht, die normalerweise entweder (wenn auch nicht immer

1 (übersetzt von Martina Lesch)

vollständig) spontan oder durch Behandlung reversibel ist; außerdem (2) eine Entzündung der Atemwege und (3) eine erhöhte Reagibilität oder Reaktionsbereitschaft der Atemwege auf eine Vielzahl von Reizen (Sheffer et al. 1991).

Die Obstruktion oder Verengung der Atemwege ist verantwortlich für die klinischen Kennzeichen des Asthmas wie Keuchen, Kurzatmigkeit und Husten. Man geht davon aus, daß Asthma mit einer Entzündung der Atemwege beginnt, aber beeinflußt werden kann durch eine Schwellung der Bronchienwände, Schleimproduktion und durch Kontraktionen der glatten Muskulatur der Atemwege (Bronchospasmus). Einer von vielen Auslösern verursacht vermutlich die Freisetzung von Entzündungsmediatoren aus bronchialen Mastzellen, Makrophagen und Epithelzellen, und diese Substanzen wiederum sind für die Verbreitung der Entzündungsreaktion verantwortlich.

Die Hyperreagibilität der Atemwege ist eine übertriebene Reaktion auf viele physikalische, chemische und pharmakologische Wirkstoffe (wie zum Beispiel eingeatmete Allergene wie Pollen, Tierhaare usw.; Umweltgifte wie luftverschmutzende Substanzen; Virusinfektionen des Respirationstrakts; kalte Luft oder körperliche Anstrengung). Manche gehen davon aus, daß diese Hyperreagibilität der Atemwege von Geburt an als genetische Prädisposition vorhanden ist, andere meinen, sie sei erworben wie zum Beispiel durch berufsbedingte oder anderweitige Exposition gegenüber den Reizstoffen. „Die Entzündung der Atemwege wird als Schlüsselfaktor für ihre Hyperresponsivität angesehen" (Sheffer et al. 1991).

Für einen angemessenen und effizienten Umgang mit Asthma werden vier sorgfältig integrierte Komponenten empfohlen (Sheffer et al. 1991): (1) objektive Messungen der Lungenfunktion sowohl für die Diagnostik als auch für die Überwachung von Besserungen; (2) medikamentöse Behandlung (3) Messungen aus der Umwelt, um Reize und Allergene zu kontrollieren; und (4) Information und Anleitung des Patienten. Ziele der therapeutischen Intervention sind die Aufrechterhaltung der normalen Lungenfunktion, des normalen Aktivitätsniveaus, auch bezüglich körperlicher Bewegung, die Verhinderung chronischer und lästiger Symptome wie nächtlicher Husten oder Schwierigkeiten bei Anstrengung, die Verhinderung sich wiederholender Krisen (akute Episoden) sowie die Vermeidung ungünstiger (Neben-)Wirkungen der Medikamente.

Das landesweite „Asthma Education Program“ stellt unmißverständlich fest, daß „Asthma (…) nicht eine emotional oder psychisch bedingte Krankheit ist, wiewohl starke Emotionen das Asthma manchmal verschlimmern können“ (Sheffer et al. 1991).

Geschichte der Anwendung von Hypnose bei Asthma

Im Mittelpunkt neuerer Berichte stehen Trainingsprogramme, die den Patienten helfen sollen, ihre Asthmasymptome selbst zu bewältigen (sogenannte self-management programs). Seit 1977 sind in den USA mindestens elf solcher Programme entwickelt worden (Creer 1991; Plaut 1988; Taggert et al. 1991; Rachelefsky 1987; Hindi-Alexander 1987; Bauchner et al. 1988; Kohen 1985; Rakos et al. 1985).

Es zeigte sich, daß sich die Lungenfunktion durch Entspannungstraining mit und ohne systematische Desensibilisierung (Alexander et al. 1972; Phillip et al. 1972; Luparello et al. 1968; Moore 1979; Yorkston et al. 1974) statistisch signifikant verbessert hat. Auch Biofeedback, mit und ohne Entspannung, ist als wirksame zusätzliche Therapiestrategie bei Asthma beschrieben worden. Selbsthypnose erwies sich ebenfalls als erfolgreich bei der Unterbrechung des Teufelskreises der Asthmasymptome (Angst – Keuchen – verstärkte Angst – verstärktes Keuchen) (Kohen et al. 1984, Kohen 1986; Kinsman et al. 1980; Neinstein a. Dash 1982; Maher-Longhman 1970, 1978; Zeltzer et al. 1980; Aronoff et al. 1975).

In einer kontrollierten Studie entwickelten wir einen Protokollbogen zur Untersuchung der Wirksamkeit einer persönlichen, auf Beherrschung zielenden Selbststeuerungstechnik durch Entspannung und Imagination (Selbsthypnose), genannt RMI (Relaxation Mental Imagery), als eine zusätzliche therapeutische Maßnahme zur Bewältigung von Asthma im Kindesalter. Die Reaktion von Kindern mit Asthma auf ein Training in Selbstregulierungstechniken wie das RMI ist noch nicht ausreichend untersucht worden. Die meisten Studien versuchten zwar klinische Verbesserungen zu evaluieren, doch keine (Khan 1977; Feldman 1976; Scherr a. Crawford 1978) hat den Einfluß der Aufmerksamkeit in irgendeiner Weise kontrolliert.

Frühere Studien befaßten sich nicht mit der Frage, ob es Kindern, die Selbsthypnose oder andere Selbstregulierungstechniken anwenden, gelingt, eine veränderte Lungenfunktion über längere Zeit aufrechtzuerhalten. Diesen Studien fehlten auch angemessene Kontrollgruppen, und es gelang ihnen nicht, klinische Besserungen festzustellen oder die Korrelation klinischer Daten mit Veränderungen der Lungenfunktion einzuschätzen. Uns sind keine früher publizierten Studien bekannt, die versucht hätten, sogenannte Placeboeffekte positiver Suggestion oder von Aufmerksamkeit als solcher auf das Ergebnis einer Intervention mit Hypnose oder mit anderen Selbstregulierungstechniken zu beurteilen. Diese Anliegen wurden verbunden mit dem Bemühen, die Auswirkungen des RMI auf Asthma im Kindesalter besser zu verstehen.

Unsere Studie (Kohen 1986) hat (klinisch und in einigen Fällen auch statistisch signifikant) gezeigt, daß

1) über weniger Angst während Keuchphasen berichtet wurde,

2) Keuchphasen seltener auftraten,

3) die funktionale Morbidität abnahm, was bedeutet, daß Notfallstationen nicht mehr so häufig aufgesucht werden mußten, nicht so viel Schule versäumt wurde, die (selbst eingeschätzte) Stärke des Keuchens sich verringerte, die Toleranz für körperliche Bewegung und Anstrengung nach eigenem Empfinden wuchs und bei einigen sich sogar der Medikamentenbedarf reduzierte und sich die Werte der Lungenfunktionsmessungen verbesserten.

Eines der vielleicht wichtigsten Ergebnisse war, daß Kinder, die das RMI erlernten, von mehr Selbstachtung und einem Gefühl persönlicher Beherrschung der Asthmasymptome berichteten. Der mögliche Beitrag dieser Ergebnisse zu einer eventuellen Abnahme der andauernden oder Langzeitmorbidität ihres Asthmas wird behauptet und ist spannend, er konnte bis jetzt jedoch noch nicht bewiesen werden.

In einer neueren Untersuchung eines Programmes für Familien mit Vorschulkindern, die an Asthma leiden, beschrieben und diskutierten wir die Wirksamkeit der überarbeiteten Fassung einer ursprünglich von Dr. Beata Jencks und der Utah Lung Association stammenden Arbeit (Jencks et al. 1982). In vier verschiedenen Durchgängen des „Preschool Family Asthma Program" berichteten Familien zwar nicht von einer Abnahme der Häufigkeit der Asthma-episoden, jedoch von einer dramatisch veränderten Bewältigung jener Episoden mit bedeutender Abnahme der (wahrgenommenen) Stärke des Symptoms, einer größeren Zuversicht, akute Episoden in den Griff zu bekommen, und entsprechend selteneren Arztbesuchen (wegen akuter Verschlechterungen). Nach der Teilnahme am Programm und im Zusammenhang mit einem gewachsenen Selbstvertrauen berichteten Eltern auch, daß sie nun bezüglich der zukünftigen Entwicklung des Asthmas ihres Kindes mehr positive Erwartungen hätten. Die individuellen Auswirkungen von Imagination, Geschichtenerzählen und Entspannung wurden nicht differentiell erfaßt, es zeigte sich jedoch deutlich, daß diese Techniken, so wie sie in das „Preschool Family Asthma Program" integriert waren, leicht gelernt wurden, Spaß machten und daß die Eltern sie „mit nach Hause nahmen" und sie dort, wie sie berichteten, ständig mühelos mit ihren Kindern anwendeten.

Theoretische Grundlagen: Die Bedeutung des RMI bei Asthma

Der vertraute und manchmal scheinbar unvermeidbare oder anhaltende Zyklus, der während einer akuten Episode oder Verschlechterung des Asthmas in Gang kommt, ist hinreichend bekannt (Kohen 1986). Unabhängig davon, was konkret es ist, das bei einem Kind Asthma auslöst, der jeweilige Auslöser wirkt immer auf die überempfindlichen Luftwege des Kindes, das Asthma hat, und der Prozeß des Keuchens mit Entzündung und Verengung der Bronchien als seinen Begleiterscheinungen beginnt. Im allgemeinen folgen dann Beklemmung und Furcht, angetrieben durch Atemnot und Kurzatmigkeit, den Husten, das zwingende Bedürfnis, die Aktivität einzustellen oder zu bremsen, wenn man sich gerade körperlich betätigt hat, unbewußt vielleicht auch durch die Erinnerung an vielfache unerfreuliche Episoden davor oder vielleicht durch die Geschichte einer ständigen Verschlechterung, die einer schließlichen Besserung vorausging.

Oft kann schon allein der Gedanke, zum Arzt oder zur Notfallstation zu gehen, die Beklemmung und Furcht verschlimmern, die dann ihrerseits das Keuchen verstärken; und dieser Zyklus kann in der Tat viele Male immer negativer werden, ehe er durch eine Intervention oder durch Interventionen, die funktionieren, angefangen von Ruhe über die Verabreichung von Flüssigkeiten bis zu Medikamenten, unterbrochen wird. Eine Besserung geht letztlich bis zu einem gewissen Grad mit der Erwartung einher, daß diese Besserung wenigstens anfängt, in Gang zu kommen.

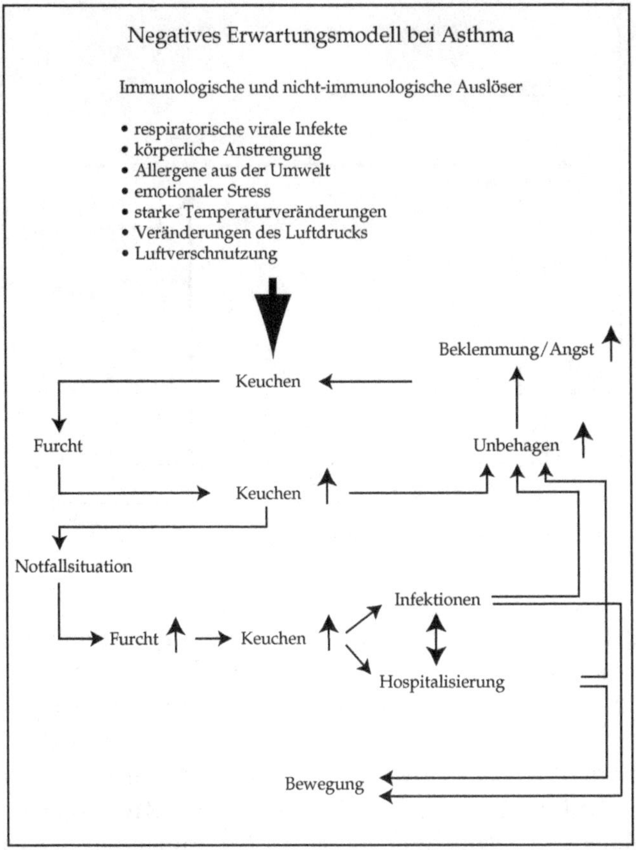

Abb. 1: Negatives Erwartungsmodell bei Asthma

Im alternativen Zyklus (Kohen 1986) sind die Auslöser und die anfängliche Reaktion – der Beginn einer akuten Verschärfung des Keuchens –, die sie hervorrufen, dasselbe. Für viele Kinder kann der Zyklus durch die sofortige Gabe der richtigen und richtig dosierten Medikamente, durch das Aufhören anstrengender körperlicher Betätigung und durch die Benachrichtigung eines Erwachsenen, der in angemessener Weise zu helfen versteht, natürlich positiv werden. Für jene Kinder, die den beschriebenen negativen Zyklus erleben, kann es genügen, ihnen eine Übung im Entspannungs- und mentalen Vorstellungstraining (Selbsthypnose) beizubringen, damit der negative Zyklus sich in einen positiven wandelt.

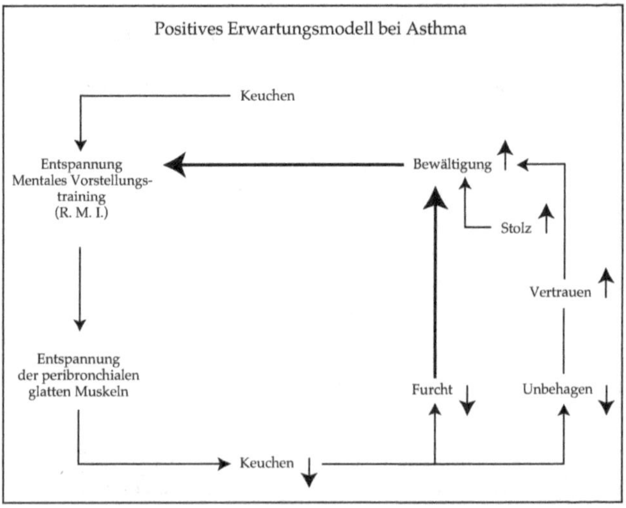

Abb. 2: Positives Erwartungsmodell bei Asthma

Im entscheidenden Kontext des Verstehens und Informierens über ihr Asthma kann man Kindern eine Selbsthypnoseübung zeigen, die hilft, den negativen Zyklus zu unterbrechen und einen positiven entstehen zu lassen, in dem das Kind spürt, daß es Macht über das Asthma und seine Auswirkungen gewinnt und nicht umgekehrt vom Asthma beherrscht wird, ein Zyklus, in dem das Kind ergänzend zur Einnahme von Medikamenten, zu Veränderungen in der Umwelt und zur Modulation von Verhaltensweisen eine Maßnahme der persönlichen inneren Kontrolle ergreifen kann, um seinen Zustand zu verbessern.

Sobald ein Kind eine Selbsthypnoseübung gelernt hat und anfängt, daran zu glauben, daß sie ihm gegen sein Asthma hilft, verändert sich der Zyklus in der Tat, indem nun bereits das erste Anzeichen von Keuchen zum äußeren Hinweis und Signal für das Kind wird, seine Selbsthypnose zu machen. Dadurch unterbricht es den anhaltenden Zyklus von Bronchospasmus – Beklemmung – Furcht – verstärktes Keuchen – gesteigerte Furcht und setzt statt dessen immer wieder einen Zyklus der Selbstkontrolle in Gang, in dem Entspannung und Imagination mit der Verlangsamung der Atemfrequenz, einem zunehmend müheloseren Atmen und einer gesteigerten Erwartung, daß das Problem lösbar ist, einhergehen.

Auf Grund klinischer Erfahrung wird immer wieder dieser positive Zyklus beschrieben, sogar aus dem Bereich der Notfalldienste, wo die Wirksamkeit hypnotischer Techniken zur Linderung von Beklemmung und zur Befähigung des Patienten, die Kontrolle zu behalten, dazu beiträgt, den negativen Zyklus umzukehren.

Die Bedeutung des RMI – Entspannung und mentales Vorstellungstraining (Selbsthypnose) – für Kinder mit Asthma läßt sich wie folgt zusammenfassen (* = klinisch erwiesen, ** = klinische und Forschungsbelege, *** = beobachtet, jedoch noch nicht erwiesen):

1) Es vermindert Angst und Beklemmung während akuter Episoden.*
2) Es verringert die Häufigkeit von Asthmaepisoden.**
3) Es reduziert die funktionale Morbidität.**
   a) Notfallstationen müssen seltener aufgesucht werden.**
   b) Es wird weniger Schule versäumt.**
   c) Die Toleranz für körperliche Bewegung nimmt zu.*
   d) Der Medikamentenbedarf nimmt ab.*
   e) Selbstachtung und das Gefühl persönlicher Symptombeherrschung wachsen.***
   f) Die Lungenfunktion verbessert sich.***
   g) Die funktionale Morbidität verbessert sich auch langfristig.***

Damit ist klar geworden, daß Hypnose nicht das Allheilmittel zur Bewältigung von Asthma ist, es wird aber auch offensichtlich, daß hypnotische Techniken mehr vermögen, um einem Kind mit Asthma zu helfen, als wir bisher effektiv zu messen im Stande sind. Daher ist es entscheidend, in welchen konzeptuellen Rahmen man die Anwendung hypnotischer Techniken und Strategien zur Bewältigung von Asthma stellt. Es ist ein Fehler, Asthma von einem theoretischen Hintergrund her verstehen zu wollen, der es als psychische Störung charakterisiert. Es ist vielmehr so, daß alle jene, die mit der Versorgung von Kindern mit Asthma zu tun haben, in gleichem Maß, wie sie eingeatmete Allergene, andere mögliche Auslöser und Medikamente abschätzen und berücksichtigen, auch verstehen müssen, daß die psycho-emotionale Komponente einer der vielen Aspekte im Erfahrungsbereich eines Kindes ist und daß diese Komponente sowohl eine akute

Keuchepisode und (möglicherweise) alle ihre physiologischen und emotionalen Begleiterscheinungen stimulieren als auch moduliert werden kann, wie zum Beispiel durch den Einsatz selbsthypnotischer Übungen, um dem Kind Hilfe zur Selbsthilfe zu geben.

Wie man dem kleinen Patienten und seiner Familie die Hypnose vorstellt

Annäherungen an das Kind, das Asthma hat, sind, wie alle Interaktionen mit Kindern, am wirkungsvollsten, wenn sie „das Kind dort abholen, wo es steht". In diesem Sinn natürlich, sind Ericksonsche Strategien der positiven Erwartungen, der Unterbrechung negativer Denkmuster, der Schaffung und zweckgerichteten Erweckung von Neugier sowie der Herstellung eines neuen Bezugsrahmens (Reframing) die ersten und definitionsgemäß informellen hypnotischen Interventionen, die genutzt werden sollten.

Beim ersten (und vielleicht auch beim zweiten) Besuch eines Kindes (und einer Familie) mit Asthma sollte der Kliniker die Geschichte des Asthmas des Kindes hinsichtlich seines Einsetzens, der Art der Auslöser und sowohl die früheren als auch aktuelle Komponenten des Umgangs mit dem Asthma abklären. In diesem Zusammenhang sollte man natürlicherweise etwas über die positiven und negativen Erwartungen des Kindes und der Eltern erfahren und sie explorieren, ebenso bezüglich des Überzeugungsmodelles des Kindes und der Eltern, das sie hinsichtlich des Asthma haben, das heißt ob sie glauben, daß sie etwas daran ändern können (und das auch tun), wie sie es tun, und wieviel Kosten (finanzieller und emotionaler Art sowie an Energie) ihnen das verursacht.

Reframing ist leicht möglich im Kontext des Vermittelns von Information und der Herstellung von Rapport, indem man dem Patienten zum Beispiel Gelegenheit gibt zu spekulieren, wie die Dinge sich verändern, sobald (nicht „wenn"!) das Asthma sich gebessert hat, seltener oder weniger schwer ist, weniger Medikamente gebraucht werden und weniger Schule versäumt wird. Für manche wird das natürlich bedeuten, daß sie mehr Freiheit zum Spielen erwarten oder mehr Freiheit, Sport zu treiben, nichts zu versäumen, was es an Aktivitäten draußen gibt; für andere wird es auch mehr Aktivität der Familie und mit der Familie bedeuten; wieder andere knüpfen daran die Erwartung, mehr Ferien zu haben und weniger an einen Zeitplan (für Medikamente, die inhaliert werden müssen oder für andere Medikamente) gebunden zu sein.

Dieser Prozeß, durch den man dem Kind auf natürliche Weise helfen kann, herauszufinden „Was liegt für mich drin?", beginnt nicht nur eine positive Erwartungshaltung beim Kind und seiner Familie zu schaffen, und mit ihm beginnt nicht nur eine Anpassung an den Patienten, durch die der Akzent auf ihn gelegt und deutlich wird, daß für die Kliniker die Sichtweisen und Ideen des Patienten und seiner Familie wichtig und erwünscht sind, sondern dieser Prozeß verschafft dem Kliniker auch wichtige Information darüber, was das Kind gerne tut und welche besonderen Ziele sich herauskristallisieren. Diese können und sollten danach für die Entwicklung von Bildern angemessen nutzbar gemacht werden, die sich für die Verwendung in der hypnotischen Trance eignen.

Auch wenn Kinder schon lange Zeit Asthma haben und auch wenn sie durch einen guten Kliniker versorgt werden, ist es oft erstaunlich, wie wenig sie über ihr Asthma zu wissen scheinen. Der klare Grund, weshalb niemand das bemerkt hat, ist oft der, daß angesichts der Zwänge einer unruhigen Arztpraxis in der Klinik sich niemand Zeit genommen hat nachzufragen. Einfach zu fragen, was das Kind weiß und glaubt, wird also nicht nur falsche Vorstellungen und Ängste (sowohl realer als auch unangemessener Natur) offenlegen, sondern dadurch beginnt der Kliniker auch, sich als jemand zu erkennen zu geben, der anders ist als andere, dem sie oder er bisher vielleicht schon begegnet ist. Diese natürliche, aber wichtige Validierung des Wertes von Haltungen und Ideen des Kindes erleichtert als solche die therapeutische Kommunikation, indem sie das Kind auf natürliche Weise anregt, dem Kliniker mit erhöhter und sorgfältiger Aufmerksamkeit zu begegnen, der ihm zuerst mit sorgfältiger Aufmerksamkeit begegnet ist.

Indem Erwartungen für die Zukunft Mißverständnisse hinsichtlich der Krankheit, der Medikamente, der Begrenzungen der Aktivität klären, können sie in sich schon weitgehend darauf hinwirken, daß ein negativer Zyklus sich in einen positiven verwandelt, und sie geben der Reihe nach das Niveau vor, auf dem ein förmlicheres Training in hypnotischer Technik eingeführt werden kann.

Finde heraus, was der Patient über Hypnose weiß

Die Einführung hypnotischer Strategien verlangt ein Verständnis der Vorstellungen und Annahmen des Patienten und seiner Familie bezüglich Hypnose oder verwandter Techniken. Wenn sie an den Kliniker zur Hypnose oder „Selbststeuerung" oder zum „Biofeedback" überwiesen wurden, dann bedeutet die Tatsache, daß sie zum vereinbarten Termin gekommen sind, daß sie daran glauben, daß dies zumindest möglicherweise nützlich sein könnte. Wenn der Patient und seine Familie vorher jedoch keinerlei Information über Hypnose haben, dann ist die Einführung dieser Techniken wahrscheinlich ganz anders. Während Fragen des persönlichen Stils sicherlich die Art und Weise diktieren, in der sich erzieherische und therapeutische Beziehungen entfalten, muß man bei Kindern und Familien mit Asthma besonders klar auftreten als jemand, der sowohl kompetent als auch zuversichtlich ist und ebenso erfahren in dem, was man vermitteln will und wie man dafür eintritt, dem Kind, das an Asthma leidet, mit Hypnose zu helfen.

Über Hypnose reden, wenn der Patient und/oder seine Familie das Thema anschneidet

Wenn eine Familie von sich aus zu erkennen gibt, daß sie zur Hypnose, zum Biofeedback oder zur Entspannung oder Imagination gekommen ist, dann gehe ich fast immer in der Weise darauf ein, daß ich (zuerst) das Kind und (als zweites) die Eltern frage, was sie darunter verstehen, zum Beispiel: „Was ist das eigentlich, Hypnose?" Zwar folgt darauf als übliche Antwort normalerweise sofort: „Ich weiß es nicht", aber ich bin nicht geneigt, diese Antwort zu akzeptieren, sondern bitte die Klienten zu überlegen: „Nun, dann sagen Sie mir doch, was Sie davon gehört oder gesehen haben, vielleicht im Fernsehen, oder was Ihnen einfiel, als Sie sich Gedanken darüber machten ..."

Im allgemeinen werden auf diese Weise falsche Vorstellungen auch ausgesprochen, und oft geschieht es dabei, daß das Kind eine Geste macht, als schwinge es eine Uhr vor seinen (oder meinen!) Augen hin und her. Wenn wir diesem verbreiteten Mythos etwas näher auf den Grund gehen, sagen Kinder (und Eltern) weiter, daß sie erwarten, daß als nächstes der Patient oder die Versuchsperson „einschläft" oder „in eine Trance geht" und dann „alles tut, was man ihr sagt ..." Ich antworte darauf spontan, aber auch zielstrebig (und hoffentlich therapeutisch wirksam) mit Ungläubigkeit: „Du glaubst (Sie glauben) das doch nicht, oder?", was die klare Botschaft enthält, daß es (sie) das nicht glauben sollte(n). Im folgenden bekräftige ich das weiter, indem ich sage: „Das würde ja bedeuten, daß jemand anderer Kontrolle darüber ausübt, was du tust (Sie tun), das ist doch nicht wirklich möglich, oder? Wer ist denn eigentlich Herr über deinen (Ihren) Körper?“

Dieser Perspektivenwechsel und dieses Reframing geschehen absichtlich, um von einer Diskussion über Hypnose zu persönlichen Kontrollüberzeugungen zu gelangen. Und die Antwort des Kindes, auch wenn sie mit einigem Zögern kommt, lautet dann gleichbleibend: „Ich bin es ...“, und da stimme ich typischerweise zu. Das ist die „Einstreutechnik“, das Säen neuer Ideen, der Gebrauch sogenannter Wachsuggestionen, einer natürlichen, hypnoseähnlichen Sprache, um den Boden für Veränderungen zu bereiten, die später eintreten können. Wenn das Kind immerhin schon bereit ist zu sagen, es sei Herr seines Körpers, dann ist es kein so großer Sprung mehr, darüber zu reden, daß Geist und Seele Veränderungen in der Lunge und beim Atemvorgang beeinflussen können.

Eine solche Diskussion erlaubt eine natürliche Klärung dessen, was Hypnose ist beziehungsweise nicht ist, das heißt daß Hypnose immer Selbsthypnose ist und daß niemand anderer als die Kinder selbst für ihren Körper verantwortlich sein können, *aber* daß Sie als Kliniker ein guter Trainer und Hypnoselehrer sein können, wenn jemand einen guten Grund hat zu lernen, beispielsweise wenn ein Kind Schwierigkeiten mit einem Problem hat, wie zum Beispiel mit Asthma. Zu diesem Zeitpunkt ist es einfach und zugleich entscheidend, andere Mythen aufzulösen. Die Klarstellung, daß Hypnose nicht Schlaf ist und daß Sie keinen besonderen Wert darauf legen, daß Kinder oder Eltern es Hypnose nennen, hilft, den Schleier des Mystizismus wegzunehmen, der verbreitete Mythologien im allgemeinen umgibt, und es hilft, die Phantasie des „Magischen“ aufzulösen und dennoch eine Reihe positiver Erwartungen zu ermöglichen, während man das Fundament für die förmlichere hypnotische Arbeit legt, die folgen soll.

In diesem Sinne sage ich zum Beispiel etwas Ähnliches wie: „Du weißt (Sie wissen), daß manche das bildliche Vorstellung oder Visualisierung nennen, manche nennen es Hypnose, Imagination oder Tagträumen, wieder andere nennen es Biofeedback, und mir ist es eigentlich egal, wie du das nennst (wie Sie es nennen), weil nur wirklich wichtig ist, daß du lernen kannst, es ganz schnell anzuwenden, und wie du es benutzen kannst, um dein Asthma zu lindern. Ist es nicht gut, das zu wissen?" Die eingebetteten hypnotischen Suggestionen, die hier angeboten werden, sind natürlich: „wirklich wichtig", was auf Aufmerksamkeit zielt, „du kannst lernen, ... ganz schnell ...", was Ich-stärkend und in positiver Weise zukunftsorientiert ist, und „... dein Asthma zu lindern", was eine positive Suggestion ist und genau dem anspricht, weswegen die Klienten vor allem gekommen sind.

Seien Sie aufrichtig, wenn Sie Erwartungen wecken: Will man in der Vermittlung hypnotischer Strategien vorankommen, dann ist es wichtig, vernünftige Erwartungen zu klären und die Familie auf die Wichtigkeit eines umfassenden klinischen Vorgehens bei Asthma, von der Sie überzeugt sind, hinzuweisen. Im Hinblick auf den aktuellen Wissensstand kann man mit Recht behaupten, daß es nicht dienlich ist, die hypnotische Intervention als etwas anderes als eine zusätzliche, wenn auch eine möglicherweise sehr wirksame, ergänzende Therapie darzustellen, deshalb sollten Sie, auch wenn Sie voll und ganz von der Überlegenheit der klinischen Effizienz hypnotischer Techniken gegenüber anderen Mitteln überzeugt sind, das auch nicht tun.

Im allgemeinen sage ich den Familien: „Jeder Asthmatiker, dem ich bisher begegnet bin, hat diese Techniken ziemlich schnell und leicht gelernt, und jeder hat davon profitiert. Noch keiner hat mir je gesagt, er wünschte, er hätte sie nie gelernt, oder sie hätten nicht geholfen. Manche sagten, sie halfen mehr als andere, die meisten sagten, sie halfen viel. Einige sagten, sie hätten dadurch alle Medikamente absetzen können (ungefähr 20 Prozent), und die meisten sagten, sie hätten ihren Bedarf an Medikamenten reduziert. Die meisten haben weniger Schule versäumt und scheinen in der Lage zu sein, leichter als vorher zu spielen und ihre Sachen zu erledigen. Ich weiß nicht, wie gut du die Techniken lernen wirst (da es sich hierbei um eine offensichtlich eingebettete hypnotische Suggestion handelt, sollte auch deutlich werden, daß sie vielfältige Bedeutungsebenen hat: Sie sollte als eine Frage und ein „Wundernehmen", als eine Art positiver Erwartungshaltung und freundlicher Herausforderung und als eine direkte Suggestion – „daß du gut lernen wirst" – betrachtet werden), aber ich freue mich, dein Lehrer und Trainer zu sein und dir zu helfen, wie immer ich kann. Möchtest du ein Video sehen, das dir zeigt, wie andere Kinder das für ihr Asthma genutzt haben?"

Therapeutische Strategien und Suggestionen: Induktion

Die Induktion oder der formale Beginn der Hypnose ist eine relativ leichte Aufgabe, und das besonders dann, wenn der Kliniker in angemessener Weise die oben beschriebene Art von Verstehen und Rapport mit dem Patienten entwickelt hat, bei der beide sich wohlfühlen. In gewissem Sinn hat die hypnotische Beziehung mit dem Anbieten positiver Erwartungen und der Schaffung eines Kontextes, in dem Suggestionen mit dem vereinbarten Zweck, dem Kind mit seinem Asthma zu helfen, angeboten und angenommen werden können, schon begonnen. In einem konkreteren Sinn haben Eltern und Kinder bei einem ersten oder zweiten Besuch gelernt, daß das Kind beim nächsten Besuch erwarten kann, „Hypnose zu lernen" und dadurch etwas auf andere Weise zu „tun".

Wie alles, was wir mit Kindern tun, muß auch die Art, wie wir Rapport entwickeln, müssen die Induktionsstrategien, die Sprache, die wir benutzen, sowie der Inhalt und die Erwartungen, die in den hypnotischen Suggestionen Gestalt annehmen, im Kontext der kindlichen Entwicklung begründet und verstanden werden. So wie Vierjährige anders sind als Siebenjährige und beide sich wiederum von Zehn- und Dreizehnjährigen unterscheiden, weil sie sich alle auf verschiedenen Entwicklungsstufen befinden, anders denken und unterschiedliche Bedürfnisse haben, müssen auch hypnotische Induktionen, Sprache und Suggestionen ihrem psycho-emotionalen und kognitiven Entwicklungsstand entsprechend maßgeschneidert werden (Olness a. Gardner 1988; Kohen a. Olness 1993).

Der hypnotische Prozeß kann einem vierjährigen Kind als dem „So-tun-als-ob" ähnlich dargestellt werden, und solche Kinder können mühelos in hypnotische Zustände hinein- und wieder herausgleiten, da ja die Phantasie entwicklungsbedingt eine so integrale Rolle in ihrem täglichen Leben spielt (zum Beispiel: „Wir wollen jetzt mal so tun, als ob wir zusammen in einem Park Fahrrad fahren" oder: „Tu einfach mal so, als ob du in den Freizeitpark gehst, und nun bist du auf deiner Lieblings-Berg-und-Tal-Bahn!"). Zu einem „jungen" siebenjährigen Kind kann man noch einen ähnlichen Zugang finden, während ein „älteres" Siebenjähriges vielleicht schon wie ein Zehnjähriges ganz leicht versteht, was Hypnose ist, wenn man ihm suggeriert, daß es „eigentlich dasselbe ist wie Tagträumen, nur daß du es machst, um dir selbst zu helfen, in deinem Fall zu lernen, dir selbst zu helfen, wenn du Asthma hast." Und dann sagt man ihm:

„Fang einfach an mit dem Tagträumen von etwas, was du wirklich gern tust, wie zum Beispiel Baseball spielen … laß es ein tolles Spiel sein … das hilft dir, die Augen zu schließen und einfach zu träumen, du wärest wirklich dort, und du bist in deinen Gedanken ja auch wirklich dort, nicht wahr?"

Bei Teenagern dagegen ist es wirkungsvoller, ihr schon differenzierter sich entwickelndes Ich anzusprechen, und man könnte zum Beispiel suggerieren: „Weißt du, diese Hypnose ist einfach so, wie wenn du dein Vorstellungsvermögen benutzt, um dich auf etwas zu konzentrieren, was dir lieber ist, als dem Lehrer zuzuhören, wenn er dich langweilt, oder deinen Eltern, wenn sie dich maß-regeln; oder es ist eigentlich so, wie wenn du dich ganz auf etwas einstellst wie zum Beispiel auf deine Lieblingsmusik." Manchmal ergänze ich auch an diesem Punkt noch, daß „die meisten Kinder oder Jugendlichen, die das tun, dabei entdecken, daß sie das eigentlich vorher auf ihre Weise auch schon gemacht haben, sie wußten nur nicht, daß sie es taten …" Es genügt eine schlichte Einladung: „Fang einfach an, schließe die Augen und stelle dir vor, du wärst nicht hier; ich weiß nicht, was du dir vorstellst, wo du bist, vielleicht bei deiner Freundin/ deinem Freund, vielleicht am Strand, oder du bist ausgegangen zu einer Party, wo immer es sein mag, laß es schön sein und Spaß machen, denn es ist deine Vorstellung, und nur du hast darüber zu bestimmen … Manche schließen dazu gern ihre Augen und sind dann einfach dort, andere stellen sich dabei lieber eine leere Leinwand vor, die entweder weiß oder schwarz ist, und sehen dann, wie das, was sie sich vorstellen, auf die Leinwand kommt wie ein Film, der beginnt … Ich weiß nicht, wie du es machst …" (wobei die Botschaft hier natürlich ist, daß sie irgend etwas auf jeden Fall tun werden) (Olness a. Gardner 1988; Kohen a. Olness 1993).

Vertiefen

Wie bei jeder hypnotischen Arbeit läßt sich auch hier die Vertiefung leicht bewerkstelligen, indem man die Bilder durch Suggestionen eines multisensorischen Fokus intensiviert (z.B.: „Achte mal darauf, wer dort bei dir ist, oder vielleicht bist du allein, achte auf das, was du dort siehst … auf das Wetter, das genauso ist, wie du es gern hast … und je mehr du wahrnimmst, desto wohler fühlst du dich … und du kannst dich sehr wohlfühlen. Und dann höre auf die Geräusche in deiner Vorstellung, vielleicht Geräusche, die mit dem Wetter zusammenhängen, oder der Klang von Stimmen oder von Musik, oder vielleicht ist es still, und du kannst auf die Stille hören." (Beachten Sie: Permissive Optionen, welche die Wahlmöglichkeit innerhalb eines Kontextes betonen, sind sehr befähigend und erinnern den Patienten implizit daran, daß er für diese Erfahrung verantwortlich ist, was in sich wiederum die Erfahrung intensiviert.)

Eine äußerst wirksame Vertiefungstechnik für alle Patienten, insbesondere jedoch für Kinder mit Asthma, ist es, sie als Ich-stärkende und positiv therapeutische Suggestion auf die physiologischen Veränderungen hinzuweisen, die stattgefunden haben, seit sie kurz vorher mit der hypnotischen Erfahrung begannen. Indem ich die „Entspannungsreaktion" nutze, sage ich meist etwas wie zum Beispiel: „Es ist schön zu wissen, daß du das ganz richtig machst ... Du hast vielleicht schon bemerkt (Patienten erleben das sowohl als ein Kompliment als auch als eine Einladung, es jetzt zu bemerken, wenn es ihnen zuvor entgangen ist), daß du ganz ruhig dasitzt, obwohl wir das nicht erwähnt haben ... Und das bedeutet, daß dein Körper und deine Seele sehr effektiv miteinander kommunizieren, während du in diesem veränderten geistigen Zustand bist, den wir Imagination oder Hypnose nennen. Ich bin auch sicher, daß du bemerkt hast, wie sich deine Gesichtsmuskeln tief entspannt haben, und das ist wirklich gut, weil es manchmal ganz automatisch geschieht, daß, wenn Geist und Seele sich bei der Imagination entspannen, der Körper automatisch darauf zu hören beginnt und dabei mitmacht und sich ebenfalls entspannt. Und du hast vielleicht auch wahrgenommen, daß du langsamer atmest als vorher, wo wir angefangen haben ... Und das ist wirklich ein tolles Gefühl ... denn das ist immer so, daß, sobald Geist und Seele sich entspannen, der Körper darauf reagiert, indem er langsamer atmet."

Und dann kann ich zum Beispiel ganz natürlich dazu übergehen, den Patienten progressive Muskelentspannung zu lehren, indem ich mit ihm „bemerke", daß er „jetzt diese natürliche Entspannung nach unten ausdehnen" kann, „von den Gesichtsmuskeln, die schon entspannt sind, auf andere Muskeln des Körpers, weil du dich vielleicht noch mehr entspannen willst und das ein schönes Gefühl ist." (Denken Sie daran, das „weil" in Suggestionen aufzunehmen, da es für den Patienten einerseits motivierend ist und ihm andererseits auch einen Grund liefert, der Suggestion zu folgen, die Sie ihm anbieten.)

Was man tut, um die progressive Entspannung fortzusetzen und sie zu verstärken, sollte auch vom Entwicklungsstand des Kindes abhängig gemacht werden. Einem sehr jungen Kind kann man einfach sagen: „Laß deine Schultern und Arme ganz locker und schlaff hängen wie eine Lumpenpuppe … O, das ist toll!!", während man bei einem Teenager eher Neugier weckt, wenn man etwa sagt: „Hast du schon einmal bemerkt, daß der Körper eine natürliche Neigung hat, sich zu entspannen, wenn wir ausatmen …? Versuch das jetzt einmal … atme einfach tief ein, und wenn du ausatmest, achte mal auf deine Schultern, was sie machen … So ist es gut … sie gehen nach unten, nicht wahr? Und diese Entspannung ist natürlich, und du kannst das jetzt sozusagen ausdehnen, indem du einfach das Wort „entspannen" denkst, wenn du ausatmest, und in gewisser Weise die Entspannung hinunter in deinen Körper schicken …"

Man kann noch andere physiologische Veränderungen wahrnehmen, wie zum Beispiel das Zittern der Augenlider oder schnelle Augenbewegungen (REMs) unter den geschlossenen Lidern, und kann dem Patienten in einer analogen Weise davon ein Feedback geben. Diese Tranceratifizierung ist für Kinder sehr wichtig, doch speziell für Kinder mit Asthma schafft es die Stimmung und Haltung für die wichtige Verbindung zwischen Geist, Seele und Körper, die einige Minuten später weiter suggeriert wird.

Therapeutische Suggestionen

Die Art und Formulierung therapeutischer Suggestionen hängt, wie immer, von den Bedürfnissen des einzelnen Patienten ab. Im allgemeinen sollten sie Bezug nehmen auf die Bildung, das Verständnis des Körpers und die wesentlichen Elemente bei Asthma, das heißt auf die Entzündung der Bronchien und die Art, wie die Ansammlung von Schleim die Luftwege verengt und den Luftstrom behindert, sowie auf den Muskelspasmus entlang der Luftwege und die Art, wie er den Luftstrom beeinträchtigt. Es ist natürlich, wenn man von einem Fokus auf progressive Muskelentspannung mit dem Ziel fortschreitender Vertiefung allmählich zu therapeutischen Suggestionen übergeht, die sich direkt auf das Asthma beziehen. Wenn daher Suggestionen zur progressiven Entspannung die Füße und Zehenspitzen erreichen, kann man eine einfache Verbindung herstellen wie zum Beispiel „Da nun alle deine äußeren Muskeln sich so angenehm anfühlen, wie du es für diese Selbsthypnoseübung jetzt haben möchtest …"

(Hier sind verschiedene Suggestionen impliziert: Indem man „nun“ sagt, wird der Patient ermutigt, an diesen Punkt des Wohlbefindens zu kommen, wenn er dort noch nicht angelangt war, und indem man „angenehm“ benutzt, statt entspannt, vermeidet man es, fordernd zu sein oder zu erwarten, daß die Muskeln matt und schlaff sein sollen, um angenehm zu sein, und man vermeidet es, beim Patienten in dieser Hinsicht einen Konflikt zu erzeugen; und indem man auf diese konkrete Übungszeit Bezug nimmt, impliziert man nicht nur den Begriff des Übens in der Zukunft, sondern auch, daß zukünftige Erfahrungen mit Selbsthypnose etwas anders sein können.)

„... ist es vielleicht gut, wenn du deine Aufmerksamkeit auf die Spannung irgendwelcher innerer Muskeln richtest ... Laß dir dafür Zeit ... und wenn du so weit bist, dann stell dir einfach jene Muskeln um deine Luftröhre vor, wie wir es besprochen hatten .... Vielleicht siehst du sie vor deinem geistigen Auge, oder vielleicht spürst du sie oder nimmst sie in anderer Weise wahr, aber nimm sie einfach wahr, vielleicht auch ihre Farbe und wie fest oder locker sie waren (Vergangenheit), und jetzt, während du ausatmest ... (Passen Sie die Suggestion durch Pacing dem Atemzyklus des Patienten an!), ... laß auch diese Muskeln locker und weich werden ... weil dann, wenn sie es sind, die Luftröhre weit offen ist und alle Luft, die du brauchst, hineinströmen kann ... und heraus ... so leicht ... So ist es gut ...“

Man kann Geschichten erfinden, die dem Entwicklungsstand des Kindes entsprechen und die den Erfolg beschreiben, die andere mit analogen Techniken bereits hatten, zum Beispiel: „Weißt du, ich kannte mal ein Kind, das mir erzählte, daß es oft Probleme mit dem Atmen hatte ...“ (dieses „daß es oft Probleme hatte“ ist eine zweckmäßige eingebettete Suggestion, um zum Ausdruck zu bringen, daß das Problem nicht mehr besteht, und die dazu verhilft, den Patienten neugierig zu machen, zuzuhören und herauszufinden, wie das Kind in der Geschichte es gemacht hat) „... und nachdem es Selbsthypnose gelernt hatte, stellte es sich vor, daß es soooo winzig war, daß es tatsächlich in seinen eigenen Körper hineingehen konnte, und in seiner Vorstellung konnte es eine Reise durch seinen Körper machen ... und es besuchte und untersuchte alle seine Organe und ... schließlich gelangte es zu seiner wichtigsten Luftröhre, und es glitt hinunter, bis es zu den Lungenflügeln und ihren Atemröhren gelangte, und als es dort war, sah es die Lungenmuskeln entlang der Luftwege ... und immer wenn sie fester waren, als sie sein sollten, gab es ihnen so etwas wie einen Stoß oder Schubs, und sie entspannten sich, woraufhin die Luft leichter hinein- und herauskommen konnte ..."

„Dann war da dieses Mädchen, das ich kannte, das immer, wenn es sein Asthma und viel Husten und Schleim hatte, seine Selbsthypnose machte; sie tat dann so, als ob Ms. Pacman in ihrer Luftröhre wäre, die dort überall herumging und den ganzen Schleim gierig verschlang, und je mehr sie davon bekam, desto mehr Platz hatte die Luft, um durchzukommen ... schön leicht ... ein und aus ... und je mehr sie Ms. Pacman übte, desto besser ging es ihr, so daß es schon sehr bald genügte, daß sie nur für ein paar Augenblicke daran dachte und schon begann sie sich besser zu fühlen."

Einem älteren Kind dagegen würde ich etwa sagen: „Dieser andere Bursche, den ich kannte, hat beschlossen, daß er immer, wenn er Schwierigkeiten mit seinem Asthma hat, sich einfach vorstellen würde, er sei irgendwo, wo er noch nie von seinem Keuchen geplagt worden ist, und je mehr er sich darauf konzentrierte, wie gut er sich fühlte, als er dort war, desto mehr begann er, sich besser zu fühlen." (Als Teil einer sorgfältig ausgearbeiteten Geschichte für ein Kind mit Asthma sollte man natürlich die näheren Umstände schildern – den Ort und die Aktivität –, in deren Rahmen er vorher Probleme mit Asthma gehabt hat, ebenso die Umstände, unter denen er frei von Keuchen war. Hat man diese Information, dann kann man während dieses Abschnitts der hypnotischen Arbeit kreativer eine positive Metaphorik entwickeln.)

Schließlich verlasse ich diesen Bereich der therapeutischen Suggestion normalerweise mit einer Ericksonschen Ermächtigung und mit einer Suggestion, die Neugier erweckt, zum Beispiel: „Ich weiß nicht, welche Methode du benutzen willst, um den Muskeln um deine Luftwege herum Anweisungen zu geben, aber je öfter du das machst, desto besser wird es dir gehen." Diese Art von Suggestion läuft ziemlich direkt darauf hinaus, daß er seinen Luftwegen tatsächlich Anweisungen geben kann, und daß es geht wie bei allem Neuen: Je öfter man es tut, desto besser kann man es – eine Art posthypnotische Suggestion und eine Herausforderung, sich sicher zu fühlen und zu üben.

Die Ich-Stärke fördernden Suggestionen sollten während der gesamten hypnotischen Erfahrung unter andere Suggestionen eingestreut werden, um die Patienten zu beglückwünschen und zu ermutigen, daß sie es richtig machen und stolz auf sich sein können usw.

Um den Glauben an die Auffassung zu fördern, daß Hypnose immer Selbsthypnose ist, und um zu bekräftigen, was der Patient schon während der ersten Sitzung erlebt hat, lege ich Wert darauf, ihm während der ersten hypnotischen Sitzung Selbsthypnose beizubringen, etwa wie folgt: „Da du jetzt schon so gut gelernt hast und zu entdecken anfängst, wie geschickt es ist, daß du dir auf diese Weise selbst helfen kannst, willst du bestimmt auch wissen, was als nächstes kommt. Sobald (nicht „wenn" im Sinne von „falls"!) du das zu Hause machst, ist es wahrscheinlich leichter als du denkst, und es wird von Mal zu Mal leichter. So gut, wie du heute gelernt hast, wird es dir auch zu Hause leichtfallen, damit anzufangen, daß du dir einen ruhigen Platz suchst, wo dich niemand belästigt oder stört und wo du vielleicht im Hintergrund sogar Musik spielen lassen kannst, die du gerne hörst. Dann, wenn du bereit bist, kannst du deine Augen schließen und dir etwas vorstellen, was Spaß macht, genauso wie du das heute so leicht konntest. Dann achte darauf, wie dein Körper sich entspannt, so sehr, wie du das möchtest oder brauchst, und schicke dann die Entspannung durch alle Muskeln deines Körpers, durch die inneren und die äußeren. Du kannst bei deinen Schultern beginnen und von dort abwärts deinen Körper entspannen, wie du das heute gemacht hast, du kannst aber auch bei deinen Füßen anfangen und dich von dort nach oben hin entspannen ... Ich kenne ein Kind, das bei seinem Bauchnabel anfängt und sich von dort aus in beide Richtungen entspannt! Dann tue, was immer du willst, um dir vorzustellen, wie die Muskeln um deine Atemröhren sich entspannen, so daß du alle Luft bekommst, die du brauchst. Und sage dir, daß von jetzt ab jedes Mal, wenn du keuchen mußt, dich das daran erinnert, automatisch (eingebettete Suggestion!) in dieses gute Gefühl, daß Geist, Seele und Körper zusammenarbeiten, einzutauchen und das Wohlbefinden zu schaffen, das du verdienst (Stärkung des Ich!) und dir wünschst. Und dann bleibe eine Weile in diesem guten Gefühl. Das einzige, was du für heute und fürs Üben zu Hause wirklich noch lernen mußt, ist, wie du aufhörst, und das ist genauso leicht. Wenn du zufällig tagsüber übst, dann sage dir, daß du dich danach fühlen wirst, als ob du gerade ein erfrischendes und entspannendes zweistündiges Schläfchen gemacht hättest, und dann kannst du deine Augen öffnen und dich großartig fühlen. Natürlich solltest du sicher sein, daß du deinen entspannten Körper und deine guten Gefühle mitnimmst! Oder wenn du abends übst, zum Beispiel vor dem Schlafengehen, dann kannst du deine Selbsthypnose und Imagination einfach in einen wundervollen und angenehmen Schlaf hinübergleiten lassen. Gib einfach deinem Denken und deinem Körper während der letzten Augenblicke irgendwelche Anweisungen, die du ihnen geben willst, und danach bist du fertig mit der Übung." (Zu beachten: Manche Personen zählen gern, etwa einen oder zwei oder drei tiefe Atemzüge. Ich fand das noch nie notwendig oder nützlich und verlasse mich gern auf die inneren und äußeren Ressourcen der Patienten. Sie beenden ihre Trance immer selbst und auf ihre Weise.)

Gespräch nach der Trance

Nach einer ersten hypnotischen Sitzung ist es wichtig, die Erfahrung des Kindes in ihrer Verdichtung zu erläutern und zu besprechen. Im allgemeinen sprechen die Kinder darüber, was sie sich vorgestellt haben und wie sie sich fühlten. Manchmal beklagt sich ein Kind: „Aber ich fühle mich nicht anders als vorher, ich muß noch immer keuchen ...", worauf ich meist ruhig antworte und bemerke: „Nun, du hast heute erst angefangen zu lernen. Denke daran, daß du ein ganzes Jahr gebraucht hast, um laufen zu lernen, als du ein Baby warst!" Und danach gehe ich dazu über, die Bedeutung des Übens zu bekräftigen und zu klären, ob sie verstanden haben, wie sie zu Hause üben sollten.

Weitere Besuche (Follow-ups)

Normalerweise sehe ich Patienten zu ihrer zweiten Hypnosesitzung ein oder zwei Wochen nach der ersten Sitzung. Der Besuch dauert 30 Minuten, und die erste Hälfte davon verwenden wir darauf, die Erfahrungen, die sie in der Zwischenzeit beim Üben der Selbsthypnose gemacht haben, ihre Aufregung und ihre Verlegenheiten zu besprechen. Häufig bemerken sie, es sei „wirklich toll gewesen, wie es funktionierte", aber auch, daß es, als sie es selbst machten, „anders" oder „schwierig" war, verglichen mit dem ersten Mal, wo sie es in meiner Praxis mit mir zusammen taten, während ich mit ihnen sprach. Aber während sie sich in gewisser Weise darüber zu beklagen scheinen, sagen sie immer, wenn ich sie frage, was sie getan haben, sie hätten überlegt, was sie tun sollten. Ich antworte darauf natürlich, indem ich ihre Erfahrung bestätige und ihnen ein Kompliment für ihre Erfindungsgabe mache, mit der sie herausgefunden haben, was sie damit anfangen sollen. Oft verallgemeinere ich das, indem ich erkläre, „daß mir das viele Kinder sagen, daß sie mir aber auch sagen, was du mir grade gesagt hast, daß sie dann doch rauskriegen, wie sie es ohne Trainer machen können … weil sie wissen, daß ich nicht zu ihnen nach Hause kommen kann, um ihnen zu helfen!" Das beschwichtigt nicht nur die für die Kindheit typische Angst, daß sie die einzigen sind, die in die Verlegenheit kamen, daß sie damit zu kämpfen hatten, sondern es bekräftigt auch ihren Erfolg.

Bevor die Übungszeit beginnt, kläre ich immer mit dem Patienten ab, welche Teile der ersten Sitzung sie mochten und welche sie nicht mochten, und häufig biete ich Gelegenheit, die aktuelle Sitzung auf Tonband aufzunehmen, so daß die Kinder „den Trainer zu Hause haben" können, für den Fall, daß sie einmal zu faul sind oder „für den Fall, wenn du eigentlich weißt, daß du üben solltest, aber dir nicht danach ist". In der Absicht, Autonomie und Selbstvertrauen zu fördern, bereite ich so lange kein Tonband vor, bis ich sicher bin, daß der Patient weiß, wie er zu Hause allein üben kann und es auch schon getan hat, und es ihm ein bißchen gelungen ist, sich bei der Anwendung seiner Selbsthypnose wohlzufühlen.

Übliche Follow-up-Fragen und -Anliegen scheinen sich meistens auf die Durchführung und Integration der selbsthypnotischen Entspannungs- und bildlichen Vorstellungsstrategien (RMI) zu beziehen. So stellen Kinder und Familien oft die Frage oder fragen sich, was zu tun ist, falls ihr Kind mitten in einer Schulstunde oder während eines Basketballspieles zu keuchen anfängt. In jedem der genannten Szenarien ist es wichtig, sicher zu sein, daß das Kind und seine Familie um alles wissen, was sie in adäquater Weise tun können, zusätzlich zu den Hypnosetechniken, die sie je gelernt haben, um das Asthma zu lindern. Manchmal ist nichts weiter verlangt, als der Familie die Zusicherung zu geben, daß man dem Lehrer oder der Schulärztin eine Mitteilung schreibt, zum Beispiel: „Michael hat eine Technik gelernt, mit deren Hilfe er sich entspannen kann, um sich selbst zu helfen, wenn er Asthma hat. Wenn er im Klassenzimmer, auf den Sportanlagen oder im Pausenhof Schwierigkeiten hat mit starkem Keuchen, dann wäre es gut für ihn, einen ruhigen Platz zu haben, wo er für sich sein und ausruhen kann, um dann, nach dem Inhalieren, seine Selbstentspannungsübungen machen zu können. Er besitzt eine Tonbandaufnahme, die er benutzt, um sich selbst damit zu helfen, und er hat Kopfhörer, so daß es andere nicht stört. Falls Sie irgendwelche Fragen dazu haben, rufen Sie mich bitte an."

Selbsthilfegruppen

Wie alle Kinder und Familien mit einer chronischen Krankheit haben auch Kinder und Familien mit Asthma einen Gewinn von der Möglichkeit, sich mit anderen, die dasselbe Problem haben, auszutauschen. Solche „Asthma-Selbsthilfegruppen" bieten im allgemeinen Informationsressourcen zur Aufklärung über den Gebrauch von Medikamenten, zum besseren Verständnis des Entscheidungsprozesses im Zusammenhang mit klinischen Problemen, und sie können als Instanz dienen, welche die Bedeutung von RMI, von Selbsthypnoseübungen, bekräftigt. In solchen Settings wurde uns auch deutlich, daß es sinnvoll ist, den Eltern RMI, Strategien der Selbsthypnose, beizubringen (Kohen a. Wynne 1988, Kohen 1986, Olness a. Gardner 1988; Kohen a. Olness 1993; Kohen 1990).

Für Kleinkinder und Kinder im Vorschulalter stellte die Tatsache, daß deren Eltern am RMI-Training teilnahmen, einen Anreiz dar, auch selbst teilzunehmen und zu lernen. Was die Eltern betraf, so lernten sie Selbsthypnose zur persönlichen Entspannung und verstanden dann auch den Prozeß, so daß sie sich wohler fühlten und eher in der Lage waren, ihr (noch kleineres) Kind beim RMI zu unterstützen. Für ältere Kinder trug das Lernen oder Vertiefen der RMI-Selbsthypnose in der Gruppe sowohl zur Bekräftigung des RMI selbst als auch zur Entmystifizierung der Selbsthypnose bei. Es war für sie noch mehr „okay", Selbsthypnose zu machen, weil sie sahen, wie andere es machten und nutzten, und zugleich vertiefte es auch den Prozeß selbst (Kohen a. Wynne 1988; Kohen 1986; Olness a. Gardner 1988; Kohen a. Olness 1992; Kohen 1990).

Zusammenfassung und Schlußfolgerungen

Für Kinder und Jugendliche mit Asthma ist Selbsthypnose eine sehr wirksame Strategie der Eigentherapie, die leicht in einen umfassenden Behandlungsansatz integriert werden kann (und vielleicht integriert werden sollte). Als zusätzliche Methode, die von den meisten Kindern leicht erlernt wird, kann Selbsthypnose helfen, die Beschwerden und die Beklemmung zu lindern und vielleicht eine akute Keuchepisode zum Abklingen zu bringen. Sie kann helfen, bei einem Kind das Gefühl zu fördern, über seine Asthmasymptome, die es sonst behindert hätten, persönliche Kontrolle zu haben und sie zu bewältigen; und in einer Weise, die wir bis jetzt noch wenig verstanden haben, kann Selbsthypnose den Patienten helfen, die Intensität und Dauer ihrer Asthmaanfälle zu verringern, indem sie das Körperbewußtsein steigert und dazu beiträgt, daß die Kinder Keuchepisoden in einem früheren Stadium ihrer Entstehung bemerken und etwas dagegen tun können. Selbsthypnose kann möglicherweise auch helfen, die Morbidität zu reduzieren, die mit Asthma verbunden ist, indem sie das Bedürfnis, Notfallabteilungen aufzusuchen, verringert und Schulversäumnisse seltener macht; in einigen Fällen kann sie sogar dazu beitragen, daß weniger Medikamente eingenommen werden müssen.

Ericksonsche Kommunikation und hypnotische Strategien zur Behandlung von Tics und dem Tourette-Syndrom bei Kindern und Jugendlichen

Daniel P. Kohen

Einführung

Das Tourette-Syndrom (TS) ist eine komplexe erbliche Verhaltensstörung auf neurologischer Basis, bei der mehrere lästige Symptome zusammenkommen. Zum Krankheitsbild gehört das Einsetzen vielfältiger motorischer Tics und des Ausstoßens von bestimmten Lauten in der Kindheit, die sich fast täglich und für die Dauer von mindestens einem Jahr zeigen (American Psychiatric Association 1987). Zu den Verhaltensweisen und Symptomen, die damit verbunden sein können, gehören Störungen der Aufmerksamkeit mit oder ohne Hyperaktivität, Lern- und Verhaltensstörungen, obsessive zwanghafte Phänomene, Echo- oder Nachahmverhalten und Koprolalie (unangemessenes Äußern von Obszönitäten). Nicht selten knüpft sich daran auch der Glaube, daß Kinder mit TS hinsichtlich ihrer lästigen spontanen Bewegungen und Vokalisierungen „unfähig sind, sich selbst zu steuern", und man denkt daher typischerweise und beruft sich darauf, daß diese Verhaltensweisen unwillkürlich seien.

Während man früher dachte, TS sei eine Störung mit geringer Inzidenz, kam man in jüngster Zeit zu der Einsicht, daß es erblich und durchaus verbreitet ist (American Psychiatric Association 1987; Comings, Comings a. Knell 1989). Berichte geben unterschiedliche Prävalenzen an, die von 1:1400 Kindern bis zu 1:100 Jungen im Schulalter reichen (Comings 1990). Es kommt bei Jungen dreimal häufiger vor als bei Mädchen, und man sagt, daß nicht weniger als eine Million Amerikaner davon betroffen seien.

Man glaubt, daß das Syndrom durch einen Dopamin-Überschuß verursacht wird, einer chemischen Substanz im Zentralnervensystem, von der es heißt, daß sie die Motorik kontrolliere. Auswirkung und Einfluß von TS auf das psychische, emotionale und soziale Wachstum eines Kindes (und seiner Familie) können verheerend sein. Die Kernsymptome des TS, unregelmäßige und unvorhersehbare stereotype Bewegungen (Tics) von Gesicht, Händen und Körper sowie „unkontrollierte" Vokalisierungen wie blökende, pfeifende, bellende, schnaubende oder schniefende Laute oder Obszönitäten, setzen diese jungen Leute erheblicher Verspottung und Ablehnung durch ihre soziale Umwelt aus, sowohl in ihren Familien als auch in Peer-Gruppen zuhause und in der Schule.

Kinder entwickeln TS typischerweise im Alter zwischen zwei und fünfzehn Jahren; das Durchschnittsalter bei Ausbruch der Krankheit ist sieben Jahre (Golden 1986). Wichtiger ist, daß dieser Zustand oft drei bis fünf Jahre lang nicht diagnostiziert wird, und während dieser Zeit erleben Kinder mit TS oft Schwierigkeiten in ihren Sozialkontakten bis hin zur Isolation und ein sich entwickelndes Gefühl von Kontrollverlust über ihren Körper und über ihr Leben. Das kann zu einer langfristigen Minderung des Selbstwertgefühls führen, zu einer ganzen Bandbreite psychischer Probleme und zu gravierenden Beziehungsschwierigkeiten.

Viele Berichte haben die angemessene und erfolgreiche zusätzliche Anwendung hypnotherapeutischer Techniken (RMI) in vielfältigen klinischen Situationen im Bereich der Kinderheilkunde beschrieben (American Psychiatric Association 1987; D. E. Comings et al. 1989; D. E. Comings 1990; Golden 1986; Kohen et al. 1984; Young 1984; Gardner a. Olness 1988; Olness 1975), bei Asthma (Kohen et al. 1984), Migräne (Olness et al. 1987), Unterleibsuntersuchungen (Kohen 1980), akuten Schmerz- und Angstsituationen (Kohen et al. 1984), spasmischen Muskelerkrankungen und Epilepsie (Young 1984), Gewohnheitsstörungen (Kohen 1991), und auch für den Umgang mit chronischen Krankheiten oder mit Krankheitsprozessen im Endstadium (Gardner a. Olness 1988; Gardner 1976). Ein Bericht über eine große Reihe von Patienten in der Praxis des Kinderarztes, die mit Hypnotherapie behandelt wurden, weist auf den erfolgreichen Einsatz von RMI bei Patienten mit einfachen chronischen Tics hin; Patienten mit komplexen chronischen Tics wurden jedoch nicht in die Untersuchung aufgenommen.

Die spezielle Anwendung von Entspannung, Hypnose, Biofeedback oder analogen Techniken der Selbstregulation bei komplexen Ticerkrankungen wird in der Literatur selten erwähnt (Tophoff 1973; Clements 1972; Friedman 1980), und es gibt keine prospektiven Studien über den Nutzen dieser Techniken beim Tourette-Syndrom. Hypnotherapie ist bei einigen Einzelfallstudien angewendet worden, und die Ergebnisse reichten von völliger Remission (Lindner a. Stevens 1967; Spithill 1974) bis zu zeitweiliger Symptomerleichterung (Eisenberg et al. 1959; Schneck 1960; Polites et al. 1965; Fernando 1967; McKinnon 1967).

Es wurde spekuliert, daß die erfolgreiche Behandlung mit diesen Techniken das Ergebnis von Veränderungen der physiologischen Prozesse während der Behandlungssitzung sei (Turpin 1983). Mehrere Techniken der Angstreduktion auf der Grundlage von Desensibilisierung oder Entspannung sind beschrieben worden (Thomas et al. 1971; Savicki a. Carlin 1972; St. James-Roberts a. Powell 1979), und es findet sich eine begrenzte Generalisierung von günstigen Auswirkungen (Canavan a. Powell 1981).

Turpin und Powell (1984) benutzen auch durch Hinweiszeichen kontrollierte Entspannungstechniken (cue-controlled relaxation techniques), um die Generalisierung zu fördern. Andere haben fokussierte Entspannung einzelner Muskelgruppen, die bei Ticbewegungen betroffen sind (Bliss 1980), und Reaktionsprävention (Bullen a. Hemsley 1984) angewandt.

In jüngster Zeit haben mehrere klinische Forscher die erfolgreiche Anwendung von selbstregulativen (kyberphysiologischen) Techniken im Umgang mit und zur Verbesserung von TS-Symptomen beschrieben. Sogenannte Gewohnheitsumkehrtechniken (habit reversal techniques) wurden bei Kindern und Jugendlichen mit Tics erfolgreich angewendet (Azrin a. Nunn 1973; Azrin et al. 1980; Finney et al. 1983). Tansey (1986) berichtete von der erfolgreichen Symptomkontrolle mit anhaltender Tic-Beseitigung bei einem vierzehnjährigen Jungen mit TS durch Biofeedback sensomotorischer Rhythmen (SMR) am EEG. Kohen und Botts (1987) berichteten von der klinischen Wirksamkeit des RMI bei vier Kindern (im Alter von fünf bis neun Jahren). Zahm (1983) beschrieb eine sorgfältig durchgeführte klinische Ergebnisstudie über Hypnosetherapie, und Young und Kollegen (Young 1989; Young a. Montano 1988; Young 1991) beschrieben kürzlich ihren Erfolg mit einem hypnobehavioralen Ansatz, um Kindern und Jugendlichen mit TS zu helfen, wirksame Selbstbehandlungsfähigkeiten zu entwickeln.

Für unsere Zwecke definieren wir RMI (Entspannung / Mentales Vorstellungstraining = Selbsthypnose) als einen anderen, alternativen Bewußtseinszustand, der normalerweise, jedoch nicht immer, Entspannung einschließt und in dem ein Individuum erhöhte Konzentration auf eine bestimmte Idee oder ein Bild entwickelt zum Zweck, eine Fähigkeit zu maximieren oder ein Ziel zu verwirklichen. Kinder verstehen Selbsthypnose als eine natürliche, alltägliche Erfahrung und nehmen RMI bereitwillig an als etwas, was ihnen vertraut ist, das mit Tagträumen oder bildlichen Vorstellungen beginnt (Gardner a. Olness 1988) und was eine Fähigkeit ist, die sie lernen können zu kultivieren, um sich selbst zu helfen.

Wenngleich der Einsatz von Medikamenten wie zum Beispiel Haloperidol (Haldol) durch eine Reihe von Doppelblindstudien bei Erwachsenen gut gestützt wird (King a. Ollendick 1984), ist ihre Verwendung bei Kindern mit TS weniger klar zu empfehlen (Golden 1986), und ihre Nebenwirkungen sind gravierender. Zwar sind die Symptome von TS bei 80 Prozent der behandelten Kinder durch Medikamente kontrollierbar, aber die wirksamste Medikation (meist Haloperidol oder verwandte psychoaktive Substanzen) verursacht auch signifikante physiologische und kognitive Nebenwirkungen und Nebenwirkungen im Bereich des Verhaltens, die so problematisch sind, daß Patienten und ihre Familien spontan wünschen, die Medikamente abzusetzen. Sogar einige der sogenannten „geringfügigeren" Nebenwirkungen wie Schläfrigkeit, Gewichtszunahme und Schulverweigerung oder phobisches Verhalten sind für manche so unannehmbar, daß, wie man feststellen mußte, nur 20 bis 40 Prozent der TS-Patienten die Medikamente über längere Zeit einnehmen.

Eine Behandlung, die auf einem Selbstregulationsansatz beruht oder in die ein solcher Ansatz integriert ist, wie zum Beispiel die kyberphysiologische Strategie von Entspannung und mentaler Vorstellung (RMI), ergänzt die verfügbaren Behandlungsoptionen für Kinder, die an TS leiden, entscheidend, ohne für sie das Risiko negativer Nebenwirkungen zu erhöhen.

Kürzlich ist ein umfassendes und gründlich erarbeitetes Kompendium fertiggestellt worden, das Familien helfen soll, TS zu verstehen und damit umzugehen (Haerle 1992). Dieser Leitfaden für Eltern ist sehr fundiert, und die Werbung nennt ihn „das Buch, das Familien als erstes lesen sollten". Es enthält jedoch bedauerlicherweise keinerlei Hinweise auf den möglichen Wert hypnotischer oder verwandter, die Selbstwahrnehmung fördernder Strategien oder Strategien der Selbstregulation. Hypnose erscheint zwar als Stichwort im Register, aber es bezieht sich nur auf eine kurze Erwähnung von Hypnose als etwas, vor dem die Familie sich hüten sollte und was im allgemeinen und fälschlicherweise als eine „Wunderkur" dargestellt werde. Trotz Literaturangaben zu und einer reichlich umfänglichen Diskussion über „Verhaltenssteuerung" wird nur selten auf Selbststeuerung Bezug genommen, und im Register findet sich kein Hinweis auf Biofeedback, Entspannung, bildliche Vorstellung oder verwandte Strategien, die alle von Patienten mit TS als ein Zusatz zu ihrer sonstigen Behandlung genutzt werden könnten.

Wie die Durchsicht dieses Buches fördert auch eine Durchsicht des Computerverzeichnisses der gesamten vorhandenen Literatur keine publizierte Information über irgendwelche früheren prospektiven kontrollierten Studien zu hypnotherapeutischen Anwendungen bei TS zutage. Ein Projektantrag wurde entwickelt, der zur Zeit zur Entscheidung ansteht und auf die Bewilligung von Forschungsgeldern wartet. Dieses Projekt wird einen prospektiven und kontrollierten Vergleich der pharmakologischen Standardbehandlung mit der Intervention des RMI auf Verhaltensebene an drei Institutionen in den USA erlauben.

Die Einführung von Hypnose bei der Begegnung mit dem Patienten im klinischen Umfeld

Das Wichtigste, was ein Kliniker tun kann, um die Möglichkeit von Veränderungen bei einem Kind oder Jugendlichen mit TS zu fördern, ist natürlich zunächst, einen überlegten, einfühlsamen und sorgfältig abgestimmten Rapport zu entwickeln, in dem der Glaube an den und das Zutrauen zum Kliniker erst einmal sichergestellt werden kann, die dann zentral werden, sobald die Kommunikation selbst therapeutisch wird. Wenn frühere Erfahrungen von Kindern, die an TS-Tics leiden, mit Klinikern nicht besonders negativ waren, sollte das schon zu einem frühen Zeitpunkt der Beziehung relativ leicht zu bewerkstelligen sein, vom frühesten Kontakt bei der ersten Konsultation an.

Wenn ich mit einem Kind zum ersten Mal zusammentreffe, stelle ich mich ihm im allgemeinen im Wartezimmer vor (und nicht seinen Eltern, wie es das in der Vergangenheit vermutlich meist erlebt hat). Diese Herangehensweise ist nicht nur natürlich und respektvoll, sondern sie dient auch dazu, mich auf die Kinder und das, was sie, wie ich weiß, brauchen (ein Gefühl persönlicher Kompetenz), einzustellen, und um in dem Prozeß eine Atmosphäre der Neugier und der positiven Erwartung zu schaffen. Denn wenn Kinder es gewohnt sind, daß ein Arzt in das Wartezimmer kommt, um sie zu „holen" und die Eltern hereinzurufen, dann wird es sehr wahrscheinlich nicht nur eine Überraschung sein, wenn das Kind hereingerufen wird, sondern wird wiederum auch mit Neugier wahrgenommen und begrüßt werden. Neugier auf seiten des Patienten regt erhöhte Aufmerksamkeit an, und er hört dann genauer zu und achtet mehr auf das, was als nächstes geschieht.

Für gewöhnlich bitte ich das Kind dann, mich seiner Begleitperson vorzustellen. Die Kinder tun das normalerweise und werden immer neugieriger wegen dieses ungewohnten Vorgehens. Meine Erwartung, die ich auf diese Weise mitteile, ist die, daß sie kompetent sind, in diesem Fall kompetent, meine Bitte zu verstehen und ihr gemäß zu handeln. Da ich oft schon die Diagnose („Tics", „Gewohnheiten" oder „unkontrollierte Bewegungen" oder sogar TS) im voraus kenne, bin ich mir auch bewußt, daß sie ein Problem haben, das bewirkt, daß sie sich inkompetent fühlen, und auf das die Leute sich im allgemeinen konzentrieren, wenn sie mit ihnen zusammenkommen, das heißt andere bemerken ihre mimischen oder anderen Tics oder Vokalisierungen oder beides und achten natürlich auf sie. Verwirrung und Unlogik, wie sehr auch immer als normale Gegebenheit dargestellt, werden von Anfang an benutzt, um unangepaßte Einstellungsmuster zu unterbrechen (wie harmlos sie unbewußt auch zu sein schienen), und bestimmen den Stil, so daß sich zumindest eine Möglichkeit für Unterschiede und für Veränderung auftun kann (Zeig 1985).

Wenn wir vom Wartezimmer zum Praxisraum gehen, lade ich den jungen Patienten ein, voranzugehen, die „Führung" zu übernehmen (anstatt daß ich führe), indem ich ihm die Tür aufhalte und ihm, hinter ihm gehend, sage, welche Richtung er einschlagen soll. Dieses fortgesetzte Erleben eines „Ortes anderer Art und eines Arztes, der anders ist" erleichtert das Anfangen von Veränderungen, deretwegen die Patienten ja schließlich primär gekommen sind. Die Metapher, die hierdurch vermittelt (und als im weiteren Therapieprozeß zu hegende Saat eingepflanzt) wird, ist, daß wir beide einander führen können. Im Praxiszimmer beginne ich mit dem Patienten direkt zu sprechen und nehme das auf, was, zumindest oberflächlich betrachtet, eine konventionelle „Geschichte des gegenwärtigen Problems" ist. Der Wichtigkeit von Worten und Sätzen bewußt als Symbole der

Art, wie Personen denken, und auf sie konzentriert, fange ich an, mir Wege zu überlegen, die mir erlauben, die Art und Weise, wie der Patient oder die Patientin über sein/ihr Tic-„Problem" redet, in einen neuen Bezugsrahmen zu stellen.

Normalerweise frage ich ziemlich direkt: „Warum bist du heute hierher gekommen?" Die Antwort darauf – verbal und/oder nonverbal – sagt mir etwas Wichtiges über den Patienten, über seine Fähigkeit zu verstehen, über die Beziehung, die er zu seinen Eltern hat, und etwas über die Art, wie er oder sie bis jetzt über seine/ihre Tics nachgedacht und/oder wie er/sie sich darüber geäußert hat. Manchmal lautet die Antwort, er oder sie habe sich dem Wunsch der Eltern gefügt, manchmal ist es Erstaunen darüber, daß ich ihn oder sie selbst danach frage und nicht die Eltern, und manchmal kommt ein direktes „... weil ich diese Gewohnheiten" oder „Tics" oder „Zuckungen habe", oder „weil ich manchmal so komische Sachen mache". Oder es kommt manchmal eine wütende Antwort: „Keine Ahnung; warum fragen Sie nicht ihn/sie, es war seine/ihre Idee, hierher zu kommen!" Der Zweck ist jedoch erfüllt, das heißt, der sprichwörtliche Stein ist ins Rollen gebracht, das Gespräch über die Tics ist in Gang gekommen, und zwar so vernünftig schnell, äußerst sachlich und so wenig bedrohlich wie möglich.

Manchmal muß ich erklären, warum ich sie und nicht ihren Vater oder ihre Mutter frage, und sie nehmen dann die Erklärung bereitwillig an, daß ich, da ich ja ein Kinderarzt sei und sie ein Kind, das ein Problem hat, dächte, daß ich die wichtigste und zutreffendste Information von dem bekommen könnte, der das Problem hat. Das genügt gewöhnlich, um das sowohl für das Kind als auch den Vater oder die Mutter klarzustellen und mit der Festigung oder Einbettung der Erwartung zu beginnen, daß ich ihr Verbündeter sein werde, normalerweise ohne bei den Eltern eine „Parteinahmereaktion" zu erzeugen.

Während ich die Ticgeschichte aufnehme, mache ich besonders sorgfältige Notizen und frage den Patienten, ob er damit einverstanden ist, „weil ich nichts von dem vergessen möchte, was du mir erzählst". Und es gibt keine Täuschung ... ich möchte mich an die genaue Sprache, die sie benutzen, erinnern, damit ich beharrlich das Negative davon meiden und das Positive sowohl innerhalb als auch außerhalb der hypnotischen Arbeit im engeren Sinne, die noch folgen soll, reproduzieren kann. Die Sprache zu kennen, in der sie sich bewegen, erlaubt mir, dieselbe Art von Sprache zu benutzen und sie zu verändern, wie es nötig ist, wenn wir anfangen, intensiver hypnotisch zu fokussieren. Wenn also das Kind von den Tics spricht, notiere ich mir, was es sagt und wie es das sagt. Nachdem ich es eingeladen habe: „Bitte erzähle mir von diesen Bewegungen, die du erwähnt hast, damit ich das verstehen kann ...", notiere ich mir, ob das Kind zum Beispiel sagt: „Also, sie kommen meistens, wenn ich müde bin" oder etwa: „Also, ich mache sie, wenn ich müde bin".

Obwohl Patienten diese Unterscheidung normalerweise nicht bewußt wahrnehmen, schließt die Tatsache, daß Tics über sie kommen, ihnen widerfahren, den Glauben oder die Wahrnehmung ein, daß diese Tics von außen kommen, sich ihrer Kontrolle entziehen und ihre verheerende Zerstörungswut an ihrer Person auslassen. Wenn sie andererseits sagen, daß sie die Tics „machen", dann impliziert das, daß sie auf einer bestimmten Ebene wissen oder denken, daß sie daran persönlich beteiligt sind; und vielleicht sogar ein gewisses Bewußtsein von einer zumindest möglichen Kontrolle, wenn sie vielleicht auch einer direkten, bewußten Aussage darüber nicht zustimmen würden.

Ich bemühe mich, so viel wie möglich zu erfahren über die zeitliche Abfolge, in der die Tics in Erscheinung treten und wieder verschwinden (im allgemeinen, indem sie die Oberhand gewinnen und dann wieder nachlassen), und ebenso darüber, was die Patienten in der Vergangenheit dagegen unternommen haben. Bei wem haben sie zum Beispiel Rat geholt, zu wem sind sie in Behandlung oder Beratung gegangen, und wie haben diese Interventionen geholfen oder nicht geholfen? Was hat man ihnen diesbezüglich gesagt und wie haben sie darüber gedacht? (Ich lege immer Wert darauf zu versuchen, die Wahrnehmung und Meinung des Kindes herauszufinden, bevor ich seine Eltern nach ihrer Wahrnehmung frage, und betone damit noch einmal die Idee, die dem zugrundeliegt: daß ich daran glaube, daß das Kind kompetent ist, diese Meinungen wahrzunehmen und zu artikulieren, und daß ich sie für wichtig erachte.)

Es ist unverzichtbar, ein klares Bild von den Begleitumständen aktueller Tics und der Tics der jüngsten Vergangenheit zu gewinnen, dazu gehört die Beschaffenheit eines jeden motorischen oder Vokalisierungstics, die Häufigkeit, die Reaktion anderer, die Reaktion des Patienten auf die Reaktionen anderer (das heißt, was tut er, was denkt er oder wie fühlt er sich, wenn Freunde darüber Fragen stellen; wenn Leute ihn anstarren, wenn sie verächtliche Bemerkungen machen, oder wenn die Eltern Kommentare dazu abgeben?) und die Frage, welche aktuellen Interventionen benutzt werden.

Es ist außerdem unverzichtbar zu wissen, was der Patient denkt, was die Ursache der Tics/des TS sei, und was seine Eltern denken, und ebenso ihr Verständnis dessen, was TS ist, zu kennen, auch wenn ihnen der „offizielle“ Name oder die „offizielle“ Diagnose schon seit langem bekannt ist. Diese Information hat wichtige Konsequenzen für die Entwicklung, vielleicht aber auch für die Therapie. Jüngere Kinder zum Beispiel fassen Krankheiten, seltsame Verhaltensweisen oder Mißbildungen im allgemeinen magisch und konkret als eine Art Bestrafung für ein Vergehen auf, während ältere Kinder eher etwas von Ursache und Wirkung verstehen; und wenn sie bald zehnjährig sind und schließlich Teenager werden, verstehen sie, daß es zumindest eine zeitliche Beziehung zwischen streßreichen Ereignissen in ihrem Leben und physischen bzw. physiologischen Reaktionen darauf gibt.

Über die entscheidenden entwicklungsbezogenen Erwägungen hinaus muß der Kliniker, der neu hinzugezogen wird, klären, was den Familien gesagt wurde und von wem, welches Verstehensmodell von TS der primär behandelnde Kliniker hat und in welchem Maß auch sie diese Beschreibung und dieses Verständnis von TS teilen. Dies ist wichtig für den Kliniker, der beginnt, Hypnotherapie in Erwägung zu ziehen, damit er in der Lage ist, zu bekräftigen, was die Familie an Zutreffendem weiß und glaubt, zu klären und/oder neu zu fassen, was nicht zutreffend oder verwirrend ist, und damit er erwarten kann, hypnotische Strategien in ihr bereits vorhandenes Glaubenssystem zu integrieren.

Sobald beim ersten Besuch hinsichtlich der Anamnese Klarheit erzielt wurde, ist es wichtig zu verstehen, was nach Meinung des Patienten der Grund für den Besuch bei Ihnen ist, das heißt wie sie diesen Termin bekamen, wer sie überwiesen hat, was sie denken, was nach dem Verständnis der Überweisenden hier „geschehen“ werde usw. Das klärt nicht nur die Erwartungen von Kind und Eltern und gestattet einen leichten Zugang zum Beginn eines Gespräch über Hypnose, falls das Thema angeschnitten wird, sondern es ermöglicht dem Kliniker auch, zum Beispiel etwas über die Eltern-Kind-Beziehung zu erfahren, wie das Kind auf den heutigen Besuch vorbereitet wurde etc. Mit Humor und ständig die Botschaft: „Du bist wichtig, und auch deine Meinung ist wichtig“ anbietend, frage ich das Kind oft direkt: „Was hatte man gedacht, das ich tun soll …?“ Normalerweise weiß das Kind oder wissen seine Eltern dazu etwas zu sagen, und die Antwort kann schlicht sein: „Man erwartet, daß Sie mich hypnotisieren.“ (Worauf ich entgegne: „Wirklich? Ich kenne nur eine

Person, die ich hypnotisieren könnte, und das bin ich. Man kann nur sich selbst hypnotisieren. Jegliche Hypnose ist Selbsthypnose. Aber wenn du lernen willst, wie du für dich Selbsthypnose machen kannst, um etwa Abhilfe für die Tics zu schaffen, von denen du mir erzählt hast, dann bin ich ein guter Trainer und kann dir dabei helfen ...) oder: „... damit ich Entspannung und Imagination lerne" oder: „... zum Biofeedback, was immer das ist". Und dann kann man mühelos in eine gute Diskussion darüber einsteigen, was die Eltern und das Kind glauben und darunter verstehen, was Hypnose sei, bevor man den Fehler macht, sofort seine eigene mechanisch reproduzierte Rede über Hypnose abzuspulen. Wenn ich einmal weiß, was sie denken oder wissen, dann kann ich das bekräftigen, klären oder entmystifizieren und korrigieren, bevor ich dazu übergehe, einen Plan für weitere Besuche aufzustellen.

Noch vor dem zweiten Besuch möchte ich für positive Erwartungen positiver Ergebnisse sorgen. In diesem Sinne bitte ich Eltern und Kind, einen anerkannten Fragebogen über Tics auszufüllen (zum Beispiel Barkley's Rating Scale of Tic Disorders 1988), und bitte den Jugendlichen, über sein Ticverhalten ein- oder zweimal täglich Buch zu führen und dabei auf einer Skala von 0 bis 12 einzuschätzen, wie stark die Tics in Erscheinung traten, und manchmal, auf einer zweiten Skala von 0 bis 12, wie sehr sie ihn störten.

Selbst Kinder, die dessen müde geworden sind oder es langweilig finden, lassen sich gewöhnlich leicht motivieren, es doch zu tun, wenn man ihnen einfach erklärt: „Eine Möglichkeit, wirklich sicher zu gehen, daß das, was ich dir zeigen kann, wie man es macht, auch hilft, besteht darin, zu messen, wie die Tics sind, und du kannst das am besten, weil du besser als jeder andere weißt, wie deine Tics sind, wie sie sich anfühlen ... Deshalb ... hätte ich gerne, daß du das für dich machst ... nicht für immer, sondern nur eine Zeitlang (eine zweckdienlich offene Zeitangabe), bis du anfängst, die Ergebnisse zu sehen, die du erzielen willst." (Beachten Sie die eingebettete Suggestion und Erwartung, daß der Patient die Ergebnisse sehen wird, die er erzielen will).

Die Bitte an das Kind, etwas in dieser Art zu tun, dient dazu, daß es sich mehr auf das Problemverhalten (Tics) konzentriert, um sowohl die früheren Erwartungen, die an die Nichtbeachtung geknüpft waren, aufzulösen als auch es dazu zu bringen, daß es bemerkt, daß die Tics tatsächlich nicht einfach „da" oder „nicht da" sind, sondern, wie die meisten Verhaltensweisen, in einer gewissen Bandbreite vorkommen.

Um im Sinne des sachlichen und auf Humor gegründeten Ansatzes fortzufahren, frage ich das Kind, ob es seine Tics missen wird, sobald sie verschwunden sind, und es sagt natürlich nein, doch auch hier meint die eingebettete Suggestion mit der Andeutung „sobald sie verschwunden sind", daß es Hoffnung gibt, und die Erwartung, daß sie einmal weg sind, ohne daß darin irgendeine Versprechung enthalten wäre, wann, wie sehr und für wie lange.

Zum Schluß erkläre ich beim ersten Besuch ganz deutlich, was sich beim nächsten Mal ereignen wird: „Beim nächsten Mal treffen du und ich uns allein. Vielleicht, wenn du willst, schauen wir uns ein Video von einem anderen Kind an, das lernt und anwendet, was ich dir beibringen kann, und wenn du willst, kann deine Mutter oder dein Vater das mit uns ansehen. Dann schauen wir uns deine Tagesaufzeichnungen an, um zu sehen, wie es dir ergangen ist; bring sie drum bitte mit! Und dann fangen wir an, einiges darüber zu lernen, wie du die Sache besser unter Kontrolle bringst (beachten Sie den Hinweis auf „besser", aus dem folgt, daß ich glaube, daß das Kind schon ein gewisses Maß an Kontrolle hat), als du das jetzt schon (!) tust. Bist du einverstanden?" Wenn die Kinder dann zustimmen, bestätigt das, daß sie zugehört haben und zumindest ein ganz anfängliches Maß an verbindlicher Bereitschaft zeigen, damit gemeinsam weiterzumachen.

Wie beschrieben ist die Anamnese und die Entwicklung von Rapport im Kontext eines solchen ersten Besuches auf natürliche Weise solchermaßen in die Darbietung von Ideen integriert, daß das Individuum anfangen kann, darüber nachzudenken, sie zu nutzen, um (in sich) eine Veränderung anzuregen (Zeig 1985).

Die erste „offizielle" hypnotische Erfahrung fließt nach einer solchen Anfangssitzung normalerweise natürlich und leicht. Zu einer Veränderung motiviert, lernen die meisten Kinder leicht und schnell, wahrscheinlich deshalb, weil sie durch ihr bildliches Vorstellungsvermögen mehr mit ihrem Unbewußten übereinstimmen und mit ihm vertrauter sind.

Die Induktion oder der formale Beginn der Hypnose geht relativ schnell und leicht, besonders da der Kliniker schon einen zumindest anfänglich angenehmen Rapport mit dem Kind entwickelt hat und etwas über seine Vorlieben und Abneigungen weiß. Die hypnotische Beziehung begann immerhin bereits mit positiven Suggestionen und der Schaffung eines Kontextes, in dem Suggestionen mit dem Zweck, dem Kind mit den Tics zu helfen, angenommen werden konnten.

Noch konkreter: Eltern und Kind erfuhren beim vorherigen Besuch, daß das Kind dieses Mal erwarten könne, „Hypnose zu lernen".

Olness und Gardner (1988) haben hervorgehoben, wie wichtig es ist, Induktionsstrategien auszuwählen und hypnotische Suggestionen und die hypnotische Sprache dem jeweiligen Entwicklungsstand und den Bedürfnissen des Kindes entsprechend maßzuschneidern. Wie alles, was wir mit Kindern tun, muß auch die Art, wie wir Rapport entwickeln, müssen die Induktionsstrategien, die Sprache, die wir benutzen, sowie der Inhalt und die Erwartungen, die in den hypnotischen Suggestionen Gestalt annehmen, alle in einem solchen Entwicklungskontext verstanden werden. Während daher Kinder im Vorschulalter Hypnose als dem analog verstehen und erleben, was sie tun, empfinden und fühlen, wenn sie „so tun als ob", so verstehen Kinder im Latenzalter Hypnose am leichtesten, wenn man sie beschreibt und diskutiert als „eigentlich dasselbe wie Tagträumen, nur daß du dich entschließt, hier in einer Weise zu tagträumen, damit du lernen kannst, dir selbst zu helfen, in deinem Fall zu lernen, wie du dir selbst bei deinen Tics helfen kannst, die sonst öfter kamen".

Bei Heranwachsenden muß man natürlich nicht nur ihr sich entwickelndes Ich und Bewußtsein ansprechen, sondern auch ihr Verständnis alternativer Bewußtseinszustände, die sie vielleicht schon erlebt und / oder mit denen sie bereits experimentiert haben. Es kann daher sehr nützlich sein zu sagen: „Weißt du, die Sache mit der Hypnose ist einfach so, wie wenn du dein Vorstellungsvermögen benutzt, um dich auf etwas zu konzentrieren, was dir lieber ist, als dem Lehrer zuzuhören, wenn er dich langweilt, oder deinen Eltern, wenn sie dich maßregeln; oder es ist eigentlich so, wie wenn du dich ganz auf etwas einstellst, wie zum Beispiel auf deine Lieblingsmusik."

Als Induktions„technik" genügt daher bei den meisten Kindern ein einfaches und schnelles: „Tun wir so, als wären wir bei einer ganz besonderen Geburtstagsparty ..." oder: „Fang einfach an zu träumen, daß du irgendwo seist, wo du viel Spaß hast und niemand dich nervt oder belästigt ... Es hilft dir wahrscheinlich, dort zu sein, wenn du die Augen schließt und dich einfach dem Tagtraum überläßt, daß du wirklich dort bist, denn in deinen Gedanken und in deiner Vorstellung bist du ja auch wirklich dort, nicht wahr? Es macht Spaß und ist geschickt, wie du gleichzeitig hier und dort sein kannst ... großartig!" oder: „Nimm dir jetzt für ein paar Augenblicke Zeit, um dich innerlich frei zu machen und dir vorzustellen, daß du mit Freunden ausgehst zu einer Party ... Vielleicht ist das wie eine Wiederholung einer wirklich guten Zeit, die du vor kurzem einmal verbracht hast, oder wie die Generalprobe einer tollen Zeit, die vor dir liegt ... Ich weiß es nicht ... Nimm einfach alles wahr, was dir in den Sinn kommt ... und genieße es ... Manche schließen dazu gern ihre Augen und sind dann einfach dort, andere stellen sich dabei lieber eine leere Leinwand vor, die entweder weiß oder schwarz ist, und sehen dann, wie das, was sie sich vorstellen, auf die Leinwand kommt wie ein Film, der beginnt ... Ich weiß nicht, wie du es machst ..." (wobei die Botschaft hier natürlich ist, daß sie irgend etwas auf jeden Fall tun werden ...) Manchmal ergänze ich auch an diesem Punkt noch, daß „die meisten Kinder oder Jugendlichen glücklich sind, wenn sie das tun, weil sie erkennen, daß sie das eigentlich vorher auf ihre Weise auch schon gemacht haben, sie wußten nur nicht, daß sie es taten ... oder sie wußten nicht, daß das Selbsthypnose war".

Vertiefen

Die Vertiefung oder Intensivierung des Erlebens läßt sich am leichtesten durch konzentrierte Aufmerksamkeit für die bildlichen Vorstellungen des Patienten mit Betonung multisensorischer Suggestionen bewerkstelligen, zum Beispiel: „Achte mal darauf, wer dort bei dir ist, oder vielleicht bist du allein, achte auf das, was du dort siehst ... auf das Wetter, das genauso ist, wie du es gern hast ... und je mehr du wahrnimmst, desto wohler fühlst du dich ... und du kannst dich sehr wohlfühlen. Und achte auf die Geräusche in deiner Vorstellung, vielleicht Geräusche, die mit dem Wetter zusammenhängen, oder der Klang von Stimmen oder von Musik, oder vielleicht ist es still und du kannst auf die Stille hören. Beachte die Gerüche, vielleicht Gerüche aus der Luft oder Gerüche an dem Ort, wo du bist, oder von etwas, was du gerade ißt. Und nimm den Geschmack davon wahr und genieße ihn, denn du bist Herr darüber." (Beachten Sie: Permissive Optionen, welche die Wahlmöglichkeit innerhalb eines Kontextes betonen, sind sehr befähigend und erinnern den Patienten implizit daran, daß er für diese Erfahrung verantwortlich ist, was in sich wiederum die Erfahrung intensiviert.)

Es ist oft sehr wirkungsvoll, als Vertiefungsstrategie, als Ich-stärkende Suggestion und als positive therapeutische Suggestion, welche die Zukunft „programmiert", die Patienten darauf hinzuweisen, daß sie es genau richtig machen ... und ihnen das dadurch zu „beweisen", daß man die physiologischen Veränderungen bestätigt, die stattgefunden haben, seitdem sie begonnen haben, „sich auf diese Art zu konzentrieren." Ich sage zum Beispiel: „Du hast vielleicht schon wahrgenommen (Patienten erleben das sowohl als ein Kompliment als auch als eine Einladung, es jetzt zu bemerken, wenn es ihnen zuvor entgangen ist), daß du, obwohl wir das noch nicht erwähnt haben, ganz ruhig dasitzt, ... und das bedeutet, daß dein Körper und deine Seele sehr effektiv miteinander kommunizieren, während du in diesem veränderten Bewußtseinszustand bist, den wir Imagination oder Hypnose nennen. Du hast wahrscheinlich auch bemerkt, daß du jetzt langsamer atmest, als vorher, ... und das zu spüren ist wirklich großartig, ... denn wenn Geist und Seele sich beim Tagträumen so entspannen, dann hört der Körper darauf und reagiert, indem er langsamer atmet." Über die Bestätigung des Trance-Verhaltens und die Ich-Stärkung hinaus sind diese Suggestionen dazu bestimmt und funktionieren, was noch wichtiger ist, vielleicht als Symbole für die Kontrolle (über die Tics), die das Kind zu gewinnen sucht.

Als nächstes gehe ich dazu über, die Patienten progressive Muskelentspannung zu lehren, indem ich mit ihnen „merke", daß „es für den Körper natürlich ist, sich zu entspannen, wenn Geist und Seele das tun ... und du machst das sehr gut ... und auch wenn du schon entspannt bist, wäre es schön zu entdecken, wieviel mehr an Entspannung du dir noch geben kannst, wenn du das willst und brauchst ... (Da das Problem, über das man sich als solches geeinigt hatte, mit Muskeln zu tun hat, die sich auf eine Art und Weise bewegen, die unerwünscht ist, ist es ziemlich zentral für das Kind, Muskelentspannung zu lernen, die es kontrollieren kann.) Kindern und Teenagern mit TS bringe ich progressive Muskelentspannung immer so bei, daß ich bei den Zehenspitzen anfange und nach oben weitergehe und dabei absichtlich die bekannten Ticzonen, wie zum Beispiel Gesicht, Mund, Kopf und Hals ignoriere, bis die Trance tiefer geworden ist, Wohlbefinden und Stolz des Patienten gewachsen sind und sich ein zunehmendes Kontrollbewußtsein zeigt. Dieses typisch Ericksonianische Nichtbeachten der „Problemzone" ermöglicht es auch dem Patienten, sich vom Problem zu trennen, während er sich selbst und dem Therapeuten erhöhte Aufmerksamkeit zuwendet, welcher, anders als andere Personen, „jene Tics" anscheinend wenig oder gar nicht beachtet.

Therapeutische Suggestionen

Während einer ersten Tranceerfahrung habe ich für den Patienten mehrere (üblicherweise unausgesprochene) Ziele im Sinn:

1) daß er ein positives Tranceerlebnis hat, das natürlich und leicht eintritt und zukünftigem Erfolg und Wohlbefinden dieser Art, in deren Kontext er lernen soll, eine entsprechende Färbung gibt;
2) daß er Entspannung und positive bildliche Vorstellungen erfährt (wenn er das möchte);
3) daß er erlebt und bemerkt, wie die Tics und/oder Vokalisierungen während der Trance im Vergleich zu ihrem Zustand vor der Hypnose zurückgehen;
4) daß er eine Übung zur Selbsthypnose lernt, die er zu Hause in eigener Regie durchführen kann; und
5) daß er Geschichten darüber hört und auf diese Weise Strategien lernt, Selbsthypnose zu benutzen, um die Häufigkeit vonTicverhalten zu verringern, dessen Intensität zu reduzieren oder es zu stoppen.

Oft schaffe ich vom Vertiefen durch progressive Muskelentspannung einen Übergang zu den therapeutischen Suggestionen, indem ich das Bewußtsein für die Art und Weise wecke, in der ein Ticverhalten sich abgeschwächt hat. Während der Patient erlebt, wie die Trance tiefer wird und die progressive Muskelentspannung körperaufwärts voranschreitet, kommentiere ich die Abschwächung von Tics im allgemeinen, die bis dahin beinahe insgesamt in Erscheinung getreten ist (meist innerhalb von 5 Minuten) in die Trance hinein: „Ich bin sicher, daß du, als du wahrnahmst, wie deine Muskeln sich so schön entspannen, wenn ... du ... ausatmest ... so ist es gut ... auch bemerkt hast, wie schön und ruhig deine Gesichtsmuskeln sind und wie ruhig deine Augenlider sind, die wenige Augenblicke vorher sich noch so emsig bewegt haben ... Es ist wirklich schön, wie du das gemacht hast, obwohl du vor ein paar Minuten vielleicht noch nicht einmal gewußt hast, daß du sogar wußtest, wie du das tun kannst, doch jetzt weißt du es ... und dein Hals hat es auch gelernt." Die Tatsache, daß der Hals „lernen" kann, ist eine dissoziative Suggestion, die dem Patienten paradoxerweise erlaubt, zugleich auf einer bewußten Ebene von „Verantwortung" freigesprochen zu sein, sowohl dafür, daß er den Tic hat und anscheinend nicht in der Lage ist, ihn zu kontrollieren, und auf einer unbewußten Ebene fähig zu sein, dem Hals beizubringen, wie er „lernen" kann, sich zu entspannen, wenn er das braucht.)

Danach wechsle ich oft unvermittelt zu einer Methode des Geschichtenerzählens über, um dem Patienten schlicht und einfach eine Art Menü von Optionen bereitzustellen, die ihm ermöglichen, Tics zu verändern. Die voraussagbar beste Materialquelle für diese Geschichten sind die eigenen Erfahrungen mit Patienten – denn sie sind vertraut, real, und müssen nicht beschönigt werden. Man kann auch neue Geschichten erfinden, die zum eigenen und einzigartigen Hintergrund, den Umständen, Dilemmata und der persönlichen Bildersprache des jeweiligen Patienten passen. Die „Mein-Freund-John-Technik" (Haley 1973) eignet sich in dieser Hinsicht für Kinder und Jugendliche besonders, weil sie ihren Lebensbereich treffen, das heißt, es handelt sich hier um ein Beispiel dafür, wie man die Kinder, wie Erickson immer sagte, „dort abholt, wo sie stehen" (Haley 1973) und ihnen helfen kann, sich von diesem Punkt aus in die Richtung zu bewegen (Fortschritte zu machen), in die sie gehen möchten. Etwa in folgender Weise:

1) „Weißt du, ich kannte einmal ein Kind, das TS hatte ... und zwar um einiges stärker als du ... Und der Junge war ein wenig jünger, ich glaube, er war neun, als ich ihm zum ersten Mal begegnet bin (Beachten Sie: Normalerweise modifiziere ich das Alter so, daß das Kind in der Geschichte ein wenig jünger ist als der neue Patient). Jedenfalls, er sagte mir, daß es ihm nichts ausmache, wenn ich anderen Kindern von ihm erzähle, solange ich seinen Namen nicht nenne ... und weil ich das fair fand, war ich damit einverstanden. Also, er sagte mir, daß er, um seinen Tics mit seiner Selbsthypnose-Übung abzuhelfen, sich in Gedanken ein *Stoppschild* vorstellte, wann immer jene Tics, die er damals hatte, (das bedeutet natürlich definitionsgemäß, daß sie jetzt nicht mehr da sind oder sicher merklich nachgelassen haben) auftraten. Er sagte, daß sein *Stoppschild* ihm immer mehr half, je mehr er darüber nachdachte und davon Gebrauch machte. Er sagte mir, daß es in seinem Denken eine ganze Leinwand füllte und daß es manchmal das Aussehen und die Größe eines normalen *Stoppschilds* hatte, und andere Male wiederum war es genau dasselbe, nur hatte es eine andere Farbe als das übliche Rot. Er ließ es gern verschiedene Farben und Größen haben, weil ihn das daran erinnerte, daß es sein *Stoppschild* war und er darüber verfügte und auch darüber verfügte, wann und wie er es benutzen

wollte, um sich selbst zu helfen. Nachdem er es eine Weile jeden Tag in seinem Denken benutzt hatte, half es ihm so sehr, daß er es in sich aufzustellen begann, genau bevor ein Tic ausgelöst wurde ... und das *stoppte* ihn, sich auszulösen ..."

Beachten Sie hier das Reframing des typischen Szenario von einem Tic, der scheinbar unwillkürlich eintritt, den der Patient dann wahrnimmt und erkennt und schließlich etwas tut, um ihn in gewisser Weise zu verändern, gegenüber dem Szenario der hypnotischen Suggestion, die nicht nur eine gesteigerte Wahrnehmung des schon vorhandenen Ticverhaltens suggeriert, sondern paradoxerweise auch eine innere Wahrnehmung der „Absicht" oder „Erwartung" des Tics, noch ehe der Tic in Erscheinung tritt. Zwar gibt es keine Belege, daß das „wirklich" geschieht, aber die „Wirklichkeit" scheint sich in diesem Fall am besten durch die Erfahrung zu definieren, von der Kinder und Jugendliche berichten. So ist es interessant, darauf hinzuweisen, daß die meisten Kinder, die in Hypnose davon hören, es Wochen oder Monate später spontan nochmals wiederholen als etwas, was für sie sehr wichtig gewesen sei, und sie sprechen im allgemeinen zwanglos davon, daß sie „das Stoppschild benutzen, um die Tics zu stoppen, bevor sie kommen".

In eine vergleichbare Richtung gehen Überlegungen zur Frage sensorischer Tics, die beschrieben werden als „Muster sich wiederholender somatischer Sensationen, die von Patienten unterschiedlich beschrieben werden als Empfindungen von Druck, Kitzeln, Wärme, Kälte oder andere abnorme Sensationen in Haut, Knochen, Muskeln und Gelenken". Im allgemeinen sind sie in spezifischen Zonen lokalisiert wie zum Beispiel dem Gesicht, in Schultern oder Hals und führen zu dysphorischen Gefühlen; die Patienten versuchen, die unangenehme Empfindung mit Hilfe von Bewegungen zu lindern, die oft eine tonische Straffung oder Streckung von Muskeln bedeuten. Zwar gehen diese Bewegungen, die dazu bestimmt sind, Erleichterung zu schaffen, auch tatsächlich mit Erleichterung einher, doch sie ist gewöhnlich nur sehr kurzlebig, so daß die Bewegung wiederholt wird. Shapiro hat darauf hingewiesen, daß, während diese sensorischen Erfahrungen als genauso unwillkürlich gelten wie die Tics bei TS, die motorischen Reaktionen auf die sensorischen Tics für ihrem Wesen nach willkürlicher gehalten werden (Shapiro et al. 1988). Der Begriff „sensorischer Tic" reflektiert sowohl den „unwillkürlichen Charakter" der Empfindung als auch eine hypothetische gemeinsame Pathophysiologie für motorische und phonische Tics wie auch für sensorische Symptome (Kurlan et al. 1989).

Und dann fahre ich fort: „Weißt du, er brachte mir das mit dem *Stoppschild* bei, aber er sagte mir auch, daß es ihm nichts ausmache, wenn andere Kinder die Idee übernehmen. Und da war also dieses Mädchen…" Ich lege immer Wert darauf, eine Geschichte von einem Kind des jeweils anderen Geschlechts zu erzählen, das jünger ist und erfolgreich war, um dem Unbewußten des Patienten eine Herausforderung zu bieten. Ziel ist dabei, daß der Patient auf einer Ebene seines Denkens etwa in der Art antwortet: „Wenn ein … Jahre alter Junge / altes Mädchen das kann, dann kann ich das bestimmt auch!")

2) „Ich kannte noch ein anderes Kind, einen Jungen, der sagte, daß das *Stoppschild* manchmal sehr gut funktionierte und manchmal weniger gut; und wenn es weniger gut funktionierte, überlegte er sich, daß er, da er ja allein über seinen Körper zu bestimmen hatte, den Tic in seinem Körper irgendwo anders hin verlagern könnte, wo er ihn nicht so stört und wo ihn niemand wirklich bemerken würde. Wenn er zum Beispiel Tics hatte, die andere sehen konnten, etwa Tics des Mundes, der Augen oder des Halses, dann machte er seine Imagination und Entspannung und schickte die Tics einfach vom Gesicht … hinunter zu seinem Hals … hinunter in seine Schulter und manchmal von dort auch noch hinunter in den Arm und die Hand, berührte dann sein Bein mit der Hand, um den Tic auch noch das letzte Stück des Weges hinunterzuschicken; oder manchmal sandte er sie von der Schulter direkt hinunter zum Brustkorb und dann zum Bauch … und dann zu den Beinen … und dann das Bein hinunter, bis die Tics unten im einen oder anderen Fuß oder in beiden Füßen ankamen. Er sagte mir, daß er die Tics dann manchmal einfach in einen großen Zeh verlagere, sie manchmal aber auch auf beide große Zehen verteilen müsse, und dort könnten sie dann herumticken, wie sie wollten, niemand würde es recht bemerken und sie störten sogar kaum … Ein anderes Mal erzählte er mir, daß die Tics in den wenigen Minuten, die sie brauchten, um zu den Zehenspitzen zu gelangen, so müde wurden, daß sie in dem Moment, wo sie dort ankamen, entweder beinahe oder vollständig verschwunden waren …"

3) Eine Variation für ein älteres Kind könnte wie folgt lauten: „Einmal habe ich diese Geschichte einem Mädchen erzählt, das ich kenne; sie war ein wenig älter, deshalb beschloß sie, anstatt die Tics auf ihre großen Zehen zu verlagern, sich einfach in Gedanken die

gesamte Energie ihrer Tics auszumalen, und stellte sich dann vor, wie sie nur diese Energie irgendwo anders hin umleitete ... manchmal zu ihren Fingern, manchmal zu ihren Zehenspitzen. Manchmal malte sie sich aus, wie die Energie aussieht, wie elektrischer Strom oder wie Wasser, das durch eine Röhre fließt, sie gestaltete es verschieden aus, und es half ihr wirklich, sich selbst zu helfen ..."

4) „Ein anderer, ungefähr siebenjähriger Junge, den ich kannte, sagte mir, daß er sich gern in seiner Phantasie ausmalte, wie die Tics aussehen ... und dann machte er mit ihnen meist etwas Ähnliches wie jene anderen Kinder: Er verschob die Tics allmählich von wo immer sie waren ... hinunter zur Schulter ... hinunter, seinem Arm entlang ... ins Handgelenk und dann in seine Hand ... dort rollte er sie in der fest geschlossenen Faust zusammen ... und er preßte seine Faust so fest er konnte zusammen, wobei er manchmal tief einatmete und gleichzeitig dann den Atem anhielt .... und dann ... ließ er schließlich seinen Atem ausströmen und stellte sich dabei vor, wie er diese Tics wegwarf ... manchmal stellte er sich vor, daß er sie direkt bis zum Mars oder zur Venus werfen würde ... und ein anderes Mal, daß er sie auf den Müll warf, oder er warf sie weg auf den Grund eines Sees oder eines Flusses oder eines der Ozeane ..."

5) „Ein Jugendlicher erzählte mir, welche Lösung er gefunden hat, um sich selbst zu helfen, und zwar speichere er seine Tics so lange er das brauche, um sie dann gewissermaßen auf eine sichere Art auf einmal loszuwerden, wo es niemand merke oder es niemand etwas ausmache und wo es auch ihn selbst kaum störe. Schon bald ging es ihm damit so gut, daß er alle Tics, die anfingen sich bemerkbar zu machen, einfach speichern und sie für irgendwann später aufbewahren konnte ... So ging er, anstatt in der Schule Tics zu haben, jeden Mittag nach dem Unterricht am Vormittag drei oder vier Minuten ins Badezimmer, um allein zu sein und dort alle Tics auszuführen. Nach einer Weile wurde ihm dabei so wohl, daß er sie den ganzen Tag über bis zum späten Nachmittag aufsparen und einfach dann, wenn er nach Schulschluß nach Hause kam, irgendwo machen konnte, wo es seinen Eltern nicht auf die Nerven ging oder wo es niemand bemerkte." (Der sehr nüchterne Gebrauch der Worte „sie einfach machen" schließt ein Maß und eine Art von Kontrolle ein, die der Patient sich wünscht und von der er bisher nicht wußte, daß er bereits darüber verfügt, und das ist auch ein wesentliches Merkmal einer potentiell wirkungsstarken, positiven eingebetteten Suggestion, unabhängig von ihrem Kontext.)

6) Für ein jüngeres Kind: „Etwas anderes, wirklich Lustiges, erfuhr ich auch von einem anderen Jungen. Er war erst fünf. Er hat immer besonders gern so getan, als sei er so winzig ... so ganz ganz winzig ... so winzig, daß er ins Innere seines eigenen Körpers gehen konnte, auf eine Reise, ein aufregendes Abenteuer, das ihm Spaß machte und ihn durch seinen ganzen Körper führte! Manchmal ging er durch die Nase hinein, ein anderes Mal unter einem Fingernagel und manchmal durch seinen Bauchnabel ... Und er legte seinen Weg durch den Körper manchmal auf einem Motorrad entlang seiner Knochen zurück, und manchmal mit Wasserskiern auf seinem Blutstrom ... Es war toll für ihn, wenn er die verschiedenen Teile seines Körpers besuchte, seinen Magen zum Beispiel, wo er sah, wie alles, was er gegessen hat, verdaut wird, und sein Herz, wo er zuschaute, wie alles Blut in den Kreislauf gepumpt wird, und beobachtete, wie seine Lungen so schön und leicht atmen ... ein ... und ... aus ...

Und schließlich setzte er seinen Weg fort, bis er zu dem Computerzentrum gelangte, das wir Gehirn nennen. Und er schaute sich gern alle diese Drähte an – diese Dinger, weißt du, die Nerven heißen und alle unsere Signale und Botschaften übertragen – und alle Verbindungen, alle Lichter, Knöpfe, Schalter, Skalenscheiben und solches Zeug. Und er wußte natürlich, daß es dort für alles Schalter gab, Schalter für Juckreiz, Schalter für Schlaf, Schalter für Verletzung und sogar (oder „natürlich") Schalter für Zuckungen. Und dann fand er immer die Schalter für Zuckungen und drückte sie herunter ... und dann aus. Manchmal hatte der Schalter für Zuckungen eine bestimmte Farbe, manchmal eine andere, und manchmal war es ein Schalter zum Drücken und ein anderes Mal ein Kippschalter ... aber immer wenn er solche Zuckungen hatte – so nannte er seine Tics –, dann machte er seine Imagination und Entspannung und fand dann auch seinen Schalter für Zuckungen und stellte ihn sich in seinem inneren Denken bildlich vor und drückte ihn herunter, bis er ganz aus war ..."

Wenn ich den Patienten mit einer bunten Mischung von therapeutischen Strategien versorgt habe, die er anwenden kann, um seine Tics abzuschwächen oder seltener werden zu lassen, versuche ich, ihn weiter in seinem eigenen Vermögen zu stärken, indem ich ihm meine Ungewißheit mitteile, wie er das machen wird, angesichts meines Vertrauens, daß er es tatsächlich tun wird. Im Stil Ericksonscher Kommunikation sage ich ihm dann zum Beispiel:

„Ich weiß nicht, welche dieser Ideen oder Techniken du dir leihen oder für dich benutzen willst ... vielleicht manchmal oder sogar oft das Stoppschild ... vielleicht die Technik, die Tics ein paar Stunden lang aufzubewahren, um sie dann während zwei oder drei Minuten auf einmal loszuwerden, ... oder vielleicht die Idee, den Tic auf einen anderen Körperteil zu übertragen, ... oder die Schalter für Zuckungen. Und gleichgültig, welche dir davon gefallen und welche du benutzt, werden dir wahrscheinlich einige neue Ideen kommen, die dein Inneres entwickelt, damit du dir selbst damit helfen kannst ... Oder ... vielleicht entscheidest du dich einfach, alle deine Tics hier in der Praxis zu lassen; ich bewahre sie dann für dich auf, und du kannst sie zurück haben, falls du sie wirklich vermißt oder für etwas brauchst!"

Die Vermittlung von Selbsthypnose

In analoger nüchterner Erwartung vermittle ich Selbsthypnose immer als Teil der ersten hypnotischen Erfahrung. Vor Abschluß der ersten Trance konzentriere ich mich besonders auf bestätigende, positive, zukunftsorientierte und Ich-stärkende Suggestionen, um die positiven Aspekte der hypnotischen Erfahrung so weit zu ankern, und ich tue das auch im Zusammenhang mit dem Anliegen, eine Selbsthypnoseübung methodisch und doch natürlich zu vermitteln. Dies geschieht ganz in dem Bewußtsein, daß das Kind einem immer sagt, was es braucht, und wenn der Kliniker ein sorgfältiger Zuhörer und Beobachter ist, gibt ihm das die Gelegenheit, Leading und Pacing so zu entwickeln, daß er damit Ericksons Diktum folgt, „mit dem Patienten zu gehen" (Haley 1973), und in diesem Sinne kann er zum Beispiel sagen:

„Jetzt, wo du schon so vieles so gut gelernt hast, bleibt für die heutige Lernstunde nur noch eines, was wichtig ist, nämlich wie man die Trance beendet, und das ist genauso leicht, wie mit ihr zu beginnen. Doch ehe du anfängst, zum Schluß zu kommen, erinnere dich daran, daß du sehr stolz darauf bist, wie schnell und gut du heute so viel darüber gelernt hast, wie du dir selbst helfen kannst ... Und erinnere dich daran, daß du um so besser wirst, je mehr du übst. Drum, wann immer du das zu Hause machst (das wird sachlich als Gegebenheit präsentiert und nicht als etwas, was neu zu lernen wäre, wodurch die Leichtigkeit bestärkt wird, mit der es als möglich erachtet werden kann), wirst du wahrscheinlich feststellen, daß es beinahe so leicht ist, wie es heute war (das ist sowohl ein Kompliment und ein Zugeständnis, daß es zu Hause anders sein wird ohne den Vorteil, Sie als Trainer, Lehrer, Therapeuten zu haben) ...

Beginne damit, dich irgendwo hinzusetzen, wo niemand dich belästigt oder stört ... Ich werde deine Mutter bitten, dafür zu sorgen, daß dein Bruder/deine Schwester dich zu diesen Zeiten in Ruhe läßt. ... Dann schließe deine Augen, wenn du so weit bist, und stelle dir etwas vor, was dir Spaß macht, genauso, wie du das heute so schnell getan hast; entspanne dann deinen Körper von den Zehenspitzen bis zum Kopf, oder vielleicht willst du zuerst in einem anderen Körperbereich anfangen, dich zu entspannen, das ist gut so; und dann mach dir klar, was du wissen willst, mit welcher Methode auch immer, für die du dich entscheidest, daß du sie für diese Tics nutzen willst, die dich sonst mehr belästigt haben ... Und dann laß es dir weiter gut-gehen, so lange du willst, und wenn du dann die Übung beendest, bist du fertig ... Aber vergewissere dich, wenn du übst und wenn du hier bist, daß du, wenn du von dort zurückkommst, wo du in deiner Imagination warst, deine guten Gefühle und deine Gefühle der Entspannung mitbringst ..."

Im allgemeinen ist der Hinweis oder das Zeichen, „zum Schluß zu kommen", nicht nur diese verbale Suggestion, sondern auch mein Schweigen, das sich daran anschließt. Nach einer solchen ersten Tranceerfahrung ist es wahrscheinlich wichtig, das Erlebnis mit dem Kind oder Jugendlichen kurz zusammenzufassen. Lange Diskussionen über seine Interpretation einer jeden Suggestion sind wertlos und laufen Gefahr, kontraproduktiv oder kontratherapeutisch zu sein. Einige offene Fragen jedoch, wie zum Beispiel „Bist du schon wieder ganz hier angekommen? Wo bist du (in deiner Imagination) gewesen? Wie war das, was hast du getan, gesehen, gefühlt?" sollten genügen, um hervorzulocken, was für den Patienten im Moment wichtig ist.

Selbstkontrolle und Selbststeuerung

Bevor der Patient/die Patientin die Praxis verläßt, bekräftige ich, wie wichtig es ist, daß er/sie weiterhin in seinem/ihrem Tagebuch aufzeichnet, wie häufig und intensiv die Tics auftreten, und bitte ihn/sie darum, ebenfalls durch einen Strich oder „x" zu vermerken, wann er/sie seine/ihre soeben erlernte Selbsthypnose „geübt" hat. Später kann man diese traditionelle oder konventionelle Strategie der Verhaltensmodifikation leicht in die hypnotische Trainingserfahrung integrieren, besonders wenn der Patient Interesse daran gefunden hat oder zumindest ganz vorläufig bereit scheint, ein- oder zweimal täglich eine Selbsteinschätzung (seines Problem- und Übungsverhaltens) aufzuschreiben. Aus Ericksonscher Sicht ist dies in sich und für sich schon eine positive hypnotische Suggestion. Wenn der Patient also an das Modell glaubt und mit den Aufzeichnungen beginnt, dann kann ein Tic, wenn er die Stärke „11" oder „12" erreicht, definitionsgemäß auch „1" oder „0" sein.

Später, in Hypnose, wird das dann als eine Möglichkeit genutzt, Veränderung zu beeinflussen und zu schaffen. Die Einschätzungsskala ist dann kein neues Konzept mehr, wenn sie während des hypnotischen Zustandes eingeführt wird, und manchmal sage ich zu dem Kind dann auch:

„Wenn wir gleich diese Entspannung und Imagination machen, dann werde ich dich wahrscheinlich bitten, dein Inneres anzuweisen, die Schätzskala auf den Wert einzustellen, den du haben möchtest... Welchen Wert hättest du am liebsten?" Diese Art, unvermittelt zu fragen, unvermittelt dazu überzugehen, aufs neue die Erwartung, die Implikation oder Antizipation zu schaffen, daß das, was man möchte, auch erreichbar ist, läßt die Kinder auch antizipieren, wie die Tranceerfahrung ihnen helfen wird, etwas für sich selbst zu tun. Danach kann man eine Reihe von Suggestionen anbieten, wie es möglich ist, „die Werte niedriger anzusetzen", indem man Geschichten darüber erzählt, wie andere Kinder das gemacht haben (und wie sie dadurch ihre Tics verringerten). Ein ähnlicher Gebrauch der Mein-Freund-John-Technik erlaubt schließlich eine vernünftige Beschreibung von drei oder vier inneren Methoden, ein Tic-Rating von 11 auf 0 oder 1 oder 2 zu senken. Das kann zum Beispiel durch die Imagination eines Aufzuges geschehen, der zu einem niedrigeren Stockwerk fährt:

„Ich kenne ein Mädchen, das ihre Ticschätzwerte (das heißt ihre Tics) verringert hat, indem sie sich vorstellte, sie sei in einem Aufzug, und die Stockwerke, auf denen sie sich befand, entsprachen immer den Schätzwerten, zum Beispiel 5, oder 7, oder 9 oder 3 oder 6 oder was immer. Und dann, wenn sie, sagen wir mal, bei 8 war, drückte sie den Knopf für 7 und fuhr herunter zur 7 ... danach drückte sie 6 und sah, wie das Licht bei 7 ausging und bei 6 aufleuchtete ... danach drückte sie 5 – und die Tics waren schon weniger – und ... dann 4 ... dann 3 ... dann 2, bis sie ganz unten bei 1 oder 0 ankam."

„Oder das andere Kind, ein Junge, den ich kenne, mochte keine Aufzüge, aber er hatte die Rutschen im Schwimmbad gern, auf denen man ins Schwimmbecken rutschen kann ... und er stellte sich vor, daß seine Schätzskala entlang der Seite der Rutschbahn angebracht war ... und wenn er ins Wasser rutschte, surrten die Zahlen auf seiner Schätzskala herunter, und genauso schnell gingen die Tics zurück ... das war wirklich toll!"

Die Unterstützung der Hypnotherapie durch Biofeedback kann eine wertvolle Ergänzung für das Kind oder den Jugendlichen mit TS sein. Das allererste Kind mit TS, mit dem ich gearbeitet habe (Kohen a. Botts 1987), benutzte mehrere Arten von Biofeedback als ergänzenden und integrierten Bestandteil seines hypnotischen Trainings. Die zweite Hypnosesitzung, die am ersten Tag unseres Zusammentreffens durchgeführt wurde, wurde mit Einverständnis des Patienten und seiner Familie auf Video aufgenommen. Bei der nächsten Sitzung eine Woche später lud ich ihn ein, für sich das Video anzusehen, und diese Sitzung wurde auf Tonband aufgenommen. Später wurde bemerkt, daß er oft Vokalisierungstics zeigte, direkt nachdem seine Videoaufnahme Vokalisierungstics hatte erkennen lassen; und umgekehrt war er frei von Vokalisierungstics, wenn er sah, wie er frei von Vokalisierungstics war. Er berichtete, daß es für ihn von höchster Bedeutung war, sich während des hypnotischen Zustandes auf dem Video ticfrei und ohne Vokalisierungen zu sehen. In seiner Situation war er hochmotiviert, eine Art von Tickontrolle zu entwickeln, die allein schon als große Motivation diente, schnell in Trance zu gehen und Tics in diesem Zustand verschwinden zu lassen.

Für andere hat ein solches Video-„Biofeedback" vielleicht eine ähnliche Bedeutung, geht man von dem emotionalen Tribut aus, den häufiges Tic-Verhalten fordert. Es sei auch darauf hingewiesen, daß Videoaufnahmen vom Patienten als Herausforderung wahrgenommen werden können, erfolgreich „aufzutreten". Diese Motivation trägt dann dazu bei, daß es gut geht, was in sich selbstverstärkend ist und eine Stärkung des Ich hervorbringt. Ein solches Video danach anzuschauen, könnte, zumindest potentiell, dazu dienen, den Patienten in dem zu bestätigen, was möglich ist, und es gibt Gelegenheit zur Diskussion darüber, wie der Patient das Video (und damit sich selbst) in einer psychotherapeutischen und/oder hypnotherapeutischen Beziehung, wie er sie braucht, sieht. Andere Formen des Biofeedback wie zum Beispiel das Biofeedback der peripheren Temperatur oder ticspezifisches oder unspezifisches EMG-Biofeedback können als Kontroll-Metaphern äußerst nützlich sein.

Da man erkannt hat, daß Kinder mit Hilfe hypnotischer Zustände ihre periphere Körpertemperatur willkürlich verändern können, stellt eine solche Demonstration „der Art und Weise, wie dein Geist und dein Körper zusammenarbeiten können" für ein Kind mit TS eine nicht zu entlegene Metapher für die Kontrolle dar, die es im allgemeinen so verzweifelt zu gewinnen sucht. Wenn daher ein Kind in einer ersten oder zweiten hypnotischen Erfahrung einen Anstieg der peripheren Körpertemperatur um circa vier oder fünf Grad beobachtet, dann kann der Therapeut einfach aus der Beobachtung eine Suggestion machen: „Donnerwetter, es ist wirklich verblüffend, was du tun kannst ... Ohne frühere Erfahrung, wie das geht, hast du die Temperatur deines Fingers erhöht, einfach, indem du (es ist zweckmäßig, hier paradox zu minimalisieren) deine Gedanken und deine Aufmerksamkeit konzentriert und diese Imagination und Entspannung so schnell gelernt hast ... Es ist wirklich großartig, wie der Geist lernen kann, was er tun muß, um dem Körper zu helfen, alle Veränderungen, die wichtig sind, auch auszuführen."

Andere Strategien, die funktionieren

Da TS eine chronische Störung ist und da sie so allgemein „sichtbar" ist und das immense Potential hat, zu so großen sozialen Behinderungen zu führen, und da ihre Manifestationen so leicht durch Streß ausgelöst werden, kommt es vor, daß Kindern und Jugendlichen manchmal „an einem Tag vieles großartig gelingt und am nächsten Tag geht es wieder ganz schlecht". Das Wissen darum verlangt vom Kliniker, daß er nicht nur daran denkt, wie nötig andauernde Sensibilität und therapeutische Unterstützung sind, sondern auch, wie nötig es ist, daß er flexibel bleibt und über neue Alternativen und Ideen verfügt, um jungen Patienten zu helfen, die „festgefahren" sind. Im allgemeinen werden wir auf diese Szenarien aufmerksam, wenn der Patient/die Patientin zu einer normalen Therapiesitzung oder früher als ursprünglich vereinbart kommt und berichtet, daß es nicht so gut gegangen sei. Manchmal wissen sie weshalb und sprechen direkt darüber, und die Gelegenheit dazu ist in sich schon genügend therapeutisch. Ein anderes Mal ist der Stressor nicht sofort bewußt zugänglich und muß erst etwas leichter hypnotisch identifiziert werden.

Bei anderen Gelegenheiten bemerkt der Patient einfach, „daß es nicht mehr funktioniert" oder „nicht so wie sonst", und er fügt vielleicht hinzu: „Ich weiß nicht, weshalb ..." Manchmal sind solche Aussagen das Abwehren eines wichtigen Stressors im Leben des Kindes, sie können aber auch eine einfache Ermüdung durch eine konkrete Strategie oder eine Reifung mit einer entwicklungsbedingten Veränderung vor Augen führen, welche die Vermittlung neuer Techniken verlangt, die einem älteren Kind angemessener sind. In solchen Situationen kann die (Ericksonsche) therapeutische Kommunikation besonders wirksam sein, die auch hier wieder die positive Ich-Stärkung und entwicklungsspezifische Suggestionen in den Brennpunkt rückt; zum Beispiel:

„Weißt du, wie viele Male du den Tic bemerkst, kurz bevor er kommt?" (Botschaft: Man kann ihn bemerken, und: Du bemerkst ihn, nicht jemand anders – Kompetenz zusprechend) – „Verlangsame es jetzt auf dem Videofilm, den du dir im Geist gerade anschaust ... Zeitlupe, und beobachte (höre? fühle?), wie es sich verändert, wenn du es dir noch einmal ansiehst, denn jetzt bist du dafür zuständig und du erzeugst es, und du hast die Schätzskala heruntergesetzt, ich weiß nicht, auf wieviel, aber du wirst es herausfinden ... Schau einfach zu, höre hin, nimm wahr. Du kannst das manchmal machen, indem du dir einen Fernsehschirm vorstellst, der dir zeigt, wie du bisher warst, und einen anderen Fernsehapparat, in dem du dich siehst, wie du dich veränderst und sein wirst. Laß einen Finger deiner linken Hand sich von selbst heben, wenn du dich dort siehst ... Hilf deinem Finger nicht nach ... Wenn dein Inneres es bemerkt, sendet es deinem Finger automatisch ein Zeichen und hebt ihn, achte darauf ... So ist es recht ... gut ... Jetzt schau, wie es in den Mittelpunkt des anderen Bildschirms tritt, wie du gerne sein möchtest und dich am liebsten magst ... Und vermindere mit deiner Fernbedienung die Lautstärke des anderen Films und mache sie schwächer und schwächer ... und schwächer, bis sie weggeht ... Ist das nicht schön? Dann kannst du es so machen."

Nach ungefähr zwei oder drei Hypnotherapiesitzungen, wenn ich weiß, daß das Kind oder der Jugendliche Selbsthypnose genügend begriffen hat, um zu üben und Erfolge zu erleben, schlage ich vor, zum gelegentlichen Gebrauch als „Förderer" zu Hause ein Tonband vorzubereiten. Ich bereite dieses Tonband oft einfach dadurch vor, daß ich eine reguläre Sitzung aufnehme, wobei ich zuvor das Einverständnis des Kindes einhole und klar vorschlage: „Wir zeichnen das auf, und wenn es eine gute Stunde ist und du das Band haben willst, kannst du es haben, und wenn nicht, lösche ich es ..."

Manche Kinder sind verwirrt, was Nutzen oder Notwendigkeit solcher Tonbandaufzeichnungen sein soll, und es kann wichtig sein, ihnen das zu erklären, wie zum Beispiel: „Weißt du, es ist komisch; wenn du Selbsthypnose oder Imagination oder Entspannung übst, dann ist das einerseits wirklich entspannend, und andererseits braucht es gewissermaßen auch Energie, das durchzuführen ... Du kennst das, wenn du manchmal irgendwie weißt, daß du üben solltest, aber keine Lust dazu hast? Genau das ist eine Zeit, wo du vielleicht das Tonband anmachen und hören willst; es ist anders, als wenn du allein übst ... Es ist so, als hättest du den Trainer zu Hause! Eine andere Gelegenheit, wo du vielleicht gern das Tonband benutzt, um dir damit selbst zu helfen, ist dann, wenn du es langweilig findest zu üben oder wenn deine innere Stimme dir sagt, daß ‚nichts hilft', oder andere Gelegenheiten dieser Art." Solche Tonbandaufnahmen sind unendlich wertvoller als „allgemeine" Aufnahmen zur Entspannung, weil sie speziell und persönlich für dieses Kind gemacht sind und sich direkt auf das Kind und seine eigenen Ideen und Vorstellungen beziehen.

Als eine Methode, das Phänomen des hypnotischen Trainings von Muskeln mit dem Ziel, daß sie keine „Tics produzieren" sollen, zu normalisieren oder zu verallgemeinern, rede ich bei einer ersten Sitzung oder während einer routinemäßigen Nachuntersuchung oft mit den Kindern über das analoge Training, das sie im Lauf der Jahre mit verschiedenen Teilen ihres Körpers durchgeführt haben, ohne es wirklich zu wissen oder bewußt darauf zu achten. Ich sage dann: „Ist es nicht interessant, wie wir unseren Muskeln automatisch beibringen, was sie zu tun haben, ohne es laut zu sagen? ... So wie du gerade deinen Lächel-Muskeln gesagt hast, was sie tun sollen, ohne daß du zweckgerichtet hättest denken müssen: ‚Also, ihr Lächel-Muskeln, lächelt jetzt!' ... Und manchmal erscheint es so, als machten sie es sozusagen automatisch „ganz aus sich heraus", ungefähr so, wie wir wissen, wie wir gehen müssen ... aber wir sind keine Roboter ... unser Gehirn muß die Muskeln anweisen, wie sie es machen sollen."

Und im normalen Therapiegespräch mit Patienten verwende ich nützliche Metaphern, wie zum Beispiel wenn ich mit ihnen über den Vorgang diskutiere, wie sie Fahrradfahren gelernt haben. Ich frage sie, ob sie mit einem Fahrrad mit zwei Rädern fahren können, und sie sagen ja. Und ich frage, welche Muskeln zum Fahrradfahren gebraucht werden. Nachdem sie ein paar genannt und wir eine Liste von sieben oder acht verschiedenen Muskeln zusammengestellt haben, frage ich, wie diese Muskeln wissen, was sie tun müssen, um Fahrrad zu fahren. Eine solche Art von Gespräch ist etwas ungewöhnlich und dissoziativ, als ob die Muskeln selbst ein Gehirn hätten. (Das ist natürlich ein Teil des Problems mit TS, das heißt, daß es so aussieht, als handelten die Muskeln auf eigene Faust.)

Das Kind weiß normalerweise und gibt auch zur Antwort, daß die Muskeln das wissen, „weil das Gehirn es ihnen sagt". Ich stimme zu und mache dem Kind ein Kompliment, aber dann wundere ich mich mit ihm, wie das geschieht und frage: „O, das Gehirn sagt sicher laut: „Also, ihr Füße, tretet die Pedale, ihr Hände haltet den Lenker fest, ihr Schultern dreht euch, ihr Augen schaut so, wie ihr sollt, Rücken, du sitzt gerade ... wie lange braucht das, diese Botschaften zu übermitteln ... 20 Minuten?!" Kinder finden das lustig (hoffentlich!) und sagen: „Nein, nur eine Sekunde", oder, wie ein Sechsjähriger letzte Woche zu mir sagte: „Die Nachrichten gehen durch den ganzen Körper, während man mit jedem Auge einmal zwinkert!"

Sie haben natürlich recht, doch dann fokussiere ich auf den Lernanteil, indem ich ihnen sage, daß sie früher, als sie zwei oder drei oder vier Jahre alt waren, noch nicht Fahrradfahren konnten und es lernen mußten, und ich verwickle sie in ein Gespräch darüber, wie das war, was sie lernten. Wenn wir so darüber reden, berichten sie oft, daß der eine oder andere Elternteil ihnen zeigte, wie es geht, ihnen half, daß sie ein paar Mal hingefallen sind, und „zum Schluß machte ich es immer wieder, bis ich es lernte". Das erlaubt mir dann, mit ihnen zusammen sowohl den folgenden Schluß als auch die Metapher herauszuarbeiten: „... und jetzt geht es wahrscheinlich ziemlich automatisch, du mußt nicht darüber nachdenken, und die Muskeln wissen genau, was sie wie richtig zu tun haben, ohne darüber laut nachdenken zu müssen ... weil du es ihnen durch Üben beigebracht hast." Sie stimmen zu.

So wie ich mir vorstelle, daß es viele Kliniker tun, bemühe ich mich, jede Sitzung mit Komplimenten, Verstärkung und positiven Zukunftserwartungen zu beenden. Darum sage ich – für Patienten und Kliniker –: „Ich bin froh, daß du weißt, was du zu tun hast, und daß du weißt, wie du dir selbst helfen kannst. Ich bin überzeugt, daß dir das, worüber du dir heute einen Überblick verschafft und was du heute gelernt hast, helfen wird – besonders, wenn du weiter so übst, wie du bisher geübt hast. Laß es mich wissen, wenn du irgendwelche Fragen hast. Bis zum nächsten Mal."

Angstabbau und Schmerzkontrolle für Kinder vor und während des Zahnarztbesuches

Gudrun Schmierer

Für die meisten Menschen ist der Zahnarztbesuch mit der Vorstellung von Angst und Schmerz verbunden. Mit Hilfe der Hypnose ist eine angenehmere Behandlung möglich.

Seit 1982 nützen wir die Möglichkeiten der Hypnose auch zur Kinderbehandlung. Die meisten Kinder sind mit einfachen Techniken, wie zum Beispiel „Daumenfernsehen“ (siehe unten), problemlos zu behandeln. Kinder, die als „behandlungsunfähig“ zur Hypnosebehandlung überwiesen werden, müssen unter Mitbeteiligung der Eltern vorbereitet werden, bis ein Vertrauensverhältnis aufgebaut ist. Erst, wenn ein guter Rapport zum Kind besteht, läßt es sich auf Hypnoseangebote freiwillig ein und kann dann streßfrei behandelt werden. Wir wollen hier die nach unserer Erfahrung geeigneten Interventionen vorstellen und anhand von Fallbeispielen darstellen.

Angstabbau

Angst ist das gravierendste Problem vor und während eines Zahnarztbesuches – für Erwachsene und Kinder. Bei behandlungsunwilligen Kindern haben wir drei Hauptursachen für die Angst festgestellt:

a) Eltern übertragen ihre eigene Zahnarztangst auf ihre Kinder.
b) Eltern drohen ihren Kindern zu Hause mit negativen Suggestionen.
c) Die Kinder haben schon selbst negative Erfahrungen mit Ärzten gemacht.

a) Eltern übertragen ihre eigene Zahnarztangst auf ihre Kinder

Eltern ist oftmals nicht bewußt, daß Angstübertragung auch nonverbal erfolgen kann. Auch die Steigerung der Pulsfrequenz und die Veränderung der Atmung können die Angst der Kindesmutter oder des Kindesvaters auf das Kind übertragen. Die nonverbal vermittelte Angst der Kindesmutter bindet die Aufmerksamkeit des Kindes. Es ist dann nicht fähig, den Anleitungen zu folgen, zuzuhören und sich einzulassen. Dementsprechend schwieriger wird es, durch Tonbänder, Handpuppen oder andere Medien das Kind zu dissoziieren. Wenn die Mutter in diesem Fall das Kind ins Behandlungszimmer begleitet, übernimmt das Kind nicht selbst die Verantwortung für sich, sondern gibt diese an die Mutter ab. Geht das Kind aber alleine in die Behandlung, fühlt es sich selbst verantwortlich und ist offen und neugierig für Ablenkungsmethoden, weil es selbst einen Ausweg aus der Situation sucht.

Es ist ratsam, bei der telefonischen Anmeldung eines Angstkindes zu klären, ob die Eltern auch Zahnarztangst haben. Wenn sich die Eltern angstfrei behandeln lassen, gibt es bei den Kindern auch wenig Probleme. Eltern, die selbst Angst haben, geben bei einfühlsamer Gesprächsführung oft schon am Telefon darüber Auskunft. Es ist immer notwendig, vor der Behandlung des Kindes mit Mutter oder Vater ein Aufklärungsgespräch zu führen, um festzustellen, wie die Übertragung der Angst zwischen ihnen und ihren Kindern abläuft. Dann sollte zuerst eine Hypnosesitzung mit Mutter oder Vater erfolgen, in der der Angstabbau (zum Beispiel durch Entspannung) im Vordergrund steht. Wenn die Eltern den Zahnarztbesuch angstfrei erleben, können auch die Kinder entspannt behandelt werden.

Viele Eltern bereiten ihre Kinder auf die Zahnarztbehandlung schon von vornherein in ungünstiger Weise vor. Sie versprechen ihnen Belohnungsgeschenke: „Wenn du dich behandeln läßt, kaufe ich dir ein Rennauto, einen Plüschbären ..." Die Aussicht auf ein großes Geschenk bringt die Kinder enorm unter Druck. Klappt die Behandlung nicht, erlebt das Kind nicht nur sein Versagen, sondern auch den Verlust des Geschenks. Hinzu kommt der Druck durch die Eltern, die ihre Enttäuschung nach nicht durchgeführter Behandlung zum Ausdruck bringen. Die „Größe" eines Geschenkes kann außerdem die Bedeutung des zu erwartenden Ereignisses (z. B. Schmerzen) unnötig (über)steigern und somit zu einer negativen Suggestion hinsichtlich des Zahnarztbesuches werden. Nur in Zusammenarbeit mit den Eltern kann etwas verändert werden. Manchmal ist es schwierig, die Eltern zu motivieren, für das Problem ihres Kindes selbst Zeit und Geld zu investieren. Sie geben gerne die Verantwortung an den Behandler ab: „Sie sind doch der Arzt, Sie haben das doch gelernt, machen Sie mal!"

Der wichtigste Schritt ist deshalb, die Eigenverantwortung von Eltern und Kindern herzustellen.

Die Beachtung der folgenden Punkte ist bei uns im Vorgespräch mit den Eltern wichtig geworden:

1. Die Belohnungsgeschenke streichen.
2. Negationen in Verbindung mit Zahnarzt möglichst vermeiden.
3. Den Kindern soll klar gemacht werden, daß sie Negativerzählungen von anderen über Zahnarztbesuche nicht ernst nehmen sollen, und man sollte diese Erzählungen zu Hause mit den Kindern besprechen.
4. Den Behandlungsablauf mehrere Male durchspielen, eventuell zeichnen lassen.
5. Positive Zielorientierung (Zeitprojektion): „Kannst du dir vorstellen, wie du dich fühlst, wenn die Behandlung vorbei ist?" „Suche ein gutes Gefühl, das du schon kennst und das so ähnlich ist!" „Gib diesem guten Gefühl einen Namen!"
6. Die Eltern sollen sich selbst nur positiv über ihre Zahnarzterfahrungen äußern; fehlen ihnen positive Erfahrungen, sollen sie lieber nichts sagen.
7. Wenn die Eltern bereits eigene Hypnoseerfahrung haben, sollen sie über das angenehme Hypnoseerlebnis erzählen.
8. Die Kinder darin bestärken, alleine ins Behandlungszimmer zu gehen.

b) Eltern drohen zu Hause ihren Kindern mit negativen Suggestionen

Suggestionen können, vor allem wenn sie unbewußt geäußert werden, sowohl im positiven als auch im negativen Sinne wirksam sein. (Sprache ist Suggestion, aber oft ist die nonverbale Kommunikation noch wirksamer.) Ein Baby reagiert hauptsächlich auf nonverbale

Suggestionen wie Gesten, erhöhte oder reduzierte Muskelspannung der Bezugsperson, auf Stimme, Tonfall, Hektik oder Ruhe, Mimik, Puls, Angstschweiß etc.

Später, wenn die Kinder mehr und mehr die Sprache beherrschen und die Bedeutung der Worte verstehen, reagieren sie auf deren bildlichen und emotionalen Gehalt. Bilder erzeugen Gefühle. Jedes Wort wird mit einem Bild assoziiert und produziert nach Erlernen das jeweilige Bild im Unterbewußtsein.

Nun gibt es Worte, die keine Bilder produzieren. Dies sind zum Beispiel Negationen wie „nicht" oder „kein". Ein kleines Kind versteht aber nur Bilder. Im übrigen können sich Erwachsene diesem „verbotenen Bild" genauso wenig entziehen.

Beispiel: „Schau dir auf keinen Fall die Spritze an." Was passiert? Das Kind wird erst recht versuchen, die Spritze anzuschauen, in seiner Phantasie stellt es sich natürlich oft eine riesengroße Spritze vor.

„Du mußt gar keine Angst haben, du mußt nicht weinen, es tut gar nicht weh!" Wenn nach diesen Worten ein Kind anfängt, zu weinen und zu zittern, so ist das eine adäquate Reaktion auf diese Suggestion.

Bei Kindern erzeugt:

- „Keine Angst" = Angst
- „entspannt" = Spannung (für „ent-" gibt es auch kein Bild)

Je aufgewühlter, ängstlicher, verwirrter und unsicherer ein Kind ist, um so gravierender wirken sich die Negativsuggestionen aus.

Ein Kind lebt im Hier und Jetzt, Drohungen mit Problemen, die später auftreten werden, sind für das Kind nicht begreifbar. Die Argumente müssen sich immer im Präsens bewegen.

Besonders nach mißglückten Behandlungssituationen neigen Eltern dazu, das Kind mit (versteckten) Drohungen disziplinieren zu wollen.

Beispiele:

- „Wenn du nicht artig bist, bekommst du eine Spritze!"
- „Wenn du deine Zähne nicht sauber putzt, tun sie dir bald weh!"
- „Wenn deine Zähne nicht sauber sind, kommt der Zahnarzt mit dem großen Bohrer!"

Die Eltern sind sich oft nicht im klaren, welche Ängste sie damit bei ihren Kindern erzeugen: Ihre Drohungen werden in der Regel durch die kindliche Phantasie noch dramatisiert.

Beispiele für positive Suggestionen sind hingegen:

- „Du riechst aber gut nach dem Zähneputzen!"
- „Es ist normal, daß kleine Kinder Angst vor dem Zahnarzt haben. Wenn du größer bist, wirst du es normal finden, hinzugehen." (Das kann schon in der nächsten Woche sein.)
- „Wenn du ganz ruhig daliegst und bis zum großen Zeh ausatmest, merkst du nur ein Kitzeln."
- „Denk an was schönes (Hobby), wenn du beim Zahnarzt bist."
- „Mach mit dem Zahnarzt ein Signal (Hand heben) aus, wenn du eine Pause brauchst."

c) Die Kinder haben schon selbst negative Erfahrungen gemacht

Viele Kinder, die häufig bei Ärzten und in Krankenhäusern waren, haben bereits negative Erfahrungen gesammelt, die wie Anker wirken. Anker lösen un-/bewußt Erinnerungen an zurückliegende traumatische Erlebnisse aus, die damals erlebten Gefühle brechen wieder auf. Als Anker können damals un-/bewußt erlebte Gerüche, Geräusche, Bilder und Empfindungen wirken.

Fallbeispiel 1

Lisa, ein sechsjähriges Mädchen, hatte nach mehreren Krankenhausaufenthalten als Negativanker die große Lampe im Operationssaal in Erinnerung. Diese Erinnerung kam in dem Moment zurück, als wir den Behandlungsstuhl in eine waagerechte Position stellten und Lisa die kleine Behandlungsleuchte über sich hatte. Dies führte dazu, daß Lisa anfing, zu schreien und sie sich nicht behandeln ließ. Als wir den Behandlungsstuhl annähernd in Sitzposition stellten und auch die Lampe wegließen, wurde Lisa ruhiger und ließ sich auch behandeln.

Negativanker: Operationslampe, (angeschnallte Arme), Liegeposition.

Fallbeispiel 2
Peter, ein neunjähriger Junge, wurde bei anderen Behandlungsversuchen angebrüllt, geschüttelt und in Zwangsposition festgehalten. Wir konnten erst nach einigen Zahnarztbesuchen und durch Zuschauen bei anderen Kindern eine Vertrauensbasis zu ihm herstellen. Er benötigte erst mehrere positive Erlebnisse, um sich dann schließlich selbst auf den Behandlungsstuhl zu setzen. Den guten Rapport bekamen wir durch unsere beruhigende und leise Stimme, durch sanfte Berührungen und viel Lob. Er konnte durch Fingerhochheben selbst entscheiden, wann eine Pause gemacht werden sollte.

Negativanker: laute Stimme, Schütteln, Festhalten.

Fallbeispiel 3
Kevin, ein sechsjähriger Junge, hatte panische Angst vor weißen Kitteln. Für ihn war klar: weißer Kittel = Doktor = Krankenhaus = Schmerz und Trennung von der Mutter. Um einen guten Kontakt zum Kind herzustellen, ist es vorteilhaft, erst einmal ein buntes Oberteil anzuziehen. Beim zweiten Behandlungstermin sind diese Verkleidungen oftmals nicht mehr nötig.

In diesem Fall war die Nähe und die Berührung der Mutter sehr wichtig, deshalb setzten wir ihn auf ihren Schoß. Nach zwei bis drei Behandlungsterminen konnte Kevin sogar alleine auf dem Stuhl sitzen. Die Mutter saß neben ihm und hielt seine Hand.

Negativanker: weißer Kittel, Doktor, Krankenhaus, Schmerz und Trennungsangst.

Induktionstechniken für Kinder beim Zahnarzt

Kinder sind einen Großteil ihres Alltags in Phantasiewelten, in die sie genauso leicht hinein- wie herausgehen. Gelingt es, dem Kind die Erfahrung zu vermitteln, daß es mit Hilfe von Trancezuständen das Zahnarzterlebnis angenehmer bewältigen kann, dann ist es sofort bereit, dementsprechende Anregungen anzunehmen. Der größte Teil der Kinder läßt sich mit einfachen Mitteln in Trance behandeln, für schwierige Kinder braucht der Behandler eine gewisse Flexibilität, um individuelle Anregungen zur Trancevorstellung anzubieten.

Das Prinzip des Begleitens *(pacing)* und Führens *(leading)* wird bei allen Induktionen eingesetzt. Zum Beispiel: „Du denkst jetzt vielleicht: Was hat er denn mit diesem großen Instrument vor?"

(pacing), „Das ist nur dafür da, den Zahn wieder aufzufüllen, das macht ihn wieder ganz“ *(leading)*.

Das Hobby benutzen

Nach Abklären der Vorgeschichte ist die wichtigste Frage die nach dem Hobby des Kindes. Die einfachste Induktion geht mit der entsprechenden Aufforderung: „Du gehst also gerne Skifahren. Dann ziehe dir jetzt deine Skier an. Welche Marke fährst du denn? Kennst du auch die Farben deiner Skier? Stehst du oben auf dem Berg? Wie ist der Geruch des Schnees? Jetzt stoß dich ab und fahre den Berg hinunter! Spüre, wie der Wind deine Haut berührt und sie kälter macht. Kälte macht unempfindlich und nach einer bestimmten Zeit taub. Wie fühlt sich das Gleiten der Skier unter deinen Füßen an, wenn du über unebene Stellen fährst und wenn es etwas rattert (während der Rosenbohrer rattert)? Halte die Stöcke ganz fest gegen deinen Körper gedrückt (wenn die Lehne umklammert wird).

Daumenfernsehen

Die meisten Kinder sind gewohnt, Tonbandkassetten mit Märchen, Comics oder Abenteuern anzuhören. Wir lassen das Kind eine Kassette auswählen, geben ihm selbst einen Walkman, damit es die Lautstärke bei Bedarf erhöhen kann, und verwenden folgende Induktion:

„Schau mal in deinen linken Daumennagel, wenn du die Hand so hin und her drehst, sieht er nicht aus wie ein kleiner Fernsehschirm? Toll, du kannst es dir sehr gut vorstellen. Und jetzt kannst du in deinem Daumenfernseher, wenn du ganz genau in ihn hineinschaust, sehen, was du vom Tonband hörst. Siehst du den Alf, und was für eine Schnauze er hat, und wie er angezogen ist? Wenn du genau siehst, was du hörst, merkst du nichts von der Behandlung. Und wenn du doch noch ein bißchen was merkst, mußt du noch genauer in deinen Daumenfernseher hineinschauen. Dann spürst du nichts mehr.“

Wenn das Kind in der Konzentration nachläßt, sagen wir sehr bestimmt: „Du mußt noch genauer hineinschauen, siehst du auch die Farben?“ Dabei nehmen wir die Fernsehhand und halten sie ihm direkt vor die Augen, so daß diese leicht konvergieren. Es ist besser, die linke Hand des Kindes zu benutzen, da so der Zugang zum Mund nicht behindert wird. Die rechte Hand soll die Lautstärke so regulieren, daß das Bohrgeräusch übertönt wird.

Diese Methode bewährt sich deshalb, weil das Kind selbst beteiligt ist und weil es sein Lieblingsband aussuchen darf. Außerdem sind beide Hände beschäftigt und die Behandlungsgeräusche durch die teilweise beachtliche Lautstärke des Tonbandes übertönt.

Dissoziation mit Handpuppen

Eine gute Dissoziationsmöglichkeit ist durch Verteilung des pacing (Mitgehen mit den Gedanken des Kindes) und leading (Leiten der Gedanken des Kindes auf zwei verschiedene Handpuppen) gegeben. Das Kind schlüpft mit den Händen in zwei verschiedenfarbige Handpuppen. Die Puppe an der rechten Hand (z. B. brauner Bär) repräsentiert das, was das Kind emotionell und sensorisch empfindet (pacing), die Puppe an der linken Hand (z. B. weißer Bär) tröstet und rationalisiert und bietet Bewältigungsmöglichkeiten an. Hier muß der Behandler kontinuierlich das Geschehen kommentieren, zum Beispiel:

„Der braune Bär sagt: ‚Ich mag gar nicht gerne zum Zahnarzt, und das Licht ist hier so hell.' Da sagt der weiße Bär: ‚Das ist doch klar, daß das Licht so hell ist, sonst kann der Zahnarzt nicht genau arbeiten.' Da sagt der braune Bär: ‚Und jetzt ist da so viel Wasser im Mund, daß ich dauernd schlucken muß und keine Luft kriege.' Sagt der weiße Bär: ‚Ach Quatsch, die Helferin hat doch ihren Schlürfi, mit dem sie alles absaugt, das ist doch nur zum Kühlen, nicht zum Schlucken.' ‚Und jetzt tut es hier weh', sagt der braune Bär. ‚Aber nur für einen kurzen Moment, und es ist doch eigentlich mehr wie ein Kitzeln,' sagt der weiße Bär, ‚und dauert immer nur ganz kurz. Und paß einmal auf, brauner Bär, jetzt gerade spürst du nichts, du wartest aber, daß du gleich doch wieder etwas spürst. Laß dir mal einen Tip geben: Braune Bären machen immer einen langen Winterschlaf und dabei träumen sie von der Sonne und von dem Summen der Bienen.'" Und so weiter.

Aus Videoaufzeichnungen dieser Technik ist ersichtlich, daß die Kinder genau synchron zum Kommentar den braunen und den weißen Bären bewegen und vom Geschehen im Mund dissoziiert sind.

Zählmethode

Für Kinder reicht eine einfache Variante der Zählmethode, besonders wenn ihnen das Zählen noch schwer fällt. Sie werden aufgefordert, zu zählen, mit der Bemerkung:

„Ich möchte einmal sehen, ob du bis 50 zählen kannst, bevor ich den Zahn sauber geputzt habe. Ich fliege mit meinem Düsenjäger in deinen Zahn und puste alles raus, was weich ist, und du nickst bei 10 mit dem Kopf, bei 20, bei 30 und so weiter, damit der Düsenjäger weiß, ob er noch schneller fliegen soll."

In einer anderen Variante der Zählmethode hebt man den rechten Unterarm des Kindes senkrecht an und kündigt Katalepsie und damit verbundene Schmerzfreiheit an, die eintreten werden, wenn das Kind ganz schnell zählt.

Regenbogentechnik

Diese Induktionstechnik für Kinder haben wir von unserem Schweizer Kollegen Rumley übernommen, der auf Kinderbehandlungen spezialisiert ist. Wir fragen das Kind:

„Hast du schon mal einen Regenbogen gesehen?" – „Ja."– „Und weißt du auch, wie die Farben des Regenbogens sind? Kannst du dir jetzt einen Regenbogen vorstellen? Aber diesmal ist es so, daß du ganz nah an den Regenbogen hin kannst, und der Regenbogen endet in einer Treppe, und die Treppe hat die verschiedenen Farben des Regenbogens, und du kannst jetzt diese sechs Stufen dieser riesengroßen Regenbogentreppe hinuntergehen, mit mir zusammen. Die erste Stufe der Regenbogentreppe ist rot, wie eine Tomate in der prallen Sonne. Die zweite Stufe ist orange, wie eine Verkehrsampel, damit man das Tempo verlangsamt. Die dritte Stufe ist gelb, wie ein Rapsfeld, das sich leicht im Wind bewegt, das ist die Hälfte des Weges, und die Farben werden immer schöner. Die vierte Stufe hat die Farbe grün, wie eine frische grüne Frühlingswiese nach dem Regen. Die fünfte Stufe hat die Farbe blau, wie ein See, absolut ruhig und weit und breit ohne Wellen. Und die sechste Stufe, die tiefste Stufe, hat die Farbe violett, wie ein Himmel nach dem Sonnenuntergang, immer dunkler im Abendfrieden, mit der Tiefe und Entspannung der Nacht, mit einigen glänzenden Sternen. Alle Muskeln sind locker und entspannt, wie vor dem Einschlafen, und du kannst dir diese sechs Stufen der Treppe immer wieder vorstellen, und dabei wird dein Körper so locker und so schön warm, wie er jetzt ist, und du wirst ganz, ganz ruhig."

Wiegetechnik

Wir haben die folgende Methode von der Anästhesistin Katiza Bloch (Riehen, Schweiz) übernommen. Sie benutzt sie, wenn Kinder die

Einschlafspritze verweigern. Kinder, die sich nicht auf den Behandlungsstuhl legen lassen, nimmt sie (manchmal ziemlich fest) in den Arm und wiegt sie, mit auf dem Stuhl sitzend, hin und her. Dabei wird beruhigend auf sie eingeredet, bis ihre Anspannung nachläßt. „Das ist doch ganz normal, daß du jetzt aufgeregt bist, laß dich in den Arm nehmen, wir trösten dich. Ja, schrei es raus, bis du dich beruhigt hast. Komm, wir schaukeln zusammen. Hast du eine Lieblingsschaukel?" Und so weiter.

Wenn das Kind ruhiger geworden ist, wird es mit einem „Paß einmal auf, was jetzt passiert!" plötzlich auf den Rücken geworfen, was zu einer Konfusionsinduktion führt. Dies muß natürlich mit einem Lachen geschehen, als spielerisches Ins-Bett-Werfen. Die meisten Kinder sind zunächst einmal so verblüfft, daß sie passiv daliegen. Damit ist Zeit genug für eine Injektion und für weiteres Vertiefen, zum Beispiel mit der Zählmethode.

Schmerzkontrolle bei der Kinderbehandlung

Nach unserer Erfahrung ist es einfach, Kinder ohne Spritze (zum Beispiel bei Füllungen) zu behandeln, wenn sie nicht durch Projektion der elterlichen Angst oder durch negative Erfahrungen vorbelastet sind. Selbst Behandlungsmaßnahmen, die sehr schmerzhaft sind (z. B. Extraktionen), können häufig ohne chemische Anästhesie durchgeführt werden, wenn das Kind Vertrauen in die Praxis hat und gut mitarbeitet. Denn viele Kinder empfinden die Wirkung der Spritze als unangenehm und haben Angst vor dem Einstich. Gelingt die Behandlung ohne Anästhesie, bekommt das Kind die Videoaufnahme seiner Behandlung zur Belohnung mit nach Hause. Grundsätzlich darf das Kind selbst entscheiden, ob es mit oder ohne Spritze behandelt werden will. Dabei haben wir festgestellt, daß die Kinder nach einigen Behandlungen ohne Spritze manchmal doch eine Anästhesie haben wollen, das heißt, sie benutzen tatsächlich die Wahlmöglichkeit.

Die Schmerzkontrolle wird durch Dissoziation erreicht, zum Beispiel durch Überladung (Daumenfernsehen, zwei Handpuppen, Zählen etc.). Wichtig dabei ist, daß das Kind spielerisch herausgefordert wird und aktiv mitarbeiten muß: „Was glaubst du? Hast du schneller auf 50 gezählt als ich fertig bin mit Bohren?" Die Konzentration des Kindes auf angenehme innere Erlebnisse (zum Beispiel Hobby vorstellen), verbunden mit der Erlaubnis zu körperlicher

Aktivität, kommt dem kindlichen Spiel sehr nahe und wird deshalb leicht akzeptiert. „Du gehst also gerne reiten, dann reite! Und Deine Beine können sich ruhig so weiterbewegen, wie beim Reiten." Das kindliche Bewegungsbedürfnis muß gepaced werden. Es muß sich vor und während der Behandlung bewegen dürfen: „Deine Beine können strampeln, während dein Kopf schläft."

Behandlung mit Spritze

Kinder, die eine Spritze wünschen, oder Kinder, die Angst vor Schmerzen äußern, werden besser mit Anästhesie behandelt. Die Einstichstelle wird mit einem mit Oberflächenanästhesie getränkten, blauen Filzpapierpunkt oberflächlich betäubt. „Schau mal, ich habe hier ein blaues Konfetti. Das legen wir dir jetzt auf das Zahnfleisch, bis es die blaue Farbe annimmt, dann spürst du nachher nichts mehr, höchstens ein Kitzeln. Wenn du dich gut entspannst, finde ich einen Weg, durch die Zwischenräume zwischen den Zellen. Hole mal ganz tief Luft, bis du fast platzt, jetzt anhalten, noch anhalten und jetzt die ganze Luft wieder hinauslassen, wie eine Dampflokomotive." Dabei wird von uns lautstark mitgeatmet. Der Einstich erfolgt im ersten Moment des Ausatmens, durch das lange Anhalten, beim Umschalten in die Ausatemphase, tritt ein kurzer spontaner Trancezustand auf, in dem der Einstich nicht bemerkt wird. Die Wirkung der Spritze wird gepaced: „Das fühlt sich jetzt an, wie wenn kleine Ameisen laufen. Das kribbelt und fühlt sich dick an. Das fühlt sich aber nur so an, weil es jetzt betäubt ist."

Zusammenfassung

Die Behandlung von Kindern mit den vorgestellten Methoden macht meistens beiden Seiten Spaß, die Kinder kommen gerne zur Behandlung. Das Erlernte wird mit Spielkameraden zu Hause ausprobiert, die Kinder trainieren miteinander und bereiten sich so im Spiel auf die Behandlung vor. Die „schwierigen" Kinder lernen durch Zuschauen und Assistieren vom Verhalten der anderen Kinder. Nach einiger Zeit ist bei den meisten eine ganz normale Behandlung möglich.

Für das Behandlungsteam resultiert daraus ein angenehmeres Arbeiten und ein besserer Kontakt zu den Patienten.

Die vielen Facetten des M. H. Erickson

Entwicklungspsychologische Überlegungen zur Hypnotherapie mit Kindern und Jugendlichen

Karl L. Holtz

Wer sich als Therapeut mit den Problemen von Kindern und Jugendlichen beschäftigt, sieht sich einem mindestens zweifachen Dilemma gegenüber:

- welche Theorie und Therapie soll er aus der Vielfalt möglicher Angebote auswählen, und
- welche entwicklungspsychologischen Hinweise begründen entwicklungsgemäße Erklärungsmuster und Änderungsstrategien?

Die nachfolgenden Ausführungen sind als Überlegungen zu verstehen, wie dem Dilemma begegnet werden könnte. Sie sollen auch begründen helfen, warum die Beschäftigung mit dem therapeutischen Ansatz M. H. Ericksons meines Erachtens auf diesem Wege hilfreich sein kann.

Es ist davon auszugehen, daß auf dem Psychomarkt gegenwärtig etwa 300 Therapieformen angeboten werden (vgl. Nagel u. Seifert 1979). Nicht einbezogen sind hierbei all die Kombinationen, die unter dem Markenzeichen „integrativ" oder „ganzheitlich" eine mehr oder weniger plausible Kombination verschiedener Verfahren propagieren. Nicht nur der „Klient", auch der Praktiker muß sich die Frage stellen, wie er aus der Vielzahl von Angeboten auswählen soll. In der akademischen Diskussion über die Anwendungsbereiche von Psychotherapie wird häufig eine differentielle Strategie beziehungsweise ein „technischer Eklektizismus" vorgeschlagen, der aufgrund empirischer Befunde Zuordnungen von Störungsbildern und erfolgversprechenden Therapieformen möglich machen soll. Demgegenüber argumentieren nicht nur die eingefleischten Anhänger therapeutischer „Schulen", sondern auch diejenigen, die Persönlichkeitsvariablen des jeweiligen Therapeuten als zentrale Wirkgrößen ansehen, man könne doch nicht einfach Störungen und Therapieformen einander zuordnen wie festliche Anlässe zu Speisefolgen in Kochbüchern.

Ein Ausweg aus dem Dilemma zwischen technischem Eklektizismus und Methodenpurismus scheint mir das therapeutische Selbstverständnis eines „systematischen Eklektizismus" zu sein: Es ist explizit von einer „Metatheorie" der Persönlichkeitsentwicklung auszugehen, die aufgrund ihrer Kriterien spezifisch menschlicher Entwicklung Änderungsziele und Änderungsstrategien begründen hilft. Eine Grundforderung hierbei ist, daß sie zunächst von den „natürlichen" Entwicklungsbedingungen der Individuen ausgehen sollte. Prävention zielt dann darauf ab, die natürlichen Rahmenbedingungen menschlicher Entwicklung zu stützen. Symptome möglicher Entwicklungsstörungen werden in diesem Modell weder als Zeichen psychischer Erkrankung noch als Defizite der Persönlichkeit angesehen. Sie gelten als Versuche, die eigene Identität trotz erschwerter Bedingungen aufrechtzuerhalten und zu entwickeln, sie gelten als „Geburtswehen" des „eigenen Prozesses Werden" (Kegan 1986, S. 382).

Symptome sind somit auch Hinweise auf die Ressourcen der Individuen, ihre eigene Entwicklung zu gewährleisten. Diese Ressourcen gilt es zu „nutzen" und in Änderungsstrategien einzubeziehen. Therapeutische „Praxis" ist dann nicht nur die „bewußt ausgeübte Tätigkeit von Praktikern", sondern unter präventiven wie therapeutischen Aspekten die sorgfältige Analyse der natürlichen Entwicklungsbedingungen und Entwicklungsmöglichkeiten (Kegan spricht hier von „natürlicher Therapie", a. a. O., S. 372).

Wenn Erziehung und Pädagogik darauf abzielen, den „natürlichen Lehrplan des Kindes, ... den aktiven Prozeß der Bedeutungsbildung, der die Zielsetzungen des Kindes bestimmt und eingrenzt", aufzugreifen – „den Weg, ... den das Kind *bereits* eingeschlagen hat" und den pädagogische Maßnahmen „erleichtern oder erschweren" können (Kegan, a. a. O., S. 331) –, dann lassen sich Erziehung, Prävention und Therapie eng aufeinander beziehen. Therapie sollte erst dann in Erwägung gezogen werden, wenn die „einbindenden Kulturen", (nach Kegan etwa Familie, Schule oder beruflicher Arbeitsbereich) ihre Aufgabe in diesem Entwicklungsprozeß durch „Bestätigung, Widerspruch" oder „Kontinuität" nicht angemessen erfüllen können. Therapie ist so zuvörderst Hilfe zur Selbsthilfe, die darauf abzielt, entweder die individuellen Ressourcen wieder auf die Funktionen der *einbindenden Kulturen* zu beziehen und/oder die einbindenden Kulturen als soziale Netzwerke wieder funktionsfähig zu machen.

Das zentrale Konstrukt: Entwicklung als Bedeutungsbildung

Was ein Organismus macht, sagt William Perry (1970), ist organisieren; und was er organisiert, ist im Falle des menschlichen Organismus Bedeutung. Damit wird weniger gesagt, daß der Mensch Bedeutung bilde, sondern eher, daß Menschsein eine Aktivität ist und daß diese Aktivität Bedeutungsbildung ist. (Kegan 1986)

Kognitive Entwicklung ist, wie das Zitat belegt, stets auch die Entwicklung von Bedeutungen, mit der Individuen ihre Wirklichkeit konstruieren. In diesem Konstruktionsprozeß wird das Verhältnis von *Selbst* und Umwelt für das Individuum definiert. Bedeutungsbildung ist als dialektischer Prozeß zu verstehen: Meine Umwelt gewinnt für mich eine bestimmte Bedeutung, aber auch ich werde durch meine Entwicklung für die einbindenden Kulturen bedeutungsvoll – oder bedeutungs*los*, das heißt isoliert. Bedeutung von etwas und Bedeutung für jemanden zu gewinnen, sind wahrscheinlich die „Triebfedern" menschlicher Entwicklung (vgl. hierzu auch die Überlegungen zur Realitätskontrolle von Holzkamp-Osterkamp 1975).

Diese Sichtweise hilft nun nicht nur, einige Verhaltensprobleme besser zu verstehen (zum Beispiel die „psychischen Folgen" von Arbeitslosigkeit oder die Ablösungsprobleme Heranwachsender), sie begründen auch die Auswahl bestimmter Vorgehensweisen in der „Entwicklungsberatung" (vgl. Brandstätter u. Gläser 1985) oder in der Entwicklungstherapie (vgl. Holtz 1991). Da Bedeutungen zumeist in Metaphern oder in Modellen von Wirklichkeit in unser Bewußtsein gelangen, bieten sich als Methoden subjektiver Bedeutungsänderung vor allem solche Strategien an, die Metaphern nutzen.

Dies erklärt die ausführlichere Analyse von Metaphern und Geschichten in diesem Beitrag, wiewohl davon auszugehen ist, daß weitere Prämissen und Strategien unterschiedlicher *Schulen* ebenfalls unter den genannten Leitideen integriert werden können. So beispielsweise symbolische Repräsentanzen (un-)bewußter Konflikte im Sinne psychoanalytischer Theorienbildung ebenso wie kognitive Strategien der Verhaltensänderung, in denen etwa „irrationale" Überzeugungen (zum Beispiel Ellis, Beck) oder Kodierungs- bzw. Klassifikations„irrtümer" (zum Beispiel Mahoney, Bandura) als Bedingungen unangemessener Bedeutungsbildung und somit als Determinanten unangemessener Strategienbildung angesehen werden. Das Entwicklungsmodell schließt demnach handlungstheoretische Überlegungen mit ein, versucht jedoch, über eine aktualgenetische Handlungsanalyse hinaus die Entwicklungsgeschichte der Individuen und die Transaktion mit den jeweiligen kulturellen Anforderungen und Hilfen (als Voraussetzung der Bedeutungsbildung) einzubeziehen.

Meine Ausführungen stellen den Versuch dar, Argumente für eine solche Entwicklungstheorie und deren therapeutische Konsequenzen zu diskutieren. Es wird überraschen, wenn die meisten Beiträge sich trotz der *schulenübergreifenden* Orientierung vor allem mit einem Psychotherapeuten beschäftigen, der gegenwärtig dazu ausersehen scheint, sich bei seinen Anhängern als ein weiterer „Guru" zu etablieren: Milton H. Erickson. Reizvoll an einer Auseinandersetzung mit ihm sind zweifellos zunächst die Widersprüche, die sich an seinen Strategien festmachen lassen. Einige „Ericksonians" halten ihn für den Begründer einer eigenständigen Therapieschule, – und gehen gleichermaßen davon aus, daß er „theorielos" vorgegangen sei. Nahezu alle etablierten Therapie„schulen" sehen Erickson als einen der ihren an.

Es ist von daher eine Herausforderung, sich unter der genannten Fragestellung mit einem Psychotherapeuten auseinanderzusetzen, dessen Beliebtheit und *Beliebigkeit* allumfassend zu sein scheint. Es ist jedoch noch ein anderer Aspekt, der Erickson im Rahmen entwicklungstheoretischer Überlegungen interessant macht:

Erickson hat Metaphern und Geschichten stets als Vehikel angesehen, über Erfahrungen und subjektive Konstruktionen von Wirklichkeit zu kommunizieren und mit ihrer Hilfe Bedeutungszuweisungen zu ändern oder zu bekräftigen. Die jeweiligen Sichtweisen der Klienten wurden dabei *genutzt* (Utilisationsprinzip), Bedeutungen wurden durch Einbetten in einen neuen Bezugsrahmen modifiziert (Reframing). Auch die Strategien, die ihn vor allem bekannt gemacht haben, *Hypnose* und *Tranceinduktion*, dienten dazu, rigide, durch die Konventionen des Bewußtseins gefestigte Bedeutungszuweisungen außer Kraft zu setzen und innere Suchprozesse zur Neuinterpretation von Wirklichkeit zu initiieren. Neben verbalen Metaphern und Geschichten sind es vor allem „strategische" Handlungsanweisungen, die zum Teil über paradoxe, widersprüchliche oder provokative Aktionen in die jeweilige Interpretation von Wirklichkeit eingreifen und über geänderte Sichtweisen neue Problemlösestrategien nahelegen.

Bemerkenswert ist hierbei, daß die Maßnahmen gerade durch ihren Bezug auf die bisherigen Lösungsversuche die natürlichen Ressourcen der Individuen und der *einbindenden Umwelt* aufgreifen und so eine *natürliche* Therapie, das heißt die Aktivierung natürlicher Selbstheilungskräfte unterstützen.

Der Eklektizismus von M.H. Erickson: naiv oder systematisch?

Einige Autoren haben ihren Lehrmeister Erickson als a-theoretisch bezeichnet („There's no theory like no-theory", Stern 1985) bzw. als nur der Einzigartigkeit des Individuums und der individuellen Erfahrung verpflichtet („Therapieren lernt man nicht aus Büchern, sondern vom Leben", Rosen 1985, S. 107). Andere wiederum ordnen Erickson ihrem jeweiligen theoretischen Schulenverständnis unter, Rossi (1979) hat versucht, die therapeutischen Strategien der Tranceinduktion „ex post" auf neurophysiologische Theorien der Hirnhälftendominanz zu beziehen, – und Erickson hat dies akzeptiert (Erickson u. Rossi 1981).

War Erickson also ein Mann für alle Fälle (und alle Theorien) oder läßt sich – zumindest implizit – ein systematischer Eklektizismus erkennen? Eine genauere Analyse der Strategien Ericksons und seiner Erläuterungen zeigt, daß er sich offensichtlich von folgenden Grundprinzipien im Sinne einer Metatheorie leiten ließ:

- Im Blickpunkt diagnostischer und therapeutischer Strategien sollten die Entwicklungs*potentiale*, die individuellen Kompetenzen und nicht die pathologischen Zustände der Individuen stehen.

– Eine zentrale Annahme betrifft die Einzigartigkeit der individuellen Entwicklungsgeschichte einschließlich der sich in ihr manifestierenden Handlungsmöglichkeiten. Der Therapeut sollte unter diesen Prämissen davon ausgehen, daß die von Individuen gewählten Problemlösestrategien in konkreten Situationen jeweils die besten der ihnen zur Verfügung stehenden Möglichkeiten sind. Als Lösungsversuche sind diese Strategien als individuelle Ressourcen zu nutzen und mit Hilfe des Therapeuten zu ändern (Kompetenzorientierung, Utilisation).

– Solche Lösungsversuche signalisieren Entwicklung und Wachstum, *Symptome* können als *Wachstumsschmerzen* angesehen werden, da das *Wachstumsstadium ... das Stadium der Unbeholfenheit* ist (Erickson u. Rossi 1981, S. 400). Sie sind, wie wir eingangs gesagt haben, – wenn auch schmerzhafte –Versuche der Individuen, ihre eigene Entwicklung zu gewährleisten.

– Hypnose bzw. Tranceinduktion ist *eine* unter verschiedenen Möglichkeiten, kognitive Inhalte, die in der aktuellen Situation dem Individuum nicht bewußt sind (bzw. deren bewußte Bearbeitung gegenwärtig nicht förderlich ist) im Sinne einer Problemlösung zu aktivieren. Trance ist für Erickson ein aktiver Prozeß unbewußten Lernens, der Individuen in die Lage versetzt, ihre bisherigen Lebenserfahrungen und Assoziationen zur Umstrukturierung ihrer Handlungsmöglichkeiten zu nutzen. Hierbei kann es sinnvoll sein, bisherige rationale Konstrukte von Klienten zu umgehen, um ihnen die Möglichkeit zu geben, alternative Lösungen ohne die Begrenzung gewohnter Schemata oder Glaubenssysteme zu entwickeln. Tranceinduktion ist also *eine* Möglichkeit, gewohnte Denkmuster und Assoziationen außer Kraft zu setzen, um somit eine *unbewußte* Suche nach neuen Erfahrungen beziehungsweise Problemlösungen anzuregen.

In den therapeutischen Strategien Ericksons lassen sich somit als *metatheoretische* Leitideen die von uns eingangs erwähnten Aspekte der *Konstruktion* und der *Entwicklung* wiederfinden. Der Therapieprozeß besteht im wesentlichen darin, daß der Therapeut die bisherigen und jeweils spezifischen Deutungsmuster des Klienten aufgreift, dessen individuelle Fähigkeiten und Potentiale zur Problemlösung einbezieht („Utilisation"), durch therapeutische Trance und indirekte Suggestionen („Hypnose") rigide kognitive Deutungsmuster außer Kraft setzt und mit Hilfe der Trance oder anderer Strategien (zum Beispiel Metaphern, Geschichten, Verhaltensverschreibungen) innere Lernprozesse aktiviert, die dazu beitragen, das „innere Erleben zu reassoziieren und zu reorganisieren" (Erickson u. Rossi 1981, S. 30).

Im Gegensatz zur *autoritativen* und *standardisierten* Form der Hypnose (vgl. Schmidt 1985) zeichnet sich die von Erickson entwickelte Form der Tranceinduktion durch einen kooperativen Prozeß aus:

„Der Therapeut fungiert ähnlich wie ein Lotse, wobei aber Maßstab aller seiner Führungsvorschläge zunächst die ‚Landkarte' (Korzybski 1933) des Klienten von der Welt ist. Der Therapeut sollte seine Interventionen so ausrichten, daß er damit dem Klienten in seinem Bezugsrahmen begegnet (siehe zum Beispiel Erickson u. Rossi 1981)" (Schmidt 1985, S. 31).

Eine besondere Bedeutung in diesem Konstruktionsprozeß nehmen Metaphern und Geschichten ein. Dies überrascht aufgrund unserer Eingangsüberlegungen nicht, da Metaphern (wie wissenschaftliche Erklärungsmodelle und Begriffe therapeutischer Strategien) auf eine *neuartige Darstellung* eines Sachverhalts abzielen. So definiert Kopp (1971, zit. nach Gordon 1986): „Eine Metapher ist im allgemeinen dadurch bestimmt, daß sie eine Sache in den Begriffen einer anderen ausdrückt, wobei diese Verknüpfung ein neues Licht auf die beschriebene Sache wirft" (a. a. O., S. 17). Und da Metaphern noch genügend Spielraum bieten, die angebotenen Vorstellungen mit Bildern der individuellen Erfahrung anzureichern, sind Metaphern „Möglichkeiten, über Erfahrung zu reden" (a. a. O., S. 18) und hierbei die individuellen Sichtweisen der Interaktionspartner aufzugreifen.

Zahlreiche Therapeuten – von Freud bis Fromm, von Jung bis Bettelheim – haben auf die Bedeutung von Symbolen, Metaphern, Wortspielen, Witzen und Geschichten verwiesen. Bei nahezu allen, wie auch bei Erickson, lassen sich Hinweise darauf finden, daß der therapeutische Nutzen in einer „Evolution des Bewußtseins" (Erickson u. Rossi, a. a. O., S. 75) liegen kann. Und dies meint, um auf unsere eingangs erwähnten Leitideen zurückzukommen, im wesentlichen, daß in der Therapie eine *Neuorganisation von Bedeutungen* angestrebt wird.

War Erickson „theorielos"?

M. H. Erickson hatte mehrfach vor den Gefahren vorschneller theoriengeleiteter Hypothesenbildung gewarnt. So etwa, wenn er, wie im Motto zu einem Kongreßbericht (Zeig 1985b) zitiert, dafür eintritt, Psychotherapie aufgrund der Einzigartigkeit menschlicher Bedürfnisse zu entwickeln, „und nicht so sehr die Person so zurechtzustutzen, daß sie in das Prokrustesbett einer hypothetischen Theorie menschlichen Verhaltens paßt". Wir sollten uns jedoch davor hüten, diese Äußerungen vorschnell als Beleg dafür zu nehmen, Erickson würde einem theorielosen Vorgehen das Wort reden. Es gibt zahlreiche Hinweise darauf, daß er nicht davon ausging, man könne theorielos menschliches Verhalten angemessen wahrnehmen.

Demgegenüber gibt es aber zahlreiche Hinweise, daß einige der Interpreten und Schüler Ericksons so tun, als ließe sich ein Dogma der „unbefleckten Erkenntnis" (Nietzsche) in der Beschreibung, Erklärung und Änderung menschlichen Verhaltens sinnvoll einhalten („There is no theory like no-theory"). Akzeptiert man diese Annahme, präsentiert sich Erickson nicht so sehr als ein „modern-day Theseus, ... der ein großes Vergnügen daran hatte, Theorien in ihrem eigenen Prokrustesbett zurechtzustutzen" (C. Stern 1985, 79), als vielmehr, um in der antiken Mythologie zu bleiben, als „modern-day Odysseus", der versucht, seine Gefährten einigermaßen sicher zwischen den Gefahren der Szylla einer beliebigen naiven Therapienübernahme und der Charybdis eines nur seiner eigenen Schule verpflichteten „Purismus" hindurchzusteuern. (Es muß jedoch daran erinnert werden, daß auch der alte Odysseus das Navigationsproblem nur dadurch löste, daß er bewußt die Gefahren der Szylla verharmloste. Sechs seiner Gefährten wurden von diesem Ungeheuer gefressen; oder: eine Statistik über Therapieerfolge der „Ericksonier", welche einem „naiven Eklektizismus" huldigen, ist mir nicht bekannt.)

Es ist von daher Zeit, sich verstärkt mit den theoretischen Vorannahmen „Ericksonscher Strategien" auseinanderzusetzen, mit anderen Worten, zwischen naiver Übernahme aller möglichen Therapien und Beschränkung auf „die eine" Therapieschule einen dritten Weg zu finden, der als „systematischer" Eklektizismus eine plausible Konstruktion von Wirklichkeit als theoretische Voraussetzung akzeptiert.

Präzisieren wir also die Prinzipien, die Ericksons Therapien geleitet haben könnten, und stellen wir uns dann die Frage, inwieweit diese geeignet sind, die Entwicklung und Verbesserung von Verfahren zur Therapie bei Kindern und Jugendlichen im Sinne eines systematischen Vorgehens zu erleichtern.

„Erickson always used Ericksonian approaches"

Gordon (1985, S. 73) diskutiert fünf Vorannahmen, die den psychotherapeutischen Strategien nach Erickson zugrunde liegen sollen:

1. Jedes Individuum hat ein einzigartiges Modell von Welt.
2. Jede Interaktion beinhaltet auch Manipulation.
3. Es gibt einen unbewußten Bereich menschlichen Geistes, der beeinflußt werden kann.
4. Erfahrung und Verhalten sind strukturiert, das heißt Informationsverarbeitung und Verhaltensorganisation folgen spezifischen Mustern.
5. Änderungen in diesen Bereichen sind das Ergebnis von Erfahrungen.

Ich möchte diese Prämissen (interpretiert durch weitere mir bekannte Äußerungen Ericksons) in drei Leitideen therapeutischen Handelns zusammenfassen:

– Erleben und Verhalten eines Individuums sind weder beliebig noch im wesentlichen durch die jeweilige Situation determiniert. Die Konsistenz im Erleben und Verhalten ist auf eine zentrale Instanz (das „Selbst", das „Ich") zurückzuführen, welche die persönliche Realität (das jeweilige Modell von Welt) konstruiert und eigenes wie fremdes Verhalten vorhersagbar erscheinen läßt. Es besteht die Tendenz, Widersprüche in der Wahrnehmung von Selbst und Umwelt durch Weiterentwicklung dieser zentralen Instanz aufzulösen (vgl. die entwicklungspsychologischen Überlegungen zur Ich-Entwicklung weiter unten). Therapie kann eine solche

Methode sein, die „persönliche Identität" (s. vor allem Erickson u. Rossi 1981, Kap. 9 u. 10) wiederherzustellen.

– Entwicklung ist im wesentlichen erfahrungsabhängig, sie zielt darauf ab, die Identität des Organismus aufrecht zu erhalten bzw. zu vervollkommnen. Dies gelingt unter anderem dadurch, daß stimmigere Formen der Organisation von Person und Umwelt angestrebt werden. Therapie kann die Entwicklung unterstützen, indem sie Hilfen zur Bedeutungs- bildung und Verhaltensorganisation anbietet, wenn die Person oder die „Agenten" der Bedeutungsbildung (Familie, Schule usw.) dazu nicht in der Lage sind beziehungsweise in der Lage waren.

– Da das Unbewußte ebenfalls zur Bedeutungsbildung und Verhaltensorganisation beiträgt, können auch dessen Ressourcen genutzt werden, um Entwicklung zu unterstützen. Das Unbewußte kann ferner aktiviert werden, um Integrationsprozesse (unbewußte Lernvorgänge) anzuregen.

Diese Synopse der Vorannahmen Ericksonscher Strategien läßt unschwer die Grundzüge einer *Theorie der Persönlichkeitsentwicklung* erkennen, die den geschilderten Ansatz auch für eine Therapie bei Kindern und Jugendlichen angemessen erscheinen läßt. Mehr noch: Sie macht deutlich, daß therapeutische Strategien, mit denen sich auch andere Schulrichtungen identifizieren, dann in eine systematische „Ericksonsche Strategie" integriert werden können, wenn sie den genannten Prämissen entsprechen.

Entwicklungspsychologische Konsequenzen

Ein Vergleich mit anderen therapeutischen „Schulen", die in der Arbeit mit Kindern und Jugendlichen als erfolgreich angesehen werden, läßt unschwer ähnliche theoretische Elemente erkennen:

– *persönlichkeitstheoretisch:* die Annahme einer zentralen Instanz, in der sich die subjektiven Bedeutungen von Person und Umwelt bündeln (z. B. „Ich", „Selbst",„Identität"), und ferner

– *entwicklungstheoretisch:* Aussagen über Entwicklungsprozesse, die zu einer Differenzierung bzw. Integration dieser Instanzen führen (zum Beispiel „Aktualisierungstendenz", „Objektbeziehungen").

Zusammenfassend läßt sich demnach die Hypothese aufstellen, daß erfolgsversprechende Therapien für Heranwachsende sich auf eine *Theorie der Persönlichkeitsentwicklung* beziehen sollten.

Beispiele für eine mehr oder weniger geglückte Integration entwicklungsorientierter Grundprinzipien sind etwa die neo-analytische Ich-Psychologie (Anna Freud 1936, Hartmann 1939, Erikson 1959), die ebenfalls psychoanalytisch orientierte Theorie der Objektbeziehungen (zum Beispiel Winnicott 1965, Mahler 1968), aber auch existentialistisch-phänomenologische Ansätze als Vorläufer und in der Tradition von Carl Rogers (z.B. Maslow 1954, Binswanger 1942), – die Auflistung ließe sich sicherlich auch mit einigen stärker kognitiv orientierten Therapieformen fortsetzen (vgl. hierzu ausführlicher Kegan 1986).

Aus den genannten Überlegungen können wir folgern, daß eine Weiterentwicklung und Verfeinerung der Methoden, auch und vor allem für die Arbeit mit Heranwachsenden, dann erfolgreich ist, wenn es uns gelingt, neuere Befunde aus Theorien zur (Persönlichkeits-) Entwicklung zu integrieren. Gelingt dies nicht und übertragen wir nur die Strategien einer Erwachsenentherapie irgendwie „entwicklungsangemessen" auf die Arbeit mit Kindern und Jugendlichen, dann ähnelt unsere Herangehensweise den künstlerischen Produkten des Mittelalters, in denen Kinder stets als klein geratene Erwachsene dargestellt und „behandelt" werden. Selbst einer Therapietheorie, die eindeutig als entwicklungsorientiert gilt – der Theorie Freuds –, machte bereits W. Stern (1927) den Vorwurf, das psychoanalytische Bild der Kindheit sei, bezogen auf den Umgang mit frühkindlichen Erinnerungen und Konflikten, eine „Rückwärtsprojektion" der erwachsenen Persönlichkeitsstruktur in frühe Phasen der Ontogenese.

Es ist unsere Auffassung, daß wir nur dann den Fehler, Kinder wie „miniaturisierte" Erwachsene zu behandeln, vermeiden können, wenn wir uns in unseren therapeutischen Prämissen von einer Theorie der Persönlichkeitsentwicklung leiten lassen, in welche neuere entwicklungspsychologische Befunde integriert werden können. Die nachfolgenden Überlegungen sollen hierzu einen Beitrag leisten.

Akzeptiert man die geschilderten Prämissen einer Theorie der Persönlichkeitsentwicklung, dann lassen sich Hinweise auf eine Ausgestaltung psychotherapeutischer Verfahren für Kinder und Jugendliche am ehesten aus zwei entwicklungsorientierten Fragestellungen ableiten:

– Wie entwickelt sich die Wahrnehmung und Organisation von Bedeutungen? (Aus diesen Befunden lassen sich Hinweise für therapeutische Strategien der Tranceinduktion, der Präsentation von Metaphern und Geschichten usw. ableiten.)

– Wie entwickelt sich die zentrale Instanz der Bedeutungsintegration, also das „Selbst", das „Ich" etc.? (Hieraus lassen sich inhaltliche Hinweise zur Art der Bedeutungszuweisung, zum jeweiligen Modell von Welt und damit zu den Inhalten der Metaphern und Geschichten gewinnen.)

Beide Aspekte möchte ich nachfolgend unter Verweis auf Ericksons Strategien kurz diskutieren. Beginnen wir mit der Entwicklung von Wahrnehmung und Aufmerksamkeitsprozessen.

„Erreiche die Aufmerksamkeit des Patienten"

Dieses Prinzip sieht Erickson (1958, zit. nach Mrochen 1989) als grundlegend für die Arbeit mit Kindern an. Soll es jedoch keine Binsenweisheit bleiben, wird man der Frage nachgehen müssen, wie Aufmerksamkeit auf unterschiedlichen Altersstufen (d. h. in entwicklungspsychologischer Sicht) zielgerichtet angesprochen werden sollte.

Ross (1976) hat aufgrund empirischer Beobachtungen drei verschiedene Phasen der Aufmerksamkeitsentwicklung ausgemacht: Der Phase „überexklusiver" Aufmerksamkeitssteuerung (Vorschulalter), in der das Kind von einzelnen Aspekten seiner Umwelt „gefangengenommen" wird, folgt die Phase der „überinklusiven" Aufmerksamkeit, die sich durch eine Beachtung (zum Teil übermäßig) vieler situativer Aspekte auszeichnet. Offensichtlich ist diese Art der Aufmerksamkeitssteuerung als „Dezentrierung" eine Voraussetzung für die Phase der „konkreten Operationen" im Sinne Piagets. Etwa im zwölften Lebensjahr (unter „durchschnittlichen" Bedingungen) wird die überinklusive Wahrnehmungsbereitschaft von einer „selektiven“ Aufmerksamkeitssteuerung abgelöst, in der vorwiegend die relevanten Aspekte einer Situation Beachtung finden.

Welche Konsequenzen für eine Therapieplanung im Sinne Ericksons lassen sich aus diesen Überlegungen ableiten?

Wie wir im Zusammenhang mit der Entwicklung des Metaphernverständnisses weiter unten noch ausführlicher darstellen werden, läßt sich vermuten, daß in der *überexklusiven* Phase eine Tranceinduktion am ehesten durch deutliche äußere Anreize zu erreichen sein dürfte (Bilder, Geschichten, Puppen). In der *überinklusiven* Phase wird eine Induktion mit Hilfe konkreter *innerer Vorstellungen* angezeigt sein. Hier empfiehlt sich der Einsatz von „Imaginationsverfahren“, da hier wahrscheinlich konkrete Vorstellungen sehr intensiv mit vielen Einzelaspekten angereichert werden. In der dritten Phase ist es möglich, die Fähigkeiten zur *selektiven Aufmerksamkeit* durch *metaphorische* Bilder, Paradoxien, Widersprüche zu einer Beschäftigung mit „inneren“ Zuständen zu nutzen.

Hinweise zur Bestätigung dieser Hypothesen finden sich auch in der Literatur zur Hypnotherapie bei Kindern. So berichten Hilgard u. Morgan (zit. nach Gardner u. Olness 1981): „Für das Kind der Altersgruppe 4–6 sind formale hypnotische Vorgehensweisen bis auf wenige Ausnahmen nicht angebracht ... Diese Gruppe reagiert eher auf eine Art Protohypnose, bei der die Ablenkung zunächst einmal in der externen Situation erfolgt. Das heißt, das sehr junge Kind kann am besten durch eine Geschichte oder durch ein gemeinsames Sprachspiel mit einem freundlichen Erwachsenen abgelenkt werden *(distraction)* und weniger durch die eigene Phantasie oder durch Vorstellen früherer Erfahrungen. Nach und nach kann der Inhalt der äußeren Stimulation so geändert werden, daß das Kind zunehmend mehr Kontrolle über seine eigenen Vorstellungen erhält.“

Aufmerksamkeitssteuerung durch direkte und indirekte Suggestionen

Anhand einiger Beispiele, die zum Teil bei Erickson und Schülern berichtet werden, soll noch einmal auf die Nutzung der genannten Arten der Aufmerksamkeitssteuerung in therapeutischen Strategien eingegangen werden.

In einem beeindruckenden Filmbeitrag der Canadian Cancer Society *No Fears, No Tears* können anhand der dort demonstrierten

Schmerztherapie einige der genannten Induktionsmethoden nachvollzogen werden. Bei jüngeren („überexklusiven") Kindern wird die erwähnte Art der Aufmerksamkeitsfixierung durch äußere Hinweisreize (auch durch Puppen, attraktive Bilder etc.) genutzt. Bereits William Stern (1927) geht in einem eigenen Kapitel auf die Entwicklung der Suggestibilität ein und erwähnt bei kleinen Kindern die „Suggestivkur, um die vielen Leiden und Schmerzen ... zu heilen". Suggestion ist für ihn, – und auch hier dürfte Übereinstimmung mit Erickson bestehen, – „Erweckung einer gleichsinnigen Stellungnahme mit Hilfe einer inneren Nachahmung", wobei die „innere" im Gegensatz zur „einfachen" Nachahmung, zumindest mit zunehmendem Alter, „aus einer inneren Neusynthese des Verhaltens resultiert", die das Individuum eigenständig zu leisten hat (Erickson u. Rossi 1981, S. 23). Und die „Suggestivtherapie" des Kinderzimmers sieht Stern in einem Entwicklungskontinuum: „Vom Gesundpusten zum Gesundbeten ist nur ein Schritt" (a. a. O., S. 416 ff.).

Auch bei Erickson finden wir Beispiele für die Nutzung überexklusiver Aufmerksamkeit. So berichtet er etwa über seine Strategie bei der Schmerzkontrolle der starken Lippenverletzung seines dreijährigen Sohnes Robert. Erickson nutzt den verletzungsbedingten Schock. Zunächst wird die Aufmerksamkeit des Jungen auf die Schmerzen fokussiert, dann werden verbal Veränderungsmöglichkeiten signalisiert, schrittweise wird die Aufmerksamkeit über die Farbe und Qualität des Blutes hin zu den interessanten Mustern, hervorgerufen durch das Nähen der Wunde, gelenkt. Erickson geht über das hinaus, was seit Großmutters Zeiten im Umgang mit Schmerzen (zum Beispiel Wegpusten) üblich ist. Er nutzt die überexklusive Aufmerksamkeit des Kindes, um es schrittweise von Schmerz und Angst über Aspekte der Veränderung (Hoffnung) zu distanzierter Neugier und Konzentration auf Heilungsansätze zu führen.

Im Stadium überinklusiver Aufmerksamkeitssteuerung, das heißt also etwa mit Beginn der Schulzeit, gewinnen die Suggestionen eine neue Qualität. Die nun bevorzugte Integration unterschiedlicher Aspekte einer Situation gestattet es, Geschichten und Vorstellungsbilder zu entwickeln, in denen verschiedene situative Elemente zielgerichtet miteinander verknüpft werden. In der Schmerztherapie etwa können Vorstellungen aktiviert werden, in denen Körperteile in der Gesamtsituation dissoziiert, in denen Schmerzen in ihrer

Qualität und in ihrer Intensität variiert und so in der Vorstellung als psychophysischer Aspekt der Gesamtperson und als manipulierbar erlebt werden.

Vor einigen Tagen kommt meine Tochter Lena (8 Jahre) mit starken Nackenschmerzen aus der Schule nach Hause. Über Verletzungen kann sie nichts berichten, plötzlich seien die Schmerzen in der Musikstunde aufgetreten. Nachmittags versucht sie noch einmal mit ihrer Freundin zu spielen. Gegenwärtig sind bei beiden „Ritterspiele" aktuell. Sie geht mit Schwert und Schild bewaffnet in den Garten, nach kurzer Zeit jedoch kommt sie wieder herein, kann sich kaum bewegen, sie läßt sich auf das Sofa setzen, jede Bewegung des Kopfes bereitet offensichtlich starke Schmerzen. Eine telefonische Anfrage beim Hausarzt – es ist Mittwoch und keine Sprechstunde – ergibt folgende Diagnose: Es handelt sich offensichtlich um ein „orthopädisches" Problem, einen Schiefhals, der am nächsten Tag durch einen Facharzt abgeklärt werden sollte. Bis dahin soll Lena den Nacken wärmen (Infrarotlicht) und bei sehr starken Schmerzen ein Medikament einnehmen, auch um etwaigen Verspannungen entgegenzuwirken.

Trotz Infrarotbestrahlung lassen die Schmerzen nicht nach. Lena bittet mich, ihr etwas zu Trinken einzuflößen. Aufgrund der Schmer-zen und der Verspannungen gelingt mir dies nicht, und ich mache ihr den Vorschlag, ihr eine Geschichte zu erzählen und dabei den Nacken wieder locker zu machen. Sie willigt ein und ich sage ihr, wir müßten uns die Geschichte ganz lebendig ausmalen, aber da sie ja so gut malen könne, würde sie das wohl sehr gut schaffen. Sie brauche die Augen auch nur dann zuzumachen, wenn sie sich die Geschichte nicht so ganz vorstellen könne.

Ich erzähle ihr die Geschichte vom Ritter Linus, der von einem siegreich beendeten Turnier nach Hause kommt, aber im letzten Kampf noch einen Schlag gegen den Hals, „gerade an der Stelle", erhalten hat und sich vor Schmerzen nicht so ganz darüber freuen kann, daß ihm die Leute auf seiner Burg zujubeln. Zu Hause stellt Ritter Linus fest, daß sein Helm durch den Schlag eine solche Beule erhalten hat, daß diese schmerzhaft auf den Hals drückt. Ritter Linus befiehlt seinem Knappen, ihm beim Ablegen des Helmes behilflich zu sein und diesen dann langsam zum Garderobenhaken zu tragen, um ihn dort aufzuhängen. Linus stellt fest, daß mit zunehmender Entfernung des Helmes die Schmerzen nachlassen: Die Verformung des Helmes hat offensichtlich die Schmerzen bewirkt.

Lena lacht bei der Weiterentwicklung der Geschichte. Ich fordere sie auf, sich hinzusetzen, dabei aber den Helm am Garderobenhaken nicht aus den Augen zu lassen. Sie setzt sich auf, relativ schmerzfrei, und trinkt aus einer Tasse Tee. Ich beobachte sie weiter, und als sie sich wieder, durch Rollen des Kopfes angedeutet, ihrem Nacken zuwendet, frage ich, was denn ihre Ritterrüstung mache. Sie schaut in die imaginierte Richtung und antwortet mir: „Der Schmied ist gerade da und macht die Beule aus dem Helm." Kurze Zeit später steht sie auf, um sich auf das Zubettgehen vorzubereiten.

Die Integration unterschiedlicher Vorstellungsebenen kann genutzt werden, indem etwa indirekte Suggestionen über Einstreutechniken (*interspersal techniques* nach Erickson) oder eingebettete Anweisungen (*embedded commands* nach Bandler u. Grinder) in die Vorstellungen einbezogen werden. Dennoch sollte in dieser Phase darauf geachtet werden, daß die Suggestionen noch keine metaphorischen Verknüpfungen unterschiedlicher Betrachtungsebenen enthalten (siehe unten). Wann immer möglich sollten die „Einstreutechniken" assoziativ wirken und beiläufig direkte Botschaften vermitteln, die nicht erst über formale Denkoperationen in ihrer Bedeutung entschlüsselt werden müssen. So gab etwa Erickson einem zehnjährigen Mädchen, das bei einem Vortrag vor Ärzten anwesend war und das von Erickson behandelt werden wollte, ohne daß sein Vorgehen als „Behandlung erkennbar sei" (Erickson u. Rossi 1981, S. 329 ff.), posthypnotische Anweisungen, indem er vordergründig den anwesenden Ärzten einen Vortrag über hypnotische Amnesie und posthypnotische Suggestionen hielt, ohne das Mädchen in irgendeiner Form anzusprechen.

Erst im Übergang zur Phase selektiver Aufmerksamkeitssteuerung, so steht zu vermuten, ist eine systematische Verwendung von Wortspielen und Metaphern angezeigt. Diese Kommunikationsformen, die aufgrund der „multiplen Ebenen der Bedeutung und Kommunikation … unbewußte Suchvorgänge" (Erickson u. Rossi 1981, S. 75) auslösen sollen, können vermutlich erst dann erfolgreich sein, wenn die kognitiven Voraussetzungen dafür gegeben sind, daß unterschiedliche Bedeutungsebenen in bezug auf relevante Gemeinsamkeiten miteinander verglichen werden können. Hierauf soll im Zusammenhang mit der Verwendung von Metaphern noch einmal eingegangen werden.

In einem bereits klassischen Beispiel zur Schmerztherapie wird der Übergang von rein assoziativen „eingebetteten Anweisungen" zu metaphorischen Verknüpfungen (im folgenden etwa die Metapher des Wachsens) offenkundig (vgl. dazu ausführlich Peter 1986):

Erickson erzählt einem an Krebs erkrankten Blumenzüchter zum Zwecke hypnotischer Schmerzkontrolle scheinbar beiläufig etwas über Wachstum und Wesen von Tomatenpflanzen und bettet in diesen mehrstündigen Monolog (zum Teil durch einen anderen Tonfall hervorgehoben) spezielle Informationen über Schmerzkontrolle, Hoffnung und Wohlbefinden ein, die „sowohl im Kontext des Monologes über Tomatenpflanzen einen Sinn ergeben und zusätzlich den eigentlich wesentlichen therapeutischen Sinngehalt transportieren: ‚... du legst den Samen in die Erde und *du kannst Hoffnung haben,* daß er wachsen wird und eine Tomatenpflanze werden wird ..., die mit ihren Früchten *Zufriedenheit und Erquickung* bringen wird ... man könnte vielleicht sagen – und das ist wie ein Kind gesprochen – vielleicht könnte man sagen, die Tomatenpflanzen, *sie fühlen sich wohl und voller Frieden,* während sie wachsen ...'" (zit. nach Peter 1986, vgl. ausführlicher auch Wirl in diesem Band).

Konfusion zur Intensivierung von Trance und inneren Suchprozessen

Kehren wir noch kurz zum Stadium der überexklusiven Aufmerksamkeitssteuerung zurück. Was passiert, wenn Suggestionen eingesetzt werden, die offensichtlich nach unseren bisherigen Überlegungen der jeweiligen Phase der Aufmerksamkeitssteuerung nicht angemessen sind? Es steht zu vermuten, daß solche Anweisungen, in denen unterschiedliche Ebenen oder Perspektiven eines Sachverhalts nach- bzw. nebeneinander dargeboten werden, leicht zu Konfu-sionen führen, die zwar nicht unbedingt eine Übernahme der intendierten Botschaft bewirken, jedoch als Vehikel zur Intensivierung der Trance dienen und damit unter anderem zum Außerkraftsetzen von Widerständen führen können. Erickson berichtet in diesem Zusammenhang von der Wahlfreiheit, die ihm sein Vater bei der Mithilfe in der Landwirtschaft ließ (zit. nach Mrochen 1989, S. 186):

„Würdest du die Ferkel und Küken vor dem Frühstück versorgen und danach die Kühe melken und den Rasen mähen, oder willst du lieber vorher den Rasen mähen, die Kühe melken und nach dem Frühstück die Ferkel versorgen und die Küken füttern?" (Vgl. hierzu auch die Falldarstellungen von Trenkle in diesem Band).

Welche Art von Suggestionen ist wann und wie wirksam?

Die Kindheitserinnerung Ericksons wirft die Frage auf, ob es spezifische Formen direkter oder indirekter Suggestionen gibt, die auf den jeweiligen Altersstufen besonders wirksam sind. Lankton u. Lankton haben 1987 eine Systematik indirekter Suggestionen vorgelegt (vgl. auch Erickson u. Rossi 1981), über deren spezifische Wirksamkeit man spekulieren kann:

Auf der Ebene überexklusiver Aufmerksamkeit sind wahrscheinlich Suggestionen geeignet, die die Aufmerksamkeit auf einen gewünschten Bereich *fokussieren*, zum Beispiel: „Kinder, die zu mir kommen, fangen oft ganz von allein an, mir etwas über ... zu erzählen."

Verbindungen vergleichbarer Alternativen, wie sie in dem obigen Beispiel von Ericksons Vater eingesetzt wurden, sind auf dieser Entwicklungsstufe wahrscheinlich ebenfalls wirksam, da hier eine Wahlfreiheit suggeriert wird, obwohl die zentrale Aufforderung, auf die sich die Aufmerksamkeit richten soll, nicht in Frage steht: „Willst du mit deiner Puppe oder deinem Teddybär ins Bett gehen?" (statt: „Gehst du jetzt schlafen?") oder: „Vielleicht willst du deine Augen schließen, wenn ich mit meiner Geschichte beginne, oder vielleicht möchtest du erst dann die Augen zumachen, wenn du zu Beginn der Geschichte überlegst, ob du eine ähnliche schon mal gehört hast?"

Implikationen, in denen verschiedene Informationen durch besondere Konjunktionen (zum Beispiel *sobald, während*) zu einer Einheit verbunden werden, sind offenbar in diesem Alter besonders wirksam, vor allem, wenn über Verneinungen zusätzliche Widerstände aufgefangen werden können. Dies ist besonders erfolgreich, wenn widerstreitende Tendenzen nur durch die gleichzeitige Berücksichtigung beider Teile der Bedingungssätze aufgehoben werden können: „Und während man sich immer wohler fühlt, wie vor dem Einschlafen, merkt man, daß die Augenlider immer schwerer werden."

Auf einer Tagung, bei der es um therapeutische Konzepte bei verhaltensauffälligen Kindern ging, berichtete ein Lehrer, der Entspannungsübungen und Meditationen in seiner Klasse durchführt, daß er große Probleme damit habe, die Schüler zum Schließen der Augen zu bewegen. Wir spielten daraufhin für unterschiedliche Altersstufen unterschiedliche Suggestionsformen durch, wobei ich zunächst darauf hinwies, daß es nicht unbedingt nötig sei, auf ein Schließen der Augen hinzuarbeiten, da Entspannung und Trance auch bei geöffneten Augen stattfinden können.

Für Drittkläßler, mit denen der Lehrer arbeitete und die sich wahrscheinlich schon im Stadium *überinklusiver* Aufmerksamkeitssteuerung befanden, entwickelten wir einige Suggestionen, in denen im Gegensatz zu Suggestionen der voraufgehenden Phase unter anderem *„Suggestionen mit allen möglichen Alternativen"* (Lankton a. Lankton, a. a. O., S. 248) genutzt wurden, zum Beispiel:

„Du brauchst dich nicht zu entspannen, bis du das wirklich willst und du brauchst deine Augen nicht eher zu schließen, bis du herausgefunden hast, ob sich zuerst das eine Auge und dann das andere oder ob sich beide gleichzeitig schließen wollen oder ob sie erst einmal blinzeln und angenehm schwer werden wollen, bis du eine Reihenfolge herausgefunden hast, wie sie sich am angenehmsten schließen ..." Wie mir später berichtet wurde, waren diese Suggestionen erfolgreicher, wobei sicherlich auch der indirekte Umgang mit dem Widerstand der Schüler eine Rolle gespielt haben dürfte, da hier über Verneinungen diese Haltung der Schüler zusätzlich genutzt wurde (s. a. Erickson u. Rossi 1981, S. 56 f.).

Bei Heranwachsenden in der Phase der *selektiven Aufmerksamkeit* können nun verstärkt Suggestionsformen gewählt werden, in denen unterschiedliche Perspektiven (z. B. bewußt–unbewußt, außen–innen), aber auch die Verbindung von zunächst widersprüchlichen Aussagen (z. B. „Je mehr Zeit wir uns jetzt nehmen, um so schneller werden wir zum Ziel kommen") verwendet werden, da hier in der gedanklichen Synthese der selektiven Strategie innere Suchprozesse ausgelöst werden. Hierzu gehören auch die *„Non-Sequitur-Verbindungen"* (Lankton a. Lankton, a. a. O.), das heißt Suggestionen, die als vermeintliche Alternativen angeboten werden, obwohl es die Reformulierung des gleichen Sachverhalts, günstigstenfalls unter einer zusätzlichen Perspektive, ist, zum Beispiel: „Möchtest du jetzt deine Augen schließen oder aber versuchen, alle äußeren Störreize auszublenden, um dich einfacher auf deine inneren Vorstellungen konzentrieren zu können?" Auch Suggestionen dieser Art beziehen den jeweiligen Widerstand der Heranwachsenden ein.

Die genannten Beispiele mögen in diesem Zusammenhang genügen, um Anregungen zu geben, wie man unterschiedliche Bevorzugungen der Aufmerksamkeitssteuerung nutzen kann. Es handelt sich hierbei zu einem großen Teil um Einzelfallerfahrungen, die einer weiteren empirischen Überprüfung bedürfen. Es wäre lohnenswert, eine Systematik der in der Literatur verwendeten Tranceinduktionen beziehungsweise Suggestionen zu erstellen und diese unter entwicklungspsychologischen Aspekten zu untersuchen.

Exkurs: Kontrasuggestionen

Ehe wir uns der inhaltlichen Seite von Metaphern und Geschichten zuwenden, soll noch kurz ein Phänomen in der therapeutischen Kommunikation erwähnt werden, das in bestimmten Entwicklungsphasen besonders bemerkenswert ist: eine „negativistische" Grundhaltung gegenüber Anregungen und Wünschen der Bezugspersonen, welche offensichtlich eine wichtige Funktion auf dem Wege zur Selbständigkeit erfüllt. Bereits W. Stern hat sich in dem erwähnten Buch zur „Psychologie der frühen Kindheit" unter dem Abschnitt „Kontrasuggestion" mit diesem Sachverhalt auseinandergesetzt:

„Hier wird eine Stellungnahme gewählt, die der des Vorbildes entgegengesetzt ist; anstelle der Hingebung tritt also die ausgesprochene Opposition, welche diktiert ist von einem heftigen Selbständigkeitsstreben des Kindes. Ihre Ausführung zeigt aber die völlige Unselbständigkeit; denn die Stellungnahme ist ja nicht aus dem inneren Erleben des Kindes abgeleitet, sondern lediglich durch das Vorbild hervorgerufen, genau so wie bei der direkten Suggestion; das einzige, sehr dürftige Eigene, was das Kind hinzu tut, ist, daß es seiner Stellungnahme das entgegengesetzte Vorzeichen gibt. Die Kontrasuggestibilität ist also nichts als ein Wolfsfell, das das Lamm sich umhängt, die Fiktion einer Stärke, die nur das Bewußtsein der Schwäche verhüllen solle."

Man muß der Interpretation Sterns nicht zustimmen, es ist jedoch sinnvoll, sich in pädagogischen wie therapeutischen Settings angemessen mit dem Wolfsfell zu beschäftigen, um das Kind nicht ganz ohne Kleidung dastehen zu lassen. Von Erickson wird berichtet, daß er sich diesem Problem bereits in seiner Kindheit auf dem Bauernhof stellte, als er Tiere, die nicht in die Ställe hineinwollten, in die entgegengesetzte Richtung zerrte. Er hat diese Begebenheit in Zusammenhang mit dieser speziellen Art des Widerstandes erwähnt. Auch W. Stern (a. a. O.) hat darauf hingewiesen, daß bei „Umkehrung der suggerierenden Stellungnahme (also bei scheinbarem Eingehen auf die entgegengesetzte Strebung des Kindes) flugs auch die Stellungnahme des Kindes umschlägt". Stern fährt fort:

„Es gibt einen trefflichen Münchener Bilderbogen, der besser als theoretische Erörterungen diesen Tatbestand illustriert. Ein Bauer will ein junges Schwein ins Schlachthaus bringen. Das Schwein ist störrisch und übt vor dem Eingang zum Schlachthause Widerstand. Während der Bauer es vorwärtsziehen will, strebt es mit gleicher Kraft rückwärts, und es ist kein Ende des Kampfes abzusehen. Da wendet sich der Bauer mit dem Schwein um 180 Grad, zieht also das Tier mit aller Gewalt vom Schlachthaus hinweg – und das Schwein, das in der Kontrasuggestion beharrt, zerrt sich selbst, zur Schadenfreude des Bauern, ins Schlachthaus hinein! Die Geschichte ist nicht nur für das Tier, sondern auch für den Menschen psychologisch wahr – und pädagogisch lehrreich. So kann manchmal ein Kind, das sich eigensinnig sträubt, irgend etwas Verlangtes zu tun oder zu nehmen, schnell dahin gebracht werden, indem man es ihm scheinbar verbietet oder vorenthält" (Stern, a. a. O., S. 423).

Wir sollten die Metapher von Schlachthaus und Gewalt in bezug auf Kindertherapie nicht weiter verfolgen. Festzuhalten gilt jedoch, daß man bisweilen kleine Tricks, in Form von indirekten Suggestionen zum Beispiel, in die Therapie einbeziehen sollte, um den Widerstand des Patienten kontrolliert zu nutzen. Auch hier gilt, was Erickson und Rossi über die Nutzung von Widerständen sagen: *„Widerstand ist gewöhnlich ein Ausdruck der Individualität des Patienten!* Die Aufgabe des Therapeuten ist es, diese Individualität zu verstehen, zu akzeptieren und zu nutzen, um dem Patienten zu helfen, seine gelernten Einschränkungen zu umgehen, um seine eigenen Ziele zu erreichen" (a. a. O., S. 97).

Kehren wir noch einmal zur Aufforderung zurück, die Augen zu schließen. Eine angemessene Suggestion, in der das Kind seinen „Wolfspelz" behält, könnte dann etwa lauten:

„Bald werden sich deine beiden Augen oder erst ein Auge und dann das andere schließen, oder vielleicht werden sie zunächst auch nur blinzeln, oder es passiert erst mal gar nichts, aber wir werden warten und beobachten, was passiert. Vielleicht beginnen erst die Lider, schwer zu werden, oder du merkst, wie sie sich nach unten bewegen, oder du spürst im ersten Moment erst mal gar nichts, aber worauf es eigentlich ankommt, ist nicht, ob sich die Augen schließen oder nicht oder ob sie offenbleiben oder nicht, was wichtig ist, ist vielmehr deine Fähigkeit, genau zu spüren, was für Empfindungen diese Augenbewegungen begleiten."

Es gibt in Familien bisweilen dramatische Kämpfe, in denen die Mitglieder versuchen, sich gegenseitig die „Wolfsfelle" über die Ohren zu ziehen. Da die Anlässe, in denen die sich entwickelnde „Individualität" der Heranwachsenden zutage tritt, sich häufig in Ritualen auf Nebenkriegsschauplätzen abspielen (z. B. bei den Tischsitten), empfiehlt es sich oftmals, diese Rituale durch indirekte Strategien zu kanalisieren. Beiläufig erzählte Geschichten mit eingestreuten Suggestionen oder Metaphern sind hier oftmals erfolgreich und beeinträchtigen die Identitätsentwicklung der Beteiligten nicht in dem Maße, wie es die Rituale bewirken könnten.

Zur Entwicklungsangemessenheit von Metaphern und Geschichten

Ähnlich wie die Stadien der Aufmerksamkeitsentwicklung und damit die Strategien zur Fokussierung der Aufmerksamkeit im Rahmen von Tranceinduktionen folgen auch das Verständnis und die Bevorzugung von Metaphern bestimmten Entwicklungsschritten. Die Zusammenhänge zwischen den verschiedenen Inhaltsbereichen sollen zunächst anhand einer Abbildung verdeutlicht werden, in der neben den verschiedenen Phasen der *Aufmerksamkeit* (nach Ross, a. a. O.) die Entwicklung des *Metaphernverständnisses*, wie es etwa von Vosniadou (1987) diskutiert wird, sowie die Reaktionsbereitschaft auf unterschiedliche Induktionstechniken im Altersverlauf *(Imagination und Entspannung)* nach Hilgard und Morgan (a. a. O.) aufeinander bezogen werden. (Es muß darauf verwiesen werden, daß die Wahl der Bezugsgrößen hier zu Zwecken der Verdeutlichung sehr großzügig erfolgte.)

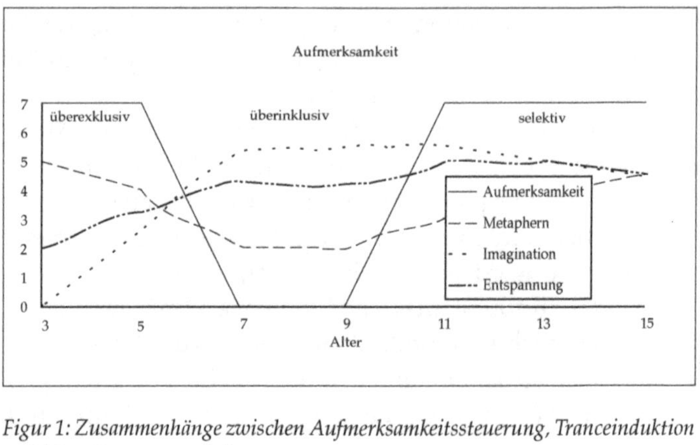

Figur 1: Zusammenhänge zwischen Aufmerksamkeitssteuerung, Tranceinduktion und Metaphernverständnis.

Auffällig ist zunächst, daß das Metaphernverständnis offenbar im Altersbereich der überinklusiven Aufmerksamkeitssteuerung abzunehmen scheint, um dann wieder zu Beginn der selektiven Phase anzusteigen. In diese Phase fällt jedoch auch eine erhöhte Bereitschaft, auf bildhafte Vorstellungen (Imaginationen) zu reagieren. Wie wir bereits angedeutet haben, ist diese Bevorzugung unter anderem auf die intensive Anreicherung innerer Vorstellungsbilder durch „Überinklusivität" zurückzuführen. Wie wir an anderer Stelle unter Bezug auf Piaget ausführlich diskutiert haben (Holtz 1992), begünstigen die Phasen der überinklusiven und der selektiven Aufmerksamkeitssteuerung sehr spezifische und unterscheidbare Formen von Metaphern. Die überinklusive Phase fällt dagegen mit der Phase zusammen (sie bedingen sich zum Teil wechselseitig), in der Bilder „wörtlich" genommen werden, in der Imaginationen sehr konkreter innerer Bilder die ganze Aufmerksamkeit absorbieren können.

Die Metaphern der überexklusiven Phase sind im wesentlichen bildhafte Vorstellungen, in denen verschiedene Gegenstandsbereiche anhand (zumeist) eines „äußerlichen" Merkmals gleichgesetzt werden, zum Beispiel: „Der Mond ist eine gebogene Banane". Oder es erfolgen in der Phantasie symbolische Umbenennungen, zum Beispiel stellt der Bauklotz im Spiel ein Auto dar. Meine jüngste Tochter teilt mir mit, daß sich im Garten eine Blütenknospe geöffnet habe. Ich frage: „Bei welcher Blume?", und sie antwortet, indem sie ihre Haare nach allen Seiten auseinanderzieht: „Bei der, die hier oben so gelb ist!"

In den genannten Beispielen werden „attributionale" äußere Merkmale aus verschiedenen Gegenstandsbereichen gleichgesetzt, wobei die überexklusive Beschäftigung mit diesem Merkmal dazu führen mag, daß die anderen unterschiedlichen Merkmale nebensächlich und für die Vorstellung noch nicht einmal störend wirken.

Zwischen der Tendenz zur Imagination, die in der nachfolgenden Aufmerksamkeitsphase der „Überinklusion" bevorzugt wird, und dem Umgang mit Metaphern der selektiven Phase ist ein qualitativer Unterschied festzustellen. Während Imagination vor allem die Fähigkeit erfordert, sich auf eine suggerierte Vorstellung zu konzentrieren – und diese durch die Anreicherung zusätzlicher Elemente noch eindrucksvoller zu gestalten –, ist es zur angemessenen Verarbeitung von Metaphern eher erforderlich, zwischen Elementen verschiedener Bilder hin- und herzuspringen, sie zueinander in Beziehung zu setzen bzw. Gemeinsamkeiten und Unterschiede miteinander zu vergleichen. Die Metapher „Baumstämme sind wie Strohhalme für durstige Bäume“ wird beispielsweise in der frühen Phase eines „äußerlichen“ Umgangs mit Metaphern aufgrund der äußeren Ähnlichkeit von Stamm und Strohhalm verstanden, während später die Funktionen beider (sie transportieren Nahrung) ein zusätzliches Vergleichselement darstellen.

Zu den attributionalen Vergleichen treten dann aufgrund komplexerer kognitiver Operationen relationale und, bei belebten Inhaltsbereichen, auch psychologische Aspekte (z. B.: „Der Mensch ist der Wolf des Menschen“ oder: „Das Kind ist der Vater des Mannes“). An den genannten Beispielen wird ferner deutlich, daß die Entwicklung des Metaphernverständnisses auch von dem jeweiligen Bereichswissen abhängig ist (siehe unten). Zur ausführlicheren Diskussion der unterschiedlichen Verstehens- und Produktionsebenen von Metaphern sei auf Holtz (1992) verwiesen. Hier sollen noch einige Konsequenzen für therapeutische Strategien diskutiert werden.

Wie sollten Metaphern und Geschichten angemessen dargeboten werden?

Wenn Metaphern im therapeutischen Kontext Verwendung finden, sollten meines Erachtens aufgrund verschiedener Untersuchungsergebnisse folgende Aspekte berücksichtigt werden:

1. Da attributionale Vergleiche (nach äußerlich-physikalischen Eigenschaften) früher als relationale Metaphern verstanden werden, sollte man bei jüngeren Kindern zunächst versuchen, (auch psychologische) Sachverhalte anhand konkreter, äußerlicher Merkmale zu entwickeln.

Ein gelungenes Beispiel für eine solche Darstellung ist das Buch *Selina, Pumpernickel und die Katze Flora* von S. Bohdal, in dem die Geschichte eines Mädchens erzählt und anhand eindrucksvoller Bilder illustriert wird, das Angst vor einer Katze entwickelt. Je mehr sie nun vor der Katze davonläuft, desto größer wird diese. Ein Mäuserich namens Pumpernickel gibt dem Mädchen den Rat, stehenzubleiben und auf die Katze zuzugehen. Als Selina diesen Rat befolgt, weicht die Katze zurück und wird wieder kleiner. Wir haben diese Geschichte wiederholt mittels Overheadfolien bei Kindergartenkindern und Schulkindern in der Gruppe vorgeführt und dann gemeinsam Strategien für den Umgang mit Ängsten entwickelt.

Ausgehend von diesen Erfahrungen haben wir mit Kindern dieser Altersstufe Entspannungsübungen entwickelt, in denen Tiere vorgestellt und nachgespielt werden, die zunächst bestimmte Körperempfindungen vermitteln (z. B. das Kätzchen, das entspannt in der Sonne liegt und sich räkelt; die Schildkröte, die sich in ihr sicheres Haus zurückzieht). Aus dem Spiel heraus werden dann Geschichten entwickelt, die von den jeweiligen Empfindungen ausgehen und in Vorstellung und Bewegung die jeweiligen Problemsituationen thematisieren. Neben der Vorliebe von Kindern dieser Altersstufe, Tiere darzustellen, sind es vor allem die körperlich erfahrbaren „attributionalen" Merkmale der Situation, die den metaphorischen Gehalt der Geschichten leichter erfahrbar machen.

Ebenfalls geeignet als Übergang von konkreter zu psychologischer Vermittlung von änderungsrelevanten Inhalten scheinen mir die von Mills und Crowley so genannten „living metaphors" zu sein. Dies sind metaphorische, aber konkret auszuführende Alltagshandlungen, die ebenfalls interne Suchprozesse über psychologische Sachverhalte auslösen und so vorbewußte Lernprozesse initiieren können (vgl. hierzu auch die strategischen Therapien nach Erickson).

Als Beispiel für das Lernen automatisierter Reaktionen sei das Vorgehen von Mills und Crowley bei dem achtjährigen John genannt, der als Bettnässer unter anderem den Auftrag erhielt, abends täglich den Garten der Eltern zu wässern. Er sollte eine Uhr tragen und die vereinbarte Zeit genau einhalten: Zunächst sollte er drei Minuten wässern, dann eine Minute unterbrechen, dann wieder vier Minuten wässern, daraufhin zwei Minuten unterbrechen, dann acht Minuten wässern und aufhören. Dem Jungen wurde dieses Timing mit dem unterschiedlichen Wasserbedarf bei verschiedenen Pflanzen erklärt. Ziel dieses Vorgehens war, bei John ein kinästhetisches Gefühl dafür zu entwickeln, daß er eine vollständige Kontrolle über das An- und Abschalten des Wassers hatte (Mills a. Crowley 1986, S. 157).

Hier war die „lebendige Metapher" zweifellos eine an konkrete Handlungen geknüpfte Erfahrung zur Unterstützung einer automatisierten Kontrolle der Blasentätigkeit.

Mills und Crowley (a. a. O.) geben viele wertvolle Anregungen zur Konstruktion dieser Metaphern. So könnte man, schlagen die Autoren vor, einem Kind, das exzessiv Nägel kaut, eine Metapher über die Pflege von jungen Pflanzen im Hausgarten erzählen und es konkret anhalten, kleine Pflänzchen zu züchten und für deren Wohlergehen zu sorgen.

Eindrucksvoll ist auch die Falldarstellung eines jungen Mädchens, das sich aus Furcht, etwas Dummes zu äußern und dafür ausgelacht zu werden, nicht mehr traut, sich mit anderen (vor allem Jungen) zu verabreden:

Die 15jährige Elaina sollte nach Hause gehen und zwei Kuchen backen – einen, bei dem das Rezept „perfekt" eingehalten werde, und einen, bei dem sie eine Zutat verwenden solle, die den Kuchen total verderben würde. Von beiden sollte sie ein Stück zur nächsten Therapiesitzung mitbringen. Elaina hatte den zweiten Kuchen mit „scharfer Sauce" zubereitet. Sie berichtete, „daß es bei einem guten Rezept sehr schwer sei, einen Kuchen zu verderben". Auch der Therapeut fand den Kuchen gar nicht so schlecht. Ohne weiteren Denkanstöße fand Elaina heraus, daß es mehr als einer ungeschickten Äußerung bedürfe, um bei einer Verabredung die Situation ungünstig zu gestalten.

„Lebende Metaphern" sind aufgrund ihrer *Verankerung* an äußeren Handlungen und Eigenschaften hervorragend geeignet, vor allem bei jüngeren Kindern innere Lernvorgänge über psychologische Sachverhalte zu initiieren. Die Erfahrungen zum handlungsorientierten Lernen im pädagogischen Bereich stützen diese Annahme.

2. Die obigen Beispiele für attributionale und relationale Metaphern haben auch deutlich werden lassen, daß deren Verständnis nicht unabhängig von den bisherigen Vorerfahrungen mit dem jeweiligen Gegenstand ist. Mehr noch, einige Untersuchungen zur Entwicklung des Metaphernverständnisses haben unter anderem gezeigt, daß bestimmte Vermittlungsgewohnheiten das Verständnis von Metaphern erleichtern können. So analysierten Stein und Glenn (1979) die Strukturen, anhand derer Kinder Märchen für sich bedeutungsvoll organisieren.

Märchen lassen sich, so die Autoren, hinsichtlich des Settings und der Episode unterscheiden. In dem Setting, das auf den Märchencharakter einstimmt und von daher mit dem Satz beginnen sollte: „Es war einmal ...", werden die Hauptpersonen und die Umgebung, in der sie agieren, vorgestellt. Die Episode beinhaltet (häufig in sechs unterscheidbaren Schritten) den Gang der Handlung (siehe hierzu ausführlicher Holtz 1992). Setting wie Struktur der

Episoden sind offensichtlich für Kinder, die Erfahrungen mit Märchen haben, Organisationshilfen, die offensichtlich das Verständnis für die darin enthaltenen Botschaften auch in einem relativ frühen Entwicklungsstadium erleichtern.

Vergleicht man nun die entwicklungspsychologischen Befunde zur Struktur dieser Episoden mit therapierelevanten Schritten zur Konstruktion von Märchen und Geschichten (z. B. Mills a. Crowley, a. a. O.), dann lassen sich für die Konstruktion therapeutisch relevanter Geschichten einige Strukturierungsaspekte ableiten.

Am Beispiel des Märchens vom häßlichen Entlein, wie es Mills a. Crowley vorstellen, sollen diese kurz beschrieben werden. (Auf eine ähnliche Darstellung bei Wirl in diesem Band sei verwiesen.)

Nach Einführung durch das Setting (siehe oben) wird ein Ereignis beschrieben, das

a) metaphorisch einen Konflikt in bezug auf die Hauptperson vorstellt *(Geburt der „mißgestalteten" Ente).*
b) Es wird angedeutet, daß eine Änderung wünschenswert ist. Personen repräsentieren die unbewußten Prozesse der Konflikte. Positive Fähigkeiten und Ressourcen werden durch die „guten" *(die Mutter Ente betont die Kompetenzen ihres Kindes: „Es kann aber ausgezeichnet schwimmen"),* negative Konfliktanteile durch die bedrohlichen Personen repräsentiert *(die anderen Enten äußern die Ängste und künftigen Bedrohungen).*
c) Parallele Lernsituationen werden personifiziert, in denen sich bereits Hoffnungen auf ein gutes Ende abzeichnen. *(Die klein Ente schwimmt immer besser.)*
d) Auf dem Wege zu dem sich abzeichnenden Ziel kommt es zu einer Krise, in welcher der Held gezwungen wird, meist über neuartige Erfahrungen, das Ziel forciert anzugehen. (*Die kleine Ente flieht in den Sumpf, alle anderen Vögel, die nicht gehandikapt sind, werden getötet, nur das „häßliche" Entlein überlebt.* Hier wird sogar die von Erickson häufig benutzte Technik des „Reframing" gewählt: *„Mein Gott, dachte das Entlein, ich bin so häßlich, mich frißt noch nicht einmal der Hund."*)
e) Durch neue Erfahrungen werden neue Identifikationsmöglichkeiten geschaffen, die den Helden dem Ziel näher bringen. Beim häßlichen Entlein taucht jedoch hier die

„Ericksonsche" Variante auf, daß Bilder, die dem Wissen des Unbewußten entstammen, wenn auch noch nicht bewußt verarbeitet, neue Hoffnungen signalisieren: *Das Entlein ist verzweifelt und schaut nach oben. Es sieht dort Schwäne. „Sie stießen einen eigentümlichen Ton aus, breiteten ihre prächtigen, langen Flügel aus und flogen aus der kalten Gegend fort nach wärmeren Ländern ... Sie stiegen so hoch, so hoch, und dem häßlichen jungen Entlein wurde gar sonderbar zumute."*

f) Nachdem der Held schließlich das Ziel erreicht hat und in herausragender Weise akzeptiert wird (*spielende Kinder sagen über den neuen Schwan: „Der neue ist der schönste! So jung und so prächtig!", und die alten Schwäne neigen sich vor ihm*), erfolgt eine Bewertung der Konfliktlösung und der Verhaltensweisen des Helden: *„Es schadet nichts, in einem Entenhof geboren zu sein, wenn man nur in einem Schwanenei gelegen hat."* Und trotz dieser sozialdarwinistisch-bedenklichen Aussage bleibt uns der Schwan sympathisch: *„Er war allzu glücklich, aber durchaus nicht stolz."*

Der geschilderte Aufbau einer Märchenepisode (vgl. hierzu ausführlicher Mills a. Crowley, a. a. O.) erleichtert offensichtlich auch bei jüngeren Kindern das Verständnis für den metaphorischen Konflikt und verfestigt Lösungsstrategien für soziale Konflikte und aktuelle Ängste, die durchaus auch präventiv wirken können, indem sie in das Handlungspotential der Kinder übernommen werden.

Was soll man jedoch tun, wenn aufgrund anderer Vorerfahrungen mit Geschichten und Metaphern, etwa durch eine überwiegende Aufnahme von Informationen über das Fernsehen, Kinder nicht mit der Struktur der erwähnten Settings und Episoden von Märchen vertraut sind?

Hier muß man sich wohl auf die geänderten Gewohnheiten einstellen und Strukturelemente anbieten, die den „neuen Medien" entsprechen. Mills und Crowley berichten über die „mutual storytelling technique" nach Gardner, die ihr Geschichten-Setting mit der Einleitung beginnt: „Good morning boys and girls, I'd like to welcome you once again to Dr. Gardner's Make-Up-A-Story Television Program", und die dann mit den Kindern im Sinne von Fernsehsendungen Geschichten „produziert". Nach unseren Erfahrungen haben sich auch Videoaufzeichnungen verschiedener

Kindergeschichten als Einstieg in eine psychologische Konfliktverarbeitung bewährt. Mit gutem Erfolg bei sozialer Unsicherheit und sozialen Ängsten (unter anderem bezogen auf die Schule) haben wir die Janosch-Geschichte von Hannes Strohkopp und dem Indianer Ibi-Ubu als Einstieg in die Problematik verwendet.

3. Ein weiterer Hinweis zur Präsentation von Geschichten und Metaphern aus entwicklungspsychologischer Sicht sei abschließend erwähnt:

Offenbar wird das Verständnis von Metaphern und Geschichten ebenfalls erleichtert, wenn es in einen *spielerischen Handlungskontext* (z. B. mit Spielzeug, Puppen etc.) gestellt wird (vgl. z. B. Vosniadou 1987). Wir versuchen seit einiger Zeit, mit verschiedenen Puppen und Stofftieren, die für bestimmte psychologische Sachverhalte prototypisch sind, Geschichten zu initiieren, und entwickeln diese dann mit den Kindern weiter. So haben wir eine Stoffschildkröte, die sich in ihr Gehäuse zurückziehen kann und die verdeutlichen soll (z. B. bei hyperaktiven und aggressiven Kindern), daß es für manche Konfliktlösungsversuche besser ist, zunächst einmal innezuhalten und „tief Luft zu holen" (vgl. die „Turtle-Technique" nach Robin et al. 1976). Auch hier verkörpert die Handpuppe zunächst äußere Merkmale, die für einen psychologischen Sachverhalt stehen.

Inhaltliche Aspekte der Therapieplanung

Ich-Entwicklung und Problemanalyse

Wenn man sich mit Problemen Heranwachsender auseinandersetzt, ohne eine Theorie der Persönlichkeitsentwicklung zugrundezulegen, gerät man leicht in Gefahr, mit der sprichwörtlichen *Stange im Nebel* herumzustochern. Ähnlich mag es David Rigler (1985) ergangen sein, der Hypnotherapie mit Jugendlichen durchführen wollte und sich fragte, ob sich ein für diese Altersstufe besonderes Vorgehen anbieten würde. „Ich nehme nicht für mich in Anspruch, die gesamte Literatur gelesen zu haben", schrieb er, „aber zwei Sachverhalte habe ich festgestellt. In Büchern, die sich mit Adoleszenz beschäftigen, steht so gut wie nichts über Hypnotherapie; Bücher über Hypnotherapie enthalten so gut wie keine Hinweise auf Probleme der Adoleszenz." (a. a. O., S. 303). Daher beschloß Rigler, empirisch vorzugehen, indem er zufällig ausgewählte Kollegen anrief, um sie zu fragen, ob sie bei Kindern, Jugendlichen und Erwachsenen unterschiedliche Strate-gien einsetzen und wie sie dies gegebenenfalls begründen würden.

Das Ergebnis dieses Vorgehens war wohl eher enttäuschend. Rigler stellt fest, daß sehr große Unterschiede bestanden und diese Unterschiede wohl eher durch die Spezialisierung der befragten Therapeuten als durch entwicklungspsychologische Gesetzmäßigkeiten begründet waren. Eine Übereinstimmung schien sich jedoch abzuzeichnen: Häufig wurde darauf hingewiesen, daß die relativ großen Autonomiebestrebungen der Jugendlichen dazu führen, daß hypnotische Strategien wegen des damit verbundenen Kontrollverlusts abgelehnt werden und auch häufig zum Abbruch der Therapie führen. Rigler kommentiert diesen Sachverhalt mit den „Entwicklungsaufgaben“, mit denen die Adoleszenten konfrontiert werden, und verweist auf den von Erik Erikson geprägten Begriff des „Strebens nach Autonomie“.

Eine interessante Weiterentwicklung der Theorie Eriksons hat in der letzten Zeit Robert Kegan (1986) vorgelegt. Ich halte dessen Buch wegen seiner gründlichen wissenschaftstheoretischen Fundierung, wegen der darin enthaltenen Diskussion über die Definition von Änderungszielen und wegen des ständigen Bezugs auf „natürliche“ therapeutische Konsequenzen für eine der wichtigsten Veröffentlichungen auch und gerade für den „Praktiker“, der Hilfen für die Problemanalyse und Therapieplanung sucht.

Im Gegensatz zu seinem Vorbild Erikson orientiert sich Kegan weniger an Freud als vielmehr an Piaget und versucht, kognitive und psychoanalytische Ansätze miteinander zu versöhnen. Dies gelingt ihm, indem er – ganz im Sinne unserer Eingangsüberlegungen – „Entwicklungsprozesse als bedeutungsbildende Aktivität“ (S. 69) versteht. In ihnen wird nicht nur jeweils ausgehandelt, „welchen Teil der Organismus zum Selbst erklärt und welchen er dem Bereich des anderen zuteilt“ (S. 108). Es wird auch in einem ständigen dialektischen Prozeß das Verhältnis von Selbst und Umwelt (zwischen den Polen „Unabhängigkeit“ und „Zugehörigkeit“) bestimmt.

Wie aus der Abbildung ersichtlich, wählt Kegan zur Darstellung des psychologischen Wachstumsprozesses das Bild einer Spirale. Besser als andere Metaphern von Entwicklung kann sie verdeutlichen, daß der Prozeß des Strebens nach Gleichgewicht zwischen den Bedürfnissen nach Unabhängigkeit und Zugehörigkeit stets auch

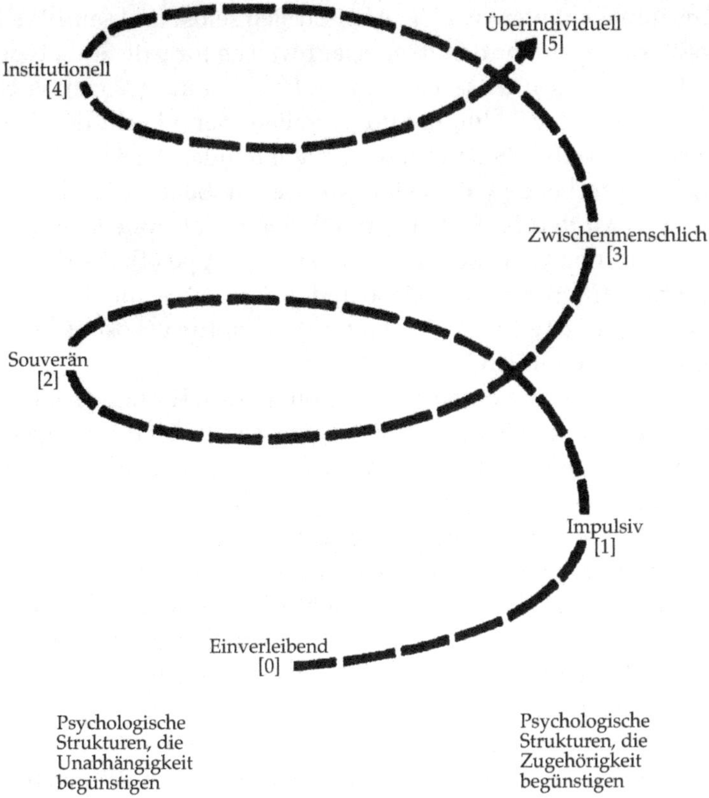

Figur 2: Die Spirale der Gleichgewichtsstufen nach Kegan

Ungleichgewicht einschließt. Das heißt auch, daß jede Bedeutungszuweisung von *Selbst in der Umwelt*, jedes Stadium der Integrität das Moment des „Umkippens" in sich birgt.

Die Spirale verdeutlicht ferner, daß auf einer höheren Ebene der Entwicklung „alte Probleme" (etwa der Loslösung von Bezugspersonen), wenn auch auf einem anderen Komplexitätsniveau, wieder auftreten können. Und schließlich soll sie zeigen, daß beide Bedürfnisse, das Streben nach Unabhängigkeit wie das Streben nach Zugehörigkeit, gleichermaßen für die Integrität bzw. die Identitätsentwicklung von Bedeutung sind.

Die verschiedenen Ebenen des (labilen) Gleichgewichts zeigen uns nun nicht nur, „wie der Mensch sich selbst und seine Welt ‚erfaßt'; sie sagen uns damit auch, auf welche für jede Stufe typische Art der Mensch diese Fassung *verlieren* kann" (Kegan, a. a. O., S. 157). Das Individuum wird vor allem dann leicht die Fassung verlieren, wenn die jeweiligen „einbindenden Kulturen", die für die entsprechende Entwicklungsphase von Bedeutung sind – zum Beispiel Mutter (Stufe 0), Eltern (1), Familie als rollenanerkennende Institution (2, 3), Schule (2, 3), Berufsgruppe (4), die Kultur der Intimität (im Bereich der Liebe und der Arbeit) –, ihre Funktionen, wie Bestätigung (Festhalten) oder Widerspruch (Loslassen), nicht hinreichend erfüllen können.

Das Gehaltenwerden in den einbindenden Kulturen bleibt demnach nicht nur, wie es noch in Winnicotts „haltender Umgebung" thematisiert wurde, auf die Phase der Kleinkinderzeit beschränkt. In der gesamten Lebensspanne können die genannten Kulturen danach beurteilt werden, inwieweit sie den jeweiligen Bedürfnissen des Individuums entsprechen. Die Analyse der einbindenden Kulturen in ihrer Stützfunktion ist ein wesentlicher Aspekt von Prävention und Therapie, wobei Kegan die therapeutische Praxis definiert „als eine einbindende Kultur ..., die einem in Schwierigkeiten geratenen Menschen die Entwicklung erleichtert" (a. a. O, S. 340).

Die hier nur sehr verkürzt und damit auch selektiv dargestellte Theorie der „Entwicklungsstufen des Selbst", die eine Weiterentwicklung der Modellannahmen Erik Eriksons darstellt, soll nun anhand einiger Beispiele aus der Praxis Milton H. Ericksons näher erläutert werden. Auch diese Beispiele werden bestenfalls nur dazu beitragen können, das Interesse an einer ausführlicheren Beschäftigung mit der Darstellung Kegans und das Interesse an einer Integration in die eigene therapeutische Praxis im Sinne eines *systematischen Eklektizismus* zu wecken.

Zur Funktion des Festhaltens – Der Februarmann

Wiederholt wird in der Literatur über Probleme berichtet, die sich aus einer ungenügenden Bedürfnisbefriedigung des „Gehaltenwerdens" durch die Mutter in der „einverleibenden" Phase ergeben. Von Mahler (1979) liegt eine eindrucksvolle Falldarstellung der kleinen Violet vor, die starke autistische Züge aufweist, offenbar verursacht durch das Unvermögen der Mutter, ihrem Kind in den ersten Lebensjahren ein Gefühl des Gehaltenwerdens zu vermitteln. Die Mutter, die selbst ähnliche Erfahrungen gemacht hat, ist sogar unfähig, ihr Kind angemessen zu versorgen. Es wird deutlich: Mit ihren autistischen Verhaltensweisen kämpft Violet ums Überleben. Ein wesentliches Vorgehen von Mahler ist nun, durch ihr Verhalten die einbindende Kultur dieser frühen Phase für Tochter und Mutter wieder aufleben zu lassen.

Bei Erickson und Rossi (1981) ist ein Kapitel dem Thema „Identität schaffen" gewidmet. Beide Autoren diskutieren den Fall einer Frau, die „ernsthaft an ihren Fähigkeiten zweifelte, eine Mutter zu sein, ... (da ihr) die Erfahrung des Bemuttertwerdens so völlig fehlte".

Rossi kündigt die Falldarstellung wie folgt an: „Durch eine Serie von Altersregressionen besucht *Erickson* sie in Gestalt des Februarmannes: eines freundlichen alten Onkels, der zu einem verläßlichen Freund und Vertrauten wurde. Eine Reihe solcher Erlebnisse ermöglichten es ihr, ein neues Gefühl des Selbstvertrauens und der eigenen Identität zu entwickeln, das sie schließlich Erfüllung in der Mutterschaft mit ihren eigenen Kindern finden ließ" (a. a. O., S. 527).

Ein zentrales Anliegen Ericksons bei der Behandlung dieses Falles ist, für die Patientin in der Regression einen Bezugsrahmen herzustellen, um „ihrem Erinnerungsspeicher neue Erlebnisse hinzu(zufügen, ihn um) neue Elemente menschlicher Beziehungen, die sie in der Realität versäumt hat", anzureichern (a. a. O., S. 537). In diesem Sinne wird, wie Rossi kommentiert, „nicht wirklich ihre Vergangenheit (verändert), aber... ihre Überzeugung in bezug auf die Vergangenheit" (a. a. O.). Das aber bedeutet, daß ihr Verhältnis von Selbst und anderen im Sinne einer Neukonstruktion von Bedeutungen verändert wird.

Während wir bei den bisherigen Darstellungen im wesentlichen über Probleme der frühen Einbindung im Sinne eines metaphorisch verstandenen Festhaltens geschrieben haben (– ich lege Wert auf den „metaphorischen" Charakter dieser Einbindung, um in meinen Intentionen nicht mit der bisweilen unkritisch angewandten „Festhaltetherapie" nach Prekop (1989) verwechselt zu werden –), sollen im folgenden einige Beispiele genannt werden, die meines Erachtens nur hinreichend verstanden werden können, wenn man den labilen Charakter der Gleichgewichtsprozesse und damit die (zumeist vorbewußt) ausgetragenen Konflikte zwischen den unterschiedlichen Strebungen nach Unabhängigkeit und Zugehörigkeit angemessen berücksichtigt.

Unabhängigkeit und Zugehörigkeit – Anorexia nervosa

Selvini Palazzoli (1982) geht in ihrem Standardwerk zur Magersucht davon aus, daß eine Spaltung oder Dissoziierung der Bedürfnisse nach Sicherheit, nach Befriedigung und nach Einsatz des Machtmotivs im Sinne Sullivans vorliegt. Verständlich wird das Erscheinungsbild bei heranwachsenden Mädchen auch, wenn wir im Sinne unserer obigen Ausführungen einen Prozeß zur Herstellung von Gleichgewicht annehmen zwischen den Polen der Zugehörigkeit (Maslow (1954), spricht bei einem vergleichbaren Stadium von der „Orientierung an Sicherheit") und der Unabhängigkeit von der Autorität der Familie.

Ein Gleichgewicht wird mühsam aufrechterhalten, indem das Streben nach Eigenständigkeit, das von der einbindenden Kultur der Familie (speziell der Mutter, die dadurch auch die frühere Phase der „Einverleibung" reaktiviert) durch übermäßiges Festhalten erschwert wird, von einer *interpsychischen* auf eine *intrapsychische* Konfliktebene verlagert wird. Mit anderen Worten, die Integrität des Selbst in diesem Konflikt wird durch eine Bedeutungszuweisung erreicht, in der Selbst und Umwelt neu definiert werden (siehe oben): Teile des Körpers werden „ausgegrenzt" und als Teil der feindlichen Umwelt angesehen, gegen den man nun Unabhängigkeit erkämpfen kann.

Selvini Palazzoli argumentiert aus einer etwas anderen theoretischen Position heraus ähnlich:

„Sie bekämpft daher ihren Körper auf zwei Ebenen:

1. Weil sie ihn als konkreten Ausdruck des unannehmbaren Teils ihres Selbst (passive Rezeptivität) ansieht, attackiert sie ihn als die Quelle ihrer Machtlosigkeit und Angst.
2. Weil sie ihn als allmächtigen Eindringling betrachtet, attackiert sie ihn als eine fremde Macht" (a. a. O., S. 90).

So gelingt es, in dem Streben nach Gleichgewicht einen Burgfrieden herzustellen, der die Lösung des interpsychischen Konfliktes außen vor läßt.

Erickson schildert seine Erfahrungen mit anorektischen Patientinnen, indem er auf die „merkwürdige emotionale Beziehung zwischen den Eltern und den Patientinnen", die er nicht einseitig als Ablösungsproblematik ansieht, näher eingeht. Auffällig erscheint ihm die „fügsame Passivität, völliger Mangel an Selbstfürsorge ... eine verdeckte Furcht vor den Eltern, insbesondere der Mutter, und Verdrängung von Hungergefühlen und allen selbstkritischen Fähigkeiten" (a. a. O., S. 317).

Er schildert die Therapie einer vierzehnjährigen Patientin: Zunächst einmal sagt er der Mutter, die alle Fragen, die er an die Tochter stellte, auf „beschützende" Weise beantwortete: „Schweigen Sie jetzt und lassen Sie ihre Tochter die Fragen beantworten." Noch durch eine andere Feststellung ist er nicht gewillt, sich auf die Seite der *einbindenden Kultur* der Familie zu stellen. Er erklärt dem Mädchen „entschieden, daß ihre Eltern sie zu mir geschickt hätten, damit ich sie zum Essen auffordere, daß ich jedoch nicht die Absicht hätte, dies zu tun; ob sie esse oder nicht, sei ihr eigenes Problem, und sie könne es damit halten, wie sie wolle" (a. a. O.).

Durch diese „paradoxe" Haltung sorgt Erickson nach unserem Vorverständnis dafür, daß der Burgfrieden der Konfliktbewältigung ein wenig gelockert wird, indem er die therapeutische Situation als eine einbindende Kultur anbietet, in der Unabhängigkeit neu ausgehandelt werden kann (auf die Interpretation, die Rossi in dem erwähnten Text anbietet und die von der unsrigen in der Schwerpunktsetzung abweicht, sei verwiesen). Nun erklärt Erickson, daß es gleichgültig sei, ob man esse oder nicht, wichtig sei, eine angemessene Mund- und Zahnpflege zu betreiben, und er könne ihr als Arzt hierzu kompetente Ratschläge erteilen. Mit diesem neuen Bezugsrahmen definiert Erickson auch die Bedeutung der nahrungsverarbeitenden Körperbereiche neu und schafft ein neues Verhältnis von Selbst und Außen, indem er dem Mädchen als Mundspülmittel Lebertran verordnet.

Das Gleichgewicht wird insofern verschoben, als sie bei dem unangenehmen Mittel ihren passiven Gehorsam nach außen aufgeben wird und ihr subjektives Wohlbefinden nun gegen außen und nicht mehr gegen Teile ihres Körpers verteidigen muß. Da anzunehmen ist, daß das Mädchen ihr Versprechen, Lebertran zur Mundspülung zu nehmen, brechen wird, kann nun auch die Bedeutung der Nahrungsaufnahme geändert werden. Nicht sie bestraft ihren als äußerlich erlebten Körperbereich durch Nahrungsverweigerung, ihre Mutter muß für das Nichteinhalten des Versprechens, den Lebertran klaglos zu benutzen, eine Bestrafung vornehmen: Die Mutter wählt Rührei!

Nachdem nun nicht nur das Verhältnis von Selbst und außen neu definiert ist, sondern hierdurch auch der Burgfrieden zwischen den Bestrebungen nach Zugehörigkeit und Unabhängigkeit ins Wanken geraten ist, kann das Verhältnis zwischen beiden Bedürfnissen neu geregelt werden. In der Zugehörigkeit zur einbindenden Kultur der Familie werden die Verhältnisse neu geregelt: Die Tochter übernimmt Verantwortung für die Mutter. Erickson „entsetzt" sich über das „Untergewicht" der Mutter und sagt dem Mädchen: „Ich möchte, daß du dafür sorgst, daß deine Mutter zunimmt, und ich möchte, daß du mir Bericht erstattest, wenn deine Mutter nicht ordentlich ißt."

Wenn der Konflikt des Mädchens nur in der Ablösung vom Elternhaus bestanden hätte, wäre eine solche Umkehrung der Fürsorge wahrscheinlich nicht erforderlich gewesen. Da aber hier das Verhältnis von Autonomie und Zugehörigkeit in ein neues stabileres Gleichgewicht gebracht werden soll, muß die Zugehörigkeit zur Familie neu geregelt werden.

Erickson geht noch einen Schritt weiter: Der Bereich, gegen den sich künftig Autonomiebedürfnisse richten sollen, darf nicht im Inneren des Mädchens, in dem als ursprünglich nicht zum Selbst gehörenden Körperaspekt angesiedelt bleiben. Er darf aber in der Übergangsphase des Gleichgewichtsprozesses, in welcher der Therapeut den Part der „einbindenden Kultur" übernommen hat, auch nicht gegen die Familie gerichtet sein. Und so versucht Erickson mit Erfolg, die Familie gegen den Therapeuten aufzubringen, die nun die Chance hat, das Gleichgewicht zwischen Unabhängigkeit und Zugehörigkeit neu zu regeln: Er beschuldigt Mutter und Tochter, seinen Anordnungen zuwidergehandelt zu haben, die Mutter, weil sie ihren „Hamburger" nicht aufgegessen, und die Tochter, weil sie ihm darüber nicht berichtet hatte. Zur „Strafe" läßt Erickson beide in seiner Praxis ein Käsesandwich zubereiten und es „unter Aufsicht" von ihnen aufessen.

Wir können an dieser Stelle nicht alle Maßnahmen, die Erickson im Fall dieses anorektischen Mädchens durchführte, diskutieren. Unsere Auswahl der Strategien und die Ex-post-Interpretation des Vorgehens (das Rossi ja mit anderen Schwerpunktsetzungen diskutiert) mag manchem „Ericksonianer" oder Familientherapeuten als zu willkürlich erscheinen. Mir kam es hier darauf an, zu zeigen, daß ein Erklärungsmodell, welches mit den geschilderten Kategorien der Identitätsentwicklung dialektische Gleichgewichtsprozesse abbildet, einige zunächst widersprüchliche Entwicklungsprozesse und Entwicklungskrisen sowie deren Änderungsversuche plausibel beschreiben kann.

Diese Falldarstellung wie auch die nachfolgende soll darüber hinaus dafür sensibilisieren, daß eine ausschließliche Berücksichtigung von Unabhängigkeitsbestrebungen bei Heranwachsenden, die ja häufig als zentrales Entwicklungsthema genannt werden, einseitig bleiben und nur zu unvollkommenen Lösungen führen muß.

Festhalten und Loslassen – Der Pakt mit dem Bettnässer

„Ein weiteres Beispiel ist der Fall eines bettnässenden achtjährigen Jungen, der von seinen Eltern in Ericksons Praxis halb getragen und halb gezerrt wurde." So leitet Rossi (a. a. O., S. 111) eine Falldarstellung ein, anhand der er die „Nutzbarmachung der Symptome" von Patienten verdeutlichen möchte.

Nicht so sehr das Bettnässen ist offensichtlich in der weiteren Darstellung als zu nutzendes Symptom gemeint, sondern der „Groll und die Feindseligkeit gegenüber allen Anwesenden".

Erickson gestaltet die Situation so, daß er und der Junge die Eltern gemeinsam aus dem Sprechzimmer weisen („Los, wir sagen ihnen, daß sie hinausgehen sollen!" er läßt den Jungen in Trance einen kleinen Hund imaginieren, und anschließend sagt er zu ihm: „Ich bin froh, daß du nicht mehr böse auf mich bist, und ich glaube nicht, daß wir deinen Eltern etwas erzählen sollten. Vielleicht würde es ihnen sogar ganz recht geschehen, wenn du wegen der Art und Weise, wie sie dich hierhergebracht haben, warten würdest, bis das Schuljahr fast vorbei ist. Aber eines steht fest: Du kannst wetten, daß sie dir einen kleinen Hund schenken werden, genau wie der kleine Spotty hier, sobald du einen Monat lang ein trockenes Bett gehabt hast, selbst wenn du kein Wort darüber sagst. Das müssen sie einfach tun. Jetzt schließe deine Augen, mach einen tiefen Atemzug, schlafe tief und wache mit einem Bärenhunger wieder auf" (a. a. O., S. 112).

Wenn wir unterstellen, daß nicht allein der posthypnotische Auftrag, einen Monat lang trocken zu bleiben, erfolgreich war, dann stellt sich die Frage, welche Erklärungen zur Strategienauswahl und zu deren Erfolg ansonsten herangezogen werden können (vgl. hierzu auch die Überlegungen von Trenkle in diesem Band). Auch hier möchte ich im Rahmen des eingangs vorgestellten theoretischen Bezugsrahmens spekulieren:

Da ist auf der einen Seite das Streben nach Unabhängigkeit bei dem Jungen, das aufgrund der „festhaltenden" Verhaltensweisen der Eltern nicht angemessen entwickelt werden kann und zu Trotzreaktionen führt. Andererseits aber ist da auch noch ein Symptom, das die Eltern mit Gewalt beseitigen wollen, das nach gängiger Auffassung auf ein Verbleiben in der „einverleibenden" Phase der frühen Kindheit hindeutet. Wie auch immer die Psychodynamik des Gleichgewichtsprozesses aussehen mag, es ist denkbar, daß das Bettnässen als Relikt früherer Harmonie in der *einverleibenden* Phase für den Jungen zur Aufrechterhaltung des relativen Gleichgewichts bedeutungsvoll, das heißt Teil seiner Integrationsbestrebungen ist.

Wie kann man diesen „Stabilisator" nun durch andere Bedeutungsträger ersetzen? Zunächst, und das geht dem vorigen Dialog voraus, muß der Therapeut sich wieder als „einbindende Kultur" zur Verfügung stellen, welche die Unabhängigkeit des Jungen absichert.

„Aber du bist immer noch wütend und ich genauso, weil sie mir befohlen haben, dich von deinem Bettnässen zu heilen. Aber sie können mir keine Befehle geben wie dir", sagt Erickson. Nun aber muß das Gleichgewicht wieder stabilisiert werden, in dem ein anderer Bedeutungsträger für Zugehörigkeit und Geborgenheit eingeführt wird, der darüber hinaus, wie im obigen Fall der Anorexie, die Fürsorgeverhältnisse umkehrt: „Aber bevor wir ihnen das zurückzahlen" – mit einer langsamen, bedeutungsvollen, Aufmerksamkeit erregenden, zeigenden Handbewegung – „schau dir diese kleinen Hunde hier an. Mir gefällt der braune am besten, aber du magst wahrscheinlich den schwarzweißen lieber, weil er weiße Vorderpfoten hat. Wenn du sehr vorsichtig bist, darfst du meinen streicheln. Ich mag kleine Hunde, du auch?" (a. a. O., S. 112).

In dieser „somnambulistischen Trance" taucht mit dem kleinen Hund nun ein Symbol auf, welches das Bedürfnis nach Zugehörigkeit in Bahnen lenkt, die auf eine Neuorientierung des Gleichgewichts hindeuten. Da Erickson später noch mit den Eltern vereinbarte, ihrem Sohn bei Symptomfreiheit einen kleinen Hund zu schenken, dürfte wohl auch die Familie durch diesen Schritt ihre Reaktionsmuster im Umgang mit den beiden Bedürfnisbereichen des Jungen ändern.

Vom Nutzen entwicklungstheoretischer Orientierung

Die Zusammenschau verschiedener entwicklungspsychologischer und klinischer Befunde und Erfahrungen kann leicht dazu verführen, die hier dargestellten Erkenntnisse und Strategien als hinreichend gesichert und für therapeutische Strategien valide anzusehen. Die voraufgehenden Überlegungen sind nach meinem Verständnis jedoch als Hypothesen zu verstehen, die im therapeutischen Setting einer ökologisch validen Überprüfung bedürfen. Im vorliegenden Band lassen sich zunehmend mehr Versuche finden, die eigene therapeutische Praxis im Sinne eines systematischen Eklektizismus zu reflektieren.

Gerade in der Arbeit mit Heranwachsenden wird der Nachteil einer naiven Herangehensweise besonders eindringlich spürbar. Wird Erickson weiterhin so mißverstanden, daß er sich einem theorielosen „naiven Eklektizismus" verpflichtet fühlte („Therapieren lernt man nicht aus Büchern, sondern vom Leben"; Rosen 1985, S. 107), dann wird er in den Herzen seiner Adepten wohl als der große Guru weiterleben. Wenn es aber gelingt, Erickson vor allem als einen Therapeuten darzustellen, der sich in seinen Strategien von unverwechselbaren Prämissen im Sinne eines „systematischen Eklektizismus" leiten ließ, dann könnte er auch in unseren Köpfen innere Suchprozesse in Gang bringen, die letztendlich erst der Individualität der Patienten (und der Einzigartigkeit der Kinder) Rechnung tragen. Individualität zu verstehen, zu akzeptieren und zu nutzen, wie Erickson es gefordert hat, wird meines Erachtens nur dann möglich sein, wenn man von einer Theorie der Individualitätsentwicklung ausgeht, die Unterschiede nicht als Zufälligkeiten mißversteht.

In der Zusammenstellung entwicklungstheoretischer Befunde bin ich davon ausgegangen, daß „Bedeutungsentwicklung" und „individuelle Konstruktion der Wirklichkeit" in Ericksons „Metatheorie" zwei zentrale, aufeinander bezogene Konstrukte sind, die helfen könnten, einer Beliebigkeit von Interpretationen und therapeutischen Strategien zu entgehen. Knapp eine Seite nach dem gerade erwähnten Zitat von S. Rosen kommt Erickson noch einmal zu Wort: „Mehr als fünfzig Jahre habe ich daran gearbeitet, die Lehre von der Hypnose von mystischen und unwissenschaftlichen Inhalten zu befreien" (Rosen, a. a. O., S. 108).

Nun sollte das Plädoyer für eine zugrundeliegende Theorie der Persönlichkeitsentwicklung nicht darauf beschränkt bleiben, die Falldarstellungen Milton H. Ericksons einer mehr oder weniger plausiblen Neuinterpretation zu unterziehen. Die Diskussion dieser Fälle unter dem geänderten Bezugsrahmen einer solchen Theorie kann uns auch Hilfen geben, wie wir uns mit Entwicklungsproblemen von Heranwachsenden auseinandersetzen. Depressive Verstimmungen etwa können etwas sehr Unterschiedliches bedeuten, wenn sie sich in Auseinandersetzung mit jeweils spezifischen „einbindenden Kulturen" auf unterschiedlichen Entwicklungsstufen und als labiles Gleichgewicht mit einer unterschiedlichen Gewichtung von Unabhängigkeits- oder Zugehörigkeitsstreben manifestieren (vgl. hierzu Kegan a. a. O.). Vor allem: Probleme mit Therapeuten und einem antizipierten Verlust von Kontrolle gerade in hypnotherapeutischen Sitzungen können, wie aus den Strategien M. H. Ericksons deutlich wurde, sehr wohl zur Erreichung therapeutischer Ziele *genutzt* werden.

Wenn psychologische Konflikte Heranwachsender beispielsweise nicht ausschließlich als Probleme zunehmender oder gestörter Autonomie, sondern als das Ergebnis einer noch mißglückten Integration von Einbindung und Unabhängigkeit gesehen werden, dann lassen sich auch Metaphern, Geschichten und strategische Konzepte entwickeln, die beide Bedürfnisse in angemessener Weise thematisieren.

Lankton und Lankton (1986) haben viele wertvolle Anregungen gegeben, wie in der Familientherapie Strategien im Sinne Ericksons entwickelt werden sollten, um den unterschiedlichen Persönlichkeitsbereichen der Klienten gerecht zu werden. Erweitert man ihre Vorschläge zur Konstruktion von therapeutischen Strategien um die Begrifflichkeit und die Überlegungen Kegans (1986), dann dürfte man weit weniger Schwierigkeiten haben, den psychologischen Entwicklungs- und Wachstumsproblemen Heranwachsender und ihrer Familien zu begegnen.

Unsere zugegebenermaßen abgegriffene Alltagsmetapher über die „Stange im Nebel" ist vor Jahren schon anspruchsvoller formuliert worden: „Anschauungen ohne Begriffe sind blind", hat Kant diesen Sachverhalt beschrieben. Wir sollten daher sowohl die Anschauungen als auch die Begriffe für unsere therapeutische Arbeit nutzbar machen und ständig reflektieren.

Bernhard Trenkle hat in diesem Band auf die Gefahren eines rigiden Schulenpurismus hingewiesen, indem er Maslow zitiert: „Wer nur einen Hammer hat, für den sieht die ganze Welt aus wie ein Nagel." Es muß der Vollständigkeit halber erwähnt werden, daß dieses Statement als Plädoyer für einen systematischen Eklektizismus Teil einer heftigen Diskussion war, die anläßlich des Symposiums „Tools or not tools – in search for eclecticism" (Wien 1959) geführt wurde. Unterstützung fand Maslow in der Aussage Carl Auers, der bekanntermaßen beipflichtete: „Wer nur einen Schraubenschlüssel hat, sucht überall nach Muttern."

Es sollen hier nicht die Argumente einiger der dort vertretenen naiven Eklektiker wiedergegeben werden, hoffnungsvoll im Sinne unserer Ausführungen stimmt, daß man sich schließlich auf den Kompromißvorschlag Auers einigen konnte: „Wer keinen Werkzeugkasten hat, muß sich nicht wundern, wenn er ganz woanders ankommt."

Literatur

Alexander, A. B., D. R. Miklich a. H. Hershkoff (1972): The immediate effects of systematic relaxation training on peak expiratory flow rates in asthmatic children. *Psychosomatic Medicin* 34 (5): 388–394.

Ambrose, G. (1961): Hypnotherapy with children. London (Staples Press).

Ambrose, G. (1968): Hypnosis in the treatment of children. *American Journal of Clinical Hypnosis* 11: 1–5.

American Psychiatric Association (1987): Diagnostic and statistical manual of mental disorders (3rd rev. ed., DSM III) Washington D.C. (American Psychiatric Association).

Antitch, J. L. S. (1967): The use of hypnosis in pediatric anesthesia. *Journal of the American Society of Psychosomatic Dentistry and Medicine* 14: 70–75.

Araoz, D. L. (1989): Die neue Hypnose. Paderborn (Junfermann).

Aronoff, G. M., S. Aronoff a. L. W. Peck (1975): Hypnotherapy in the treatment of bronchial asthma. *Annals of Allergy* 34: 356–363.

Auer, C. (1959): Der psychische Apparat und das Phänomen der Übertragung. Wien.

Azrin, N. H. a. R. G. Nunn (1973): Habit Reversal: A method of eliminating nervous habits and tics. *Behaviour Research a. Therapy* 11: 619–628.

Azrin, N. H., R. G. Nunn a. S. E. Frantz (1980): Habit Reversal vs. negative practice treatment of nervous tics. *Behavior Therapy* 1: 169–178.

Balcar, K. (1973): Indivudualizzovaneè techniky hypnotizace: Prinos M. H. Ericksona. *Ceskoslovenska psychologie* 17: 468–476.

Balcar, K. (1989): Indivuduàlni psychoterapie u deti: Sugestivni postupy. In: J. Langmeier, K. Balcar, J. Spitz: Detská psyhoterapie. Praha (Avicenum).

Bander, R. u. H. Grinder (1977): Patterns of the hypnotic techniques of Milton H. Erickson, M. D. Vol. 2, Meta Publications.

Bandler, R. u. H. Grinder (1981): Die Struktur der Magie. Paderborn (Junfermann).

Bandler, R. u. H. Grinder (1985): Reframing. Ein ökologischer Ansatz in der Psychotherapie (NLP). Paderborn (Junfermann).

Bandler, R. u. H. Grinder (1987): Therapie in Trance (2. Aufl.). Stuttgart (Klett-Cotta).

Bandler, R. u. W. Mc Donald (1990): Der feine Unterschied. NLP-Übungsbuch zu den Submodalitäten. Paderborn (Junfermann).

Barber, T. X. (1969): Hypnosis: A scientific approach. New York (Van Nostrand Renhold).

Barkley, R. A. (1988): Tic disorder and Gilles de la Tourette syndrome. In: E. M. Mash a. L. B. Terdal (eds.): Behavioral Assessment of Childhood Disorders (2nd ed.). New York (Guilford).

Bauchner, H. C., J. Howland a. R. Adair (1988): The impact of pediatric asthma education on morbidity: Assessing the evidence (Abstract). *Amer Journal Disease of Child* 142 (4): 398–399.
Baumann, F. (1970): Hypnosis and the adolescent drug abuser. *American Journal of Chinical Hypnosis* 13: 17–21.
Baumann, F. W a. F. Hinmann (1974): Treatment of incontinent boys with non-obstructive disease. *Journal Urology* 111: 114–116.
Beck, A. T. u. G. Emery (1981): Kognitive Verhaltenstherapie bei Angst und Phobien. Eine Anleitung für Therapeuten. Tübingen (DGVT).
Becker, S., G. Huppmann u. F. W. Wilker (1989): Angst und Compliance in der Zahnmedizin. In: H. G. Sergl und H. Müller-Fahlbusch (Hrsg.): Angst und Angstabbau in der Zahnmedizin. Berlin (Quintessenz).
Bernstein, N. R. (1965): Observations on the use of hypnosis with burned children on an pediatric ward. *International Journal of Clinical and Experimental Hypnosis* 13: 1–10.
Binswanger, L. (1942): Grundformen und Erkenntnis menschlichen Daseins. Zürich (Rabe).
Bliss, J. (1980): Sensory Experiences of Gilles de la Tourette syndrome. *Arch. Gen. Psychiatry* 37: 1343–1347.
Bongartz, W. (1985): Was ist Hypnose? In: B. Peter (Hrsg.): Hypnose und Hypnotherapie nach Milton H. Erickson. München (Pfeiffer), 11–19.
Bongartz, W. (1987): Messungen der verminderten Granulozytenzahl nach Hypnose mit dem Chemilumineszenzverfahren. *Experimentelle und Klinische Hypnose* 3 (2): 101–198.
Braid, J. (1843): Neurohypnology or: The rationale of nervous sleep considered in relation with animal magnetism. London (John Churchill).
Braid, J. (1960): Neurohypnology or the rationale of nervous sleep. Revised as: Braid on hypnotism (1989). New York (Julian Press).
Bramwell, J. M. (1956): Hypnotism. Its history, practice and theory. New York (Julian Press).
Brink, N. (1982): Metaphor creation for use within family therapie. *The American Journal of Clinical Hypnosis* 24 (4): 258–265.
Brunnquell, D. (1981): Hypnosis and development theory. San Francisco, 1979 (Vortrag zit. in: G. G. Gardner a. K. N. Olness (1981): Hypnosis and Hypnotherapy with children. Orlando (Grune & Stratton).
Bullen, J. G. a. D. R. Hemsley (1984): Sensory experience as a trigger in Gilles de la Tourette syndrome, TS: A case report. *J. Beh. Ther. Exp. Psychiat.* 14: 197–201.
Call, J. D. (1976): Children, parents, and hypnosis. A discussion. *International Journal of Clinical and Experimental Hypnosis* 24: 149–155.
Cameron-Bandler, L. (1978): They lived happily ever after. Cupertino, CA (Meta Publications).
Canawan, A. G. M. a. G. E. Powell (1981): The efficacy of several treatments of Gilles de la Tourette syndrome as assessed in a single case. *Beh. Res. Ther.* 19: 549–556.
Clements, R. O. (1972): Gilles de la Tourette syndrome – An overview of development and treatment of a case, using hypnotherapy, Haloperidol, and psychotherapy. *American Journal of Clinical Hypnosis* 14: 167–172.
Collison, D. R. (1970): Hypnotherapy in the management of nocturnal enuresis, *med J aust* 1: 52–54.

Comings, D. E. (1990): Tourette syndrome and human behavior. San Francisco, CA (Hope Press).
Comings, D. E., B. G. Comings a. E. Knell (1989): Hypothesis: Homozygosity in Tourette syndrome. *American Journal of Medical Genetics* 34: 413–421.
Cooper, L. M. a. P. London (1971): The development of hypnotic susceptibility. A longitudinal (convergence) study. *Child Development* 42: 487–503.
Crasilneck, H. B. a. J. A. Hall (1975): Clinical hypnosis: Principles and applications. New York (Grune & Stratton).
Creer, T. L. (1991): The application of behavioral procedures to childhood asthma: Current and future perspectives. *Patient Education and Counseling* 17: 9–22.
Cullen, S. C. (1958): Current comment case reports. Hypnoinduction techniques in pediatric anesthesia. *Anesthesiology* 19: 272–281.
de Shazer, S. (1989): Der Dreh. Heidelberg (Carl-Auer-Systeme).
Diehl, B. J. M. u. Th. Miller (1990): Moderne Suggestionsverfahren. Heidelberg (Springer).
Dilts, R. (1988): Logical levels. In: D. L. Center (ed.): Workshop paper. St. Cruz, CA (Dynamic Learning Center).
Dilts, R., T. Halboom u. S. Smith (1991): Identität, Glaubenssysteme und Gesundheit. Paderborn (Junfermann).
Edgette, J. H. (1985): The utilization of Ericksonian principles of hypnotherapy with agoraphobics. In: J. K. Zeig (ed.): Ericksonian psychotherapy (Vol. 2): Clinical applications. New York (Brunner & Mazel).
Eisenberg, L., E. A. Ascher a. L. Kanner (1959): A clinical study of Gilles de la Tourette disease (maladie des tics) in children. *American Journal of Psychiatry* 115: 717–726.
Epstein, T. (1990): Application of NLP to the SOAR-model. In: T. Epstein (ed.): Addictions and Identity Booklet Ben Lemmond, St. Cruz, CA (Dynamic Learning Center).
Erickson, M. H. (1939): An experimental investigation of the possible anti-social use of hypnosis. *Psychiatry* 2: 391–414. [dt. (1996): Eine experimentelle Untersuchung zur möglichen antisozialen Verwendung von Hypnose. In: E. L. Rossi (Hrsg.): Gesammelte Schriften von Milton H. Erickson. Bd. 2: Indirekte Suggestion und Gefahren der Hypnose. Heidelberg (Carl-Auer-Systeme), 164–206].
Erickson, M. H. (1944/80): The method employed to formulate a complex story for the induction of an experimental neurosis in a hypnotic subject. In: E. Rossi (ed.): The collected papers of Milton H. Erickson on hypnosis (Vol. III): Hypnotic investigation of psychosomatic processes. New York (Irvington), 336–355. [dt. (1997): Formulierungen einer komplexen Geschichte zur Induktion einer experimentellen Neurose bei einer hypnotischen Versuchsperson. In: E. L. Rossi (Hrsg.): Gesammelte Schriften von Milton H. Erickson. Bd. 4: Untersuchung psychodynamischer Prozesse mittels Hypnose. Heidelberg (Carl-Auer-Systeme), 421–452]
Erickson, M. H. (1958): Pediatric hypnotherapy. *American Journal of Clinical Hypnosis* 1: 25–29. [dt. (1998): Pädiatrische Hypnotherapie. In: E. L. Rossi (Hrsg.): Gesammelte Schriften von Milton H. Erickson. Bd. 5: Innovative Hypnotheraie I. Heidelberg (Carl-Auer-Systeme), 164–206].
Erickson, M. H. (1964a/1980): Pantomime techniques in hypnosis and the implications. In: E. Rossi (ed.): The collected papers of Milton H. Erickson on hypnosis

(Vol. I): The nature of hypnosis and suggestion. New York (Irvington), 331–339. [dt. (1995): Pantomimetechniken in der Hypnose und deren Bedeutung. In: E. L. Rossi (Hrsg.): Gesammelte Schriften von Milton H. Erickson. Bd. 1: Vom Wesen der Hypnose. Heidelberg (Carl-Auer-Systeme), 462–473]

Erickson, M. H. (1964b / 1980): The "surprise" and "my-friend-John" techniques of hypnosis: Minimal cues and natural field experimentation. In: E. Rossi (ed.): The collected papers of Milton H. Erickson on hypnosis (Vol. I): The nature of hypnosis and suggestion. New York (Irvington), 340–365. [dt. (1995): Zwei Hypnosetechniken: Die „Überraschungstechnik" und die „Mein-Freund-John-Technik". Minimale Hinweisreize und natürliche Feldexperimente. In: E. L. Rossi (Hrsg.): Gesammelte Schriften von Milton H. Erickson. Bd. 1: Vom Wesen der Hypnose. Heidelberg (Carl-Auer-Systeme), 474–501].

Erickson, M. H. (1966 / 1980): The interspersal hypnotic technique for symptom correction and pain control. In: E. L. Rossi (ed.) (1980): The collected papers of Milton H. Erickson on hypnosis (Vol. IV): Innovative Hypnotherapy. New York (Irvington), 262–278. [dt. (1998): Die Einstreu-Technik der Hypnose zur Symptomkorrektur und Schmerzkontrolle. In: E. L. Rossi (Hrsg.): Gesammelte Schriften von Milton H. Erickson. Bd. 5: Innovative Hypnotherapie I. Heidelberg (Carl-Auer-Systeme), 342–363].

Erickson, M. H. (1967): Advanced techniques of hypnosis. New York (Grune & Stratton).

Erickson, M. H. (1980c): Notes on minimal cues in vocal dynamics and memory. In: E. Rossi (ed.): The collected papers of Milton H. Erickson on hypnosis (Vol. I): The nature of hypnosis and suggestion New York (Irvington), 373–377. [dt. (1995): Anmerkungen zu minimalen Hinweisreizen in der Dynamik des Sprechens und im Erinnerungsvermögen. In: E. L. Rossi (Hrsg.): Gesammelte Schriften von Milton H. Erickson. Bd. 1: Vom Wesen der Hypnose. Heidelberg (Carl-Auer-Systeme), 519–524].

Erickson, M. H. (1990): The practical application of medical and dental hypnosis. New York (Brunner & Mazel).

Erickson, M. H. a. S. Rosen (1982): My voice will go with you. New York (W.W. Norton). [dt. (1996): Die Lehrgeschichte von Milton H. Erickson. Hrsg. u. komm. von Sidney Rosen. Salzhausen u. a. (Isko-Press).]

Erickson, M. H. a. E. Rossi (1976 / 80): Two level communication and the microdynamics of trance and suggestion. In: E. Rossi (ed.): The collected papers of Milton H. Erickson on hypnosis (Vol. I): The nature of hypnosis and suggestion. New York (Irvington), 430–451. [dt. (1996): Kommunikation auf zwei Ebenen und die Mikrodynamik von Trance und Suggestion. In: E. L. Rossi (Hrsg.): Gesammelte Schriften von Milton H. Erickson. Bd. 2: Indirekte Suggestion und Gefahren der Hypnose. Heidelberg (Carl-Auer-Systeme), 76–104].

Erickson, M. H. a. E. Rossi (1981): Hypnotherapy: An exploratory casebook. New York (Irvington). [dt. (2001): Hypnotherapie: Aufbau – Beispiele – Forschungen. Hrsg. von Ernest Rossi. Stuttgart (Pfeiffer bei Klett-Cotta).].

Erickson, M. H., E. Rossi u. S. Rossi (1991): Hypnose: Induktion – psychotherapeutische Anwendung – Beispiele. München (Pfeiffer).

Erikson, E. H. (1959): Childhood and society. New York (Norton).

Feldman, G. M. (1976): Effect of biofeedback training on respiratory resistance of asthmatic children. *Psychosom Med* 38: 27–37.

Fernando, S. (1967): Gilles de la Tourette syndrome: A report on four cases and review of published case reports. *British Journal of Psychiatry* 113: 607–617.

Finney, H. W., M. A. Rapoff, C. L. Hall a. E. R. Christophersen (1983): Replication and social validation of habit reversal. Treatment for tics. *Behavior Therapy* 14: 116–126.
Foerster, H. v. (1973): Das Konstruieren einer Wirklichkeit. In: P. Watzlawick (Hrsg.): Die erfundene Wirklichkeit, 39–60. München (Piper).
Forster, M. J. (1987): Zum psychoanalytischen Verständnis früh entstandener Störungen. Abhandlung zur Erlangung der Doktorwürde. Zürich.
Fourie, D. P. (1989): Hypnotherapie – Eine ökosystemische Annäherung. *Experimentelle und klinische Hypnose* 2: 161–180.
Fourie, D. P. u. S. Lifschitz (1987): Ein ökosystemischer Ansatz der Hypnose. *Zeitschrift für Experimentelle und Klinische Hypnose* 3 (1): 1–12.
Francis, P. W. J., I. R. B. Krastins a. H. Levison (1980): Oral and inhaled Salbutamol in the prevention of exercise induced bronchospasm. *Pediatrics* 66 (1): 103–108.
Frank, J. D. (1973): Persuasion and healing. Baltimore, MD (The Johns Hopkins University Press).
Freud, A. (1936): Das Ich und die Abwehrmechanismen. Wien (Psychoanalytischer Verlag).
Friedman, S. (1980): Self-control in the treatment of Gilles de la Tourette syndrome: A case study with eighteen month followup. *Journal of Consulting Clinical Psychology* 48: 400–402.
Gabert-Varga, U., M. Schmid u. D. Revenstorf (1991): Einstreutechnik und therapeutische Anekdoten zur Behandlung akuter Schmerzen. *Experimentelle und klinische Hypnose* 7 (2): 109–146.
Gardner, G. G. (1974): Hypnosis with children. *International Journal of Clinical and Experimental Hypnosis* 28: 20–38.
Gardner, G. G. (1976): Childhood, death, and human dignity: Hypnotherapy for David. *International Journal of Clinical and Experimental Hypnosis* 24: 122–139.
Gardner, G. G. (1977): Hypnosis with infants and preschool children. *American Journal of Clinical Hypnosis* 19: 158–162.
Gardner, G. G. (1978): The use of hypnotherapy in an pediatric setting. In: E. Gellert (ed.): Psychosocial aspects of pediatric care. New York (Grune & Stratton).
Gardner, G. G. (1980): Hypnosis with children. Selected readings. *International Journal of Clinical and Experimental Hypnosis* 28: 289–293.
Gardner, G. G. a. K. Olness (1981): Hypnosis and hypnotherapy with children. Philadelphia (Grune & Stratton). 2. Aufl. 1988. [dt.: K. Olness u. D. P. Kohen (2001): Lehrbuch der Kinderhypnose und -hypnotherapie. Heidelberg (Carl-Auer-Systeme).]
Gevgen, P. J., D. I. Mullally a. R. Evans (1988): National survey of prevalence of asthma among children in the United States 1976-1980. *Pediatrics* 81 (1): 1-7.
Gibson, M.T. (1966): What is your favorite thing to touch? New York (Grosset & Dunlap).
Gilligan, S. (1987): Therapeutic trances. The cooperation principle in Ericksonian hypnotherapy. New York (Brunner&Mazel).
Gilligan, S. (1991): Therapeutische Trance. Heidelberg (Carl-Auer-Systeme).
Golden, G. S. (1986): Tourette syndrome: Recent advances. *Pediatric Neurology* 2: 189-192.
Gordon, D. (1985): The role of presuppositions in Ericksonian psychotherapy. In: J. K. Zeig (ed.): Ericksonian psychotherapy (Vol. 1): Structures. New York (Brunner & Mazel).

Grinder, J. u. R. Bandler (1987): Therapie in Trance: Hypnose, Kommunikation mit dem Unbewußten. Stuttgart (Klett-Cotta).
Grinder, J., J. Delozier a. R. Bandler (1977): Patterns of the hypnotic techniques of Milton H. Erickson, M.D. (Vol. 2). Cupertino (Meta Publications).
Haerle, T. (ed.) (1992): Children with Tourette syndrome. A parents' guide. Rockville, MD (Woodbine House).
Haley, J. (1973): Uncommon therapy: The psychiatric techniques of Milton H. Erickson, M.D. New York (W. W. Norton).
Haley, J. (1978): Die Psychotherapie Milton H. Ericksons. München (Pfeiffer).
Haley, J. (ed.) (1985): Conversations with Milton H. Erickson, M. D. (Vol. 1-3). New York (Triangle Press).
Haley, J. (1989): Ordeal therapy: Ungewöhnliche Wege der Verhaltensänderung. Hamburg (Isko-Press).
Hart, O. van der (1983): Rituals in Psychotherapy: Transmissin and Continiuty. New York (Irvington).
Hartmann, H. (1939): Ego psychology and the problem of adaptation. New York (International Universities Press).
Havens, R. A. (1985): The unintentional creation of a school phobia using hypnotic dynamics of interaction. In: J. K. Zeig (ed.): Ericksonian psychotherapy (Vol. 2): Clinical applications. New York (Brunner & Mazel).
Heller, S. a. T. Steele (1986): There's no such a thing as hypnosis. Phoenix (Falcon Press).
Hetmann, F. (1978): Indianermärchen aus Nordamerika. Märchen der Welt. Frankfurt/M. (Fischer).
Hilgard, E. R. (1971): Hypnosis and childlikeness. In: J. P. Hill (ed.): Minnesota symposia on child psychology (Vol. 5). Minneapolis (University of Minnesota Press).
Hilgard, E. R. (1989): Eine Neo-Dissoziationstheorie des geteilten Bewußtseins. *Hypnose und Kognition* 6 (2): 3-22.
Hilgard, E. R. a. J. R. Hilgard (1983): Hypnosis in the relief of pain. Los Altos, CA (William Kaufmann).
Hilgard, J. R. a. S. LeBaron (1982): Relief of anxiety and pain in children with cancer: Quantitative measures and qualitative clinical observations in a flexible approach. *International Journal of Clinical and Experimental Hypnosis* 30: 417–442.
Hilgard, J. R. a. S. LeBaron (1984): Hypnotherapy of pain in children with cancer. Los Altos, CA (William Kaufmann).
Hilgard, J. R. a. A. H. Morgan (1978): Treatment of anxiety and pain in childhood cancer through hypnosis. In: F. H. Frankel a. H. S. Zamansky (eds.): Hypnosis at its bisentennial. New York (Plenum Press).
Hindi-Alexander, M. C. (1987): Asthma education programs: Their role in asthma morbidity and mortality. *J Allergy and Clinical Immunology* 80 (3, Part 2): 492–494.
Hohler, F. (1975): Bedingungen für die Nahrungsaufnahme. In: F. Hohler: Der Rand von Ostermundiges. Frankfurt/Main (Luchterhand).
Hohler, F. (1985): Tschipo und die Pinguine. Darmstadt (Luchterhand).
Holtz, K. L. (1989): Naiver oder systematischer Eklektizismus? Entwicklungsorientierte Überlegungen zu therapeutischen Strategien nach M. H. Erickson. In: O. Sasse u. N. Stoellger (Hrsg.): Offene Sonderpädagogik – Innovationen

in sonderpädagogischer Theorie und Praxis. Frankfurt/M. (Peter Lang), 169–181.
Holtz, K. L. (1990a): Entwicklungspsychologische Überlegungen zur Hypnotherapie bei Kindern und Jugendlichen. *Hypnose und Kognition* 7 (1): 50–66.
Holtz, K. L. (1990b): Auf dem Weg zur Integrität – Erickson meets Erikson. *Hypnose und Kognition* 8 (1): 81–89.
Holtz, K. L. (1991): Argumente für eine Entwicklungstherapie. *Sonderpädagogik* 21 (2): 70–82.
Holtz, K. L. (1992): Argumente für eine Entwicklungstherapie. Arbeitsbericht 1 des Projekts „Analyse psychotherapeutischer Konzepte bei pädagogisch relevanten Fragestellungen". Fachbereich Sonderpädagogik der Pädagogischen Hochschule Heidelberg.
Holtz, K. L. u. B. Trenkle (1988): Psychotherapeutische Strategien nach Milton H. Erickson bei „autistischen" Verhaltensweisen. Beispiele zur Wiederherstellung der Dialogfähigkeit. In: G. Iben (Hrsg.): Das Dialogische in der Heilpädagogik. Mainz (Grünewald).
Hoppe, F. u. E. Winderl (1986): Hypnotische Schmerzlinderung – Erklärungsansätze, Vorgehensweisen und Befunde. *Hypnose und Kognition* 3 (1): 9–26.
Hull, C. L. (1963): Hypnosis and suggestibility. An experimental approach. New York (Appleton).
Jacobs, L. (1962): Hypnosis in clinical pediatrics. *New York State Journal of Medicine* 62: 3781.
Jacobs, L. (1964): Sleep problems of children: Treatment by hypnosis. *New York State Journal of Medicine* 64: 629–634.
Janet, P. (1929): L'evolution psychologique de la personnalité. Paris. (Chahine).
Janosch (1989): Traumstunde für Siebenschläfer. Weinheim/Basel (Beltz).
Jencks, B. et al. (1982): Preschool Asthma Program: Self-care training for asthmatic children ages two to five – Teacher's Manual Utah Lung Association.
Johnson, R.-L. (1981): Use of hypnosis with enuretic adolescents. *J. Curr. Adolesc Med.*, May 1981.
Kegan, R. (1986): Die Entwicklungstufen des Selbst. München (Peter Kindt).
Khan, A. U. (1977): Effectiveness of biofeedback and counterconditioning in the treatment of bronchial asthma. *J of Psychosom Res* 21: 97–194.
King, A. C. a. T. H. Ollendick (1984): Gilles de la Tourette disorder: A review. *Journal of Clinical Child Psychology* 13: 2–9.
Kinsman, R. A. et al. (1980): Anxiety reduction in asthma: Four catches to general application. *Psychosom Med* 42 (4): 397–405.
Kohen, D. P. (1980): Relaxation/mental imagery (self-hypnosis) and Pelvic examinations in adolescents. *Journal of Developmental and Behavioral Pediatrics* 1: 180–186.
Kohen, D. P. (1985): Educational and exercise programs for asthmatic children. *Southern Medical Journal* 78 (8): 948–950, 953.
Kohen, D. P. (1986a): Relaxation mental imagery (self-hypnosis) in the management of asthma. Preliminary report of pulmonary function studies and behavioral outcomes in a prospective long term study with 28 children (Abstract). *Amer J Disease of Child* 140 (4): 292–298.
Kohen, D. P. (1986b): The value of relaxation/mental imagery (self-hypnosis) to the management of children with asthma: A cyberphysiologic approach. *Topics in Pediatrics* 4 (1): 11–18.

Kohen, D. P. a. E. Wynne (1988): A preschool family asthma education program: Uses of storytelling, imagery, and relaxation presented to the scientific program of the 11th International Congress of Hypnosis and Psychosomatic Medicine, The Hague, The Netherlands, August 1988.

Kohen, D. P. (1990): Group hypnotherapy for children with asthma and for their parents (Videotape). Children's Hospital of St. Paul Asthma Support Group, February 1990.

Kohen, D. P. (1991a): Applications of relaxation and mental imagery (self-hypnosis) for habit problems. *Pediatric Annals* 20 (3): 136–144.

Kohen, D. P. (1991b): Applications of relaxation/mental imagery (self-hypnosis) in pediatric emergencies. *Int J Clin Exper Hyp* 34 (4): 283–294.

Kohen, D. P. a. K. N. Olness (1993): Hypnosis with children. In: J. Rhue, S. J. Lynn a. I. Kirsch (eds.): Handbook of clinical hypnosis. Washington, DC (American Psychological Association).

Kohen, D. P., K. N. Olness, S. O. Colwell a. A. Heimel (1984): The use of relaxation/mental imagery (self-hypnosis) in the management of 505 pediatric behavioral encounters. *Journal of Developmental and Behavioral Pediatrics* 5: 21–25. [dt. in *Hypnose und Kognition* 7 (1): 30–40.]

Kohen, D. P., K. N. Olness, S. O. Colwell u. A. Heimel (1990): Entspannung und mentales Vorstellungstraining in der pädiatrischen Sprechstunde. *Hypnose und Kognition* 7 (1).

Kohen, D. P. a. P. Botts (1987): Relaxation-imagery (self-hypnosis) in Tourette syndrome: Experience with four children. *American Journal of Clinical Hypnosis* 29 (4): 227–237.

Konig, P. (1978): Pharmacologic management of childhood asthma. *Advances in Asthma and Allergy* 5: 3.

Kossak, H. C. (1987): Verhaltenstherapie generalisierter Sozialängste. Kognitive Umstrukturierung unter Hypnose. *Zeitschrift für Experimentelle und Klinische Hypnose* 3: 13–28.

Kossak, H. C. (1989): Hypnose. Ein Lehrbuch. München (Verlags-Union).

Krojanker, R. J. (1969): Human hypnosis, animal hypnotic states, and the induction of sleep in infants. *American Journal of Clinical Hypnosis* 11: 178–179.

Kruse, P. u. V. Gheorgiu (1989): Suggestion, Hypnose, die Kategorie des Unbewußten und das Phänomen der Dissoziation: Ordnungsbildung in kognitiven Systemen. *Hypnose und Kognition* 6 (2): 49–61.

Kruse, P. u. M. Stadler (1987): Radikaler Konstruktivismus – Psychologische Überlegungen zu einem philosophischen Zweifel. Bericht über den 35. Kongreß der Deutschen Gesellschaft für Psychologie in Heidelberg 1986, 2, 199–210.

Kruse, P. u. M. Stadler (1989): Stability and instability in cognitive systems: Multistability suggestions and psychosomatic interaction. In: H. Haken a. M. Stadler (eds.): Synergetics in cognition. Berlin (Springer).

Kruse, P. (1991): Ein konstruktivistischer Therapieentwurf. Bremen (unveröffentl.)

Kurlan, R., D. Lichter a. D. Hewitt (1989): Sensory Tics. *Tourette Syndrome Neurology* 39: 731–734.

Kuttner, L. (1988): Favorite stories: A hypnotic pain-reduction technique for children in acute pain. *American Journal of Clinical Hypnosis* 30: 289–295.

Kübler, R. u. K. Allert-Wybranietz (1990): Die Farben der Wirklichkeit. Fellbach (Lucy Körner).

Lankton, S. (1980): Practical magic. Cupertino, CA (Meta Publications).

Lankton, S. R. a. C. H. Lankton (1983): The answer within: A clinical framework of Ericksonian hypnotherapie. New York (Brunner/Mazel).
Lankton, S. R. a. C. H. Lankton (1986): Enchantment and intervention in family therapy. Training in Ericksonian approaches. New York (Brunner/Mazel).
LeBaron, S. (1985): The fragile therapy. *Kwartaalschrift voor Directieve Therapie en Hypnose* 3: 272–276.
LeBaron, S. a. L. K. Zeltzer (1984a): Assessment of acute pain and anxiety in children and adolescents by self-reports, observer reports, and behavioral checklist. *Journal of Consulting and Clinical Psychology* 52: 729–738.
LeBaron, S. a. L. K. Zeltzer (1984b): Hypnosis and suggestion for the reduction of pain, anxiety and vomiting in children with cancer. *Kwartaalschrift voor Directieve Therapie en Hypnose* 4: 100–109.
LeBaron, S. a. L. K. Zeltzer (1985): The role of imagery in the treatment of dying children and adolescents. *Journal of Developmental and Behavioral Pediatrics* 6: 252–258.
LeBaron, S. et al. (1985): Paternalistic versus egalitarian physician styles: The treatment of patients in crisis. *Journal of Family Practice* 21 (1): 56–62.
LeBaron, S. et al. (1989): An investigation of cold pressor pain in children (Part I). *Pain* 37: 161–171.
LeBaron, S. (1990): In memoriam Josephine Hilgard – Klinische Erkenntnis und kritischer Geist. *Hypnose & Kognition* 7 (1).
Leffert, F. (1980): The management of acute severe asthma. *Journal of Pediatrics* 96 (1): 1–12.
Lindner, H. a. H. Stevens (1967): Hypnotherapy and psychodynamics in the syndrome of Gilles de la Tourette. *International Journal of Clinical and Experimental Hypnosis* 15: 151–155.
Lowen, A. (1965): Love and Orgasm. New York (Macmillan).
Luparello, T. et al. (1968): Influences of suggestion airway reading in asthmatic subjects. *Psychosom Med* 30 (6).
Mahler, M. (1968): On human symbiosis and the vicissitudes of individuation. New York. (International Universities Press). [dt. (1979): Symbiose und Individuation. Stuttgart (Klett-Cotta)].
Maher-Longhman, G. P. (1970): Hypnosis and autohypnosis for the treatment of asthma. *Int J Clin Exper Hyp* 18: 1–14.
Maher-Longhman, G. P. (1978): Hypnosis in bronchial asthma. In: E. B. Weiss a. M. S. Segal (eds.): Bronchial asthma in mechanisms and therapeutics (ch 69). Boston, MA (Little Brown), 1041–1054.
Mahler, M. S. (1979): Symbiose und Individuation (Bd. 1): Psychosen im frühen Kindesalter (2. Aufl.). Stuttgart (Klett-Cotta).
Marion, R. J., T. L. Creer a. R. V. C. Reynolds (1985): Direct and indirect costs associated with the management of childhood asthma. *Annals of Allergy* 54: 31–34.
Marshall, S. et al. (1973): Enuresis of various therapeutic approaches. *Pediatrics* 52: 813–817.
Maslow, A. H. (1954): Motivation and personality. New York (Harper & Row).
Mattson, A. (1975): Psychologic aspects of childhood asthma. *Pediatric Clinics of North America* 22 (1): 77–89.
Maturana, H. (1982): Erkennen: Die Organisation und Verkörperung von Wirklichkeit. Braunschweig (Vieweg).
Maturana, H. u. F. Varela (1987): Der Baum der Erkenntnis. Bern (Scherz).

McKinnon, R. C. (1967): Gilles de la Tourette syndrome: A case showing electroencephalographic changes and response to Haloperidol. *Medical Journal of Australia* 2: 21–22.
Mills, J. a. R. Crowley (1986): Therapeutic metaphors for children and the child within. New York (Brunner/Mazel). [dt. (1996): Therapeutische Metaphern für Kinder und das Kind in uns. Heidelberg (Carl-Auer-Systeme).]
Mindell, A. (1988): Der Leib und die Träume. Paderborn (Junfermann).
Moore, N. (1979): Behavior therapy in bronchial asthma: A controlled study. *J of Psychosom Res* 9: 257–267.
Mrochen, S. (1987): Die Verwendung von Hypnosemustern bei der Behandlung von sprachgestörten Kindern. *Vierteljahresschrift für Heilpädagogik und ihre Nachbargebiete* 56 (2): 409–412.
Mrochen, S. (1989): Ressourcenbezogene Arbeit mit Kindern und Jugendlichen – Anregungen aus den strategischen und hypnotherapeutischen Konzepten Milton H. Ericksons. In: O. Sasse u. N. Stoellger (Hrsg.): Offene Sonderpädagogik – Innovationen in sonderpädagogischer Theorie und Praxis. Frankfurt a. M. (Peter Lang).
Mrochen, S. (1990a): Zum Stand der Forschung in der Kinderhypnose. *Hypnose und Kognition* 7 (1).
Mrochen, S. (1990b): Die Ansätze von M. H. Erickson und F. Baumann in der hypnotherapeutischen Arbeit mit Kindern und Jugendlichen. *Hypnose und Kognition* 7 (1).
Mrochen, S. (1990c): Hypnotherapie bei Kindern und Jugendlichen. (Seminarunterlage) Wien.
Nagel, H. u. M. Seifert (1979): Inflation der Therapieformen: Gruppen- und Einzeltherapien in der sozialpädagogischen und klinischen Praxis. Reinbek (Rowohlt).
Neinstein, L. S. a. J. Dash (1982): Hypnosis as an adjunct therapy for asthma: case report. *J of Psychosom Res* 9: 257–276.
Oaklander, V. (1984): Gestalttherapie mit Kindern und Jugendlichen. Stuttgart (Klett-Cotta).
Olness, K. (1975): The use of self-hypnosis in the treatment of childhood nocturnal enuresis. A report on forty patients. *Clinical Pediatrics* 14 (3): 272–279.
Olness, K. (1981): Imagery (self-hypnosis) as adjunct therapy in childhood cancer: Clinical experience with 25 patients. *American Journal of Pediatric Hematology/Oncology* 3: 313–321.
Olness, K. a. G. G. Gardner (1978): Some guidelines for uses of hypnotherapy in pediatrics. *Pediatrics* 62: 228–233.
Olness, K. a. G. G. Gardner (1988): Hypnosis and Hypnotherapy with children. Philadelphia (Grune & Stratton).
Olness, K., J. MacDonald a. D. Uden (1987): Prospective study comparing Propanolol, placebo, and hypnosis in the management of juvenile migraine. *Pediatrics* 79 (4): 593–597.
Oseid, S. a. M. A. Edwards (eds.) (1983): The asthmatic child in play and sport (proceedings of an international symposium, Oslo, Norway). London (Pitmann).
Oudshoorn, D. N. (1985): Kinder-en adolescenten Psychiatrie. Deventer (Van Loghum Slaterus).
Oudshoorn, D. N. (1988): Hypnoseanwendungen bei Bettnässern. *Zeitschrift für Experimentelle und Klinische Hypnose* 4 (1): 59–74.

Palut, T. (1988): Children with asthma: *A manual for parents* (2nd ed.). Amherst, MA (Pedipress).
Perls, F. (1969): Gestalt therapy verbatim. Lafayette, CA (Real People Press).
Peseschkian, N. (1979): Der Kaufmann und der Papagei. Frankfurt/M. (Fischer).
Peseschkian, N. (1987): Auf der Suche nach dem Sinn. Frankfurt/M. (Fischer).
Peter, B. (1985): Hypnose und Hypnotherapie nach Milton H. Erickson: Grundlagen und Anwendungsfehler. München (Pfeiffer).
Peter, B. (1986): Hypnotherapeutische Schmerzkontrolle. Ein Überblick. *Hypnose u. Kognition*. 3: 27-41
Peter, B. (1988): Klinische Hypnose. In: C. Kraiker u. B. Peter (Hrsg.): Psychotherapieführer (2., erw. Aufl.). München (Beck).
Peter, B., C. Kraiker u. D. Revenstorf (Hrsg.) (1991): Hypnose und Verhaltenstherapie. Bern/Stuttgart/Toronto (Hans Huber).
Philip, R. L., G. J. Wilde a. J. H. Day (1972): Suggestion and relaxation in asthmatics. *J of Psychosom Res* 16: (3): 193–204.
Phoenix Kongress (1990): Using metaphor and the interspersal technique. Live-Demonstration at the workshop "Accessing resources: Ericksonian hypnotherapy with individuals and couples". Wien, 1990. *American Journal of Clinical Hypnosis* 8: 269–274.
Plaut, T. F. (1988): Childreen with Asthma: A Manual for Parents. Amherst, Mass. (Pedipress).
Polites, J., D. Kruger a. J. Stevenson (1965): Sequential treatment of a case of Gilles de la Tourette syndrome. *British Journal of Medical Psychology* 38: 43–52.
Prekop, J. (1989): Hättest du mich festgehalten: Grundlagen und Anwendung der Festhaltetherapie. München (Kösel).
Rachelefsky, G. S. (1987): Review of asthma self-management programs. *J Allergy and Clinical Immunology* 80 (3, Part 2): 506–511.
Rakos, R. F., M. V. Grodek a. K. K. Mack (1985): The impact of a self-administered behavioral intervention program in pediatric asthma. *J of Psychosomatic Research* 29 (1): 101–108.
Rhead, C. (1969): The role of pregenital fixations in agoraphobia. *Journal of the American Psychoanalytic Association* 17: 848–861.
Reich, W. (1949): Character analysis. New York (Orgone Institute Press).
Reinecker, H. (1991): Zwänge, Diagnose, Theorien und Behandlung. Bern u. a. (Huber).
Revenstorf, D. (1990): Klinische Hypnose. Berlin (Springer).
Riegas, V. u. C. Vetter (1990): Zur Biologie der Kognition. Frankfurt/M. (Suhrkamp).
Rigler, D. (1985): Adolescence and hypnotherapy. In: J. K. Zeig (ed.): Ericksonian Psychotherapy (Vol. 2): Clinical Applications. New York (Brunner/Mazel).
Rittermann, M. (1983): Using Hypnosis in Family Therapy. San Francisco (Jossey-Bass).
Robin, A., M. Schneider a. M. Dolnick (1976): The turtle technique: An extended case study of selfcontrol in the classroom. *Psychology in the Schools* 12: 120–128.
Rosen, S. (1985): Philosophie und Wertesystem Milton H. Ericksons. In: B. Peter (Hrsg.): Hypnose und Hypnotherapie nach Milton H. Erickson. Grundlagen und Anwendungsfelder. München (Pfeiffer).
Rosen, S. (Hrsg.) (1990): Die Lehrgeschichten von Milton H. Erickson. Hamburg (Iskopress).

Ross, A. O. (1976): Psychological aspects of learning disabilities and reading disorders. New York (Mc-Graw-Hill).
Rossi, E. (1972/1985): Dreams and the Growth of Personality (2nd ed.). New York (Brunner/Mazel).
Rossi, E., M. Ryan a. F. Sharp (1983): Healing in hypnosis (Vol. I): The seminars, workshops, and lectures of Milton H. Erickson. New York (Irvington).
Roth, J. et al. (1985): Evolutionary origins of neuro peptides, hormones, and receptor: Possible applications to immunology. *The Journal of Immunology* 135 (2): 816–819.
Roth, S. (1987a): Erkenntnis und Realität. In: S. Schmidt (Hrsg.): Der Diskurs des radikalen Konstruktivismus. Frankfurt/M. (Suhrkamp), 229–255.
Roth, S. (1987b): Autopoiese und Kognition. In: S. Schmidt (Hrsg.): Der Diskurs des radikalen Konstruktivismus. Frankfurt/M. (Suhrkamp), 256–286.
Sarbin, T. R. a. W. C. Coe (1972): Hypnosis: A social psychological analysis of influence communication. New York (Holt, Rinehart & Winston).
Savicki, V. a. A. S. Carlin (1972): Behavioural treatment of Gilles de la Tourette syndrome. *Int. J. Child Psychotherapy* 1: 97–109.
Schami, R. (1987): Malula. Märchen und Märchenhaftes aus meinem Dorf. München (Deutscher Taschenbuch Verlag).
Schecter, N. L. (1989): Acute pain in children. *The Pediatric Clinics of North America* 36 (4).
Scherr, M. S. a. P. L. Crawford (1978): Three-year evaluation of biofeedback techniques in the treatment of children wiht chronic asthma in a summer camp environment. *Annals of Allergy* 41: 288–292.
Schiepek, G. (1986): Systemische Diagnostik in der Klinischen Psychologie. Weinheim (Psychologie Verlags-Union).
Schmidt, G. (1985): Systemische Familientherapie als zirkuläre Hypnotherapie. *Familiendynamik* 10 (3).
Schmierer, A. (1992): Einführung in die zahnärztliche Hypnose. Berlin (Quintessenz).
Schmierer, G. (1988): Die Hypnoseassistentin – Eine neue Möglichkeit der Zusammenarbeit in der zahnärztlichen Praxis. *Zahnarztmagazin*, 2: 17–18.
Schmierer, G. (1992): Beim Zahnarzt ohne Streß: Entspannte Zahnbehandlung. Tonbandcassette und Anwendungsbroschüre. Salzhausen (Isko-Press).
Schneck, J. M. (1960): Gilles de la Tourette disease. *American Journal of Psychiatry* 117: 78–82.
Schürer, M. (1972): K motivaci ditete v individuálni hypnoterapii. *Psychológia a patapsychológia dietata* 7: 269–271.
Selvini Palazzoli, M. (1982): Magersucht. Stuttgart (Klett-Cotta).
Shapiro, A. K. et al. (1988): Sensory tics. In: A. K. Shapiro et al. (eds.): Gilles de la Tourette syndrome (2nd ed.). New York (Raven Press), 356–360.
Sheffer, A. L. et al. (eds.) (1991a): Guidelines for the diagnosis and management of asthma: National Asthma Education Program and Expert Panel Report. Office of Prevention, Education and Control; National Heart, Lung and Blood Institute; National Institutes of Health. Bethesda, MD: Publication No. 91–3042, June 1991 (U.S. Department of Health and Human Services).
Sheffer, A. L. et al. (eds.) (1991b): Executive summary: Guidelines for the diagnosis and management of asthma. Office of Prevention, Education and Control; National Heart, Lung and Blood Institute; National Institutes of Health. Bethesda, MD: Publication No. 91–3042A, June 1991 (U.S. Department of Health and Human Services).

Shelov, St. P. et al. (1981): Enuresis: A contrast of attitudes of parents and physicians. *Pediatrics* 67 (5), 707–710.
Silber, S. (1973): Fairy tales and symbols in hypnotherapy of children with certain Speech Disorders. *International Journal of Clinical and Experimental Hypnosis* 4: 272–283.
Singer, J. (1974): Imagery and daydreams methods in psychotherapy and behavior modification. New York (Academic Press).
Spanos, N. P. (1973): Hypnosis: A sociological and phaenomenological perspective. Boston University Dissertation.
Spiel, W. (1976): Therapie in der Kinder- und Jugendpsychiatrie (2. Aufl.). Stuttgart (Thieme).
Spithill, A. (1974): Treatment of a monosymptomatic tic by hypnosis: A case study. *American Journal of Clinical Hypnosis* 17: 88–93.
St. James-Roberts, N. a. G. E. Powell (1979): A case study comparing the effects of relaxation and massed practice upon tic frequency. *Beh. Res Ther.* 17: 401 403.
Stadler, M. u. P. Kruse (1990): Über Wirklichkeitskriterien. In: V. Riegas u. C. Vetter (Hrsg.): Zur Biologie der Kognition. Frankfurt/M. (Suhrkamp).
Stein, N. a. C. Glenn (1979): An analysis of story comprehension in elementary school children. In: R. Fredle (ed.): New directions in discourse processing (Vol. 2). Norwood, NJ (Ablex Inc.).
Stern, C. R. (1985): There's no theory like no-theory: The Ericksonian approach in perspective. In: J. K. Zeig (ed.): Ericksonian Psychotherapy Vol. 1: Structures. New York (Brunner/Mazel).
Stern, W. (1927): Psychologie der frühen Kindheit (4. Aufl.). Leipzig (Quelle & Meyer).
Tafoya, T. (1991): Mit den Augen des Adlers und der Maus. In: H. Brandau (Hrsg.): Supervision. Salzburg (Otto Müller), 251–256.
Taggert, V. S. et al. (1991): You can control asthma: Evaluation of an asthma education program for hospitalized inner-city children. *Patient Education and Counselling* 17: 35–47.
Tansey, M. A. (1986): A simple and a complex tic (Gilles de la Tourette syndrome): Their response to EEG sensorimotor rhythm biofeedback training. *International Journal of Psychophysiology* 4: 91–97.
Thomas, E. J., K. S. Abrams a. J. B. Johnson (1971): Self-monitoring and reciprocal inhibition in the modification of multiple tics of Gilles de la Tourette syndrome. *J. Beh. Ther. and Exp. Psychiat.* 2: 159–171.
Tinterow, M. M. (1970): Foundation of hypnosis. From Mesmer to Freud. Springfield, (C.C. Thomas).
Tomm, K. (1989): Das Problem externalisieren und die persönlichen Mittel und Möglichkeiten internalisieren. *Zeitschrift für systemische Therapie* 7 (3): 200–205. [auch in: K. Tomm (2001): Die Fragen des Beobachters. Heidelberg (Carl-Auer-Systeme].
Tophoff, M. (1973): Massed practice, relaxation, and assertion training in the treatment of Gilles de la Tourette syndrome. *Journal of Behavior Therapy and Experimental Psychiatry* 4: 71–73.
Trenkle, B. (1985): Anekdoten und Metaphern: Indirekte Ericksonsche Techniken in Psychotherapie, Medizin und Familientherapie. In: B. Peter (Hrsg.): Hypnose und Hypnotherapie nach Milton H. Erickson. München (Pfeiffer), 128–144.
Trenkle, B. (1988a): Charles Van Riper meets Milton H. Erickson: Approaches in the treatment of the adult stutterer. In: S. R. Lankton a. J. K. Zeig (eds.):

Treatment of special populations with Ericksonian approaches (Ericksonian Monographs No. 3). New York (Brunner/Mazel), 54–68.
Trenkle, B. (1988b): Hypnose und Psychotherapie nach Milton H. Erickson bei der Behandlung einer Stimmstörung. Eine Fallstudie. In: H. Gundermann (Hrsg.): Aktuelle Probleme der Stimmtherapie. Stuttgart (Fischer).
Trenkle, B. u. M. Brunner (1986): Möglichkeiten in der Behandlung der Sprechangst nach Charles Van Riper und Milton H. Erickson: Prinzipien und Techniken. In: G. Lotzmann (Hrsg.): Sprechangst in ihrer Beziehung zu Kommunikationsstörungen. Berlin (Marhold).
Tromater, F. T. (1961): Some developmental correlates of hypnotic susceptibility. Urbana (University of Illinois).
Turpin, G. (1983): The behavioural management of the tic disorders: A critical review. In: *Adv. Beh. Res Ther.* 5: 203–245.
Turpin, G. a. G. Powell (1984): Effects of massed practice and cue-controlled relaxation on the tic frequency in Gilles de la Tourette syndrome. *Beh Res & Ther.* 22: 165–178.
Ullrich, H., M.-T. Paradis u. F. A. Mesmer (1961/1962): Jahrbuch des Vereins für die Geschichte der Stadt Wien 17–18: 149–188.
Van Riper, C. (1986): Die Behandlung des Stotterns. Solingen (Bundesvereinigung Stotterer-Selbsthilfe e.V.).
Vanderlinden, J. (1991): Männeken Pis aus Brüssel: Unterricht im Pinkeln. *Zeitschrift für Experimentelle und Klinische Hypnose* 7 (1): 1–8.
Vogt, M. (1990): Hypnosetherapie mit Kindern und Jugendlichen nach M. H. Erickson ohne klassische Tranceinduktion. *Zeitschrift für Experimentelle und Klinische Hypnose* 6 (1): 7–20.
Vogt, M. (1991): Konstruktivistische Metatheorie und systemische Praxis. (unveröffentl. Manuskript).
Vosniadou, S. (1987): Children and metaphors. *Child Development* 58: 870–885.
Waldfogel, S., J. Coolidge a. P. Hahn (1957): The development, meaning, and management of school phobia. *American Journal of Orthopsychiatry* 27: 754–780.
Wakeman, R. J. a. Z. J. Kaplan (1978): An experimental study of hypnosis in painful burns. *American Journal of Clinical Hypnosis* 21: 3–12.
Watzlawick, P. (1984): Die erfundene Wirklichkeit. München (Piper)
Weitzenhoffer, A. M. a. E. R. Hilgard (1959): Stanford hypnotic susceptibility scale, forms A and B. Palo Alto, CA (Consulting Psychologists Press).
Williams, S. K. (1984): Durch Traumarbeit zum eigenen Selbst. Interlaken (Ansata).
Winnicott, D. D. (1965): The maturational processes and the facilitating environment. New York (Basic Books).
Wolpe, J. (1982): Praxis der Verhaltenstherapie. Bern/Stuttgart (Hans Huber).
Wolpe, J. a. A. A. Lazarus (1966): Behavior Therapy Techniques. London (Pergamon Press).
Wygotski, L. (1987): Ausgewählte Schriften (Bd. 2): Arbeiten zur psychischen Entwicklung der Persönlichkeit. Berlin (Volk und Wissen Volkseigener Verlag), S. 626 [Orig. (1984) Moskau (Pedagogika).]
Yorkston, N. J. et al. (1974): Verbal desensitization in bronchial asthma. *J of Psychosom Res* 18: 371–376
Young, M. G. (1991): Tics. In: W. C. Wester and D. J. O'Grady (eds.): Clinical hypnosis with children. New York (Brunner & Mazel).

Young, M. H. (1984): Hypnosis as a behavioral intervention in pediatric neurology. Paper presented at the 27th Annual Scientific Meeting of the America Society of Clinical Hypnosis. San Francisco, CA, November 1984.
Young, M. H. (1989): Self-management training in children with tic disorders: Clinical experience with hypnobehavioral treatment. Paper presented to the 31st Annual Scientific Meeting of the American Society of Clinical Hypnosis. Nashville, TN, March 1989.
Young, M. H. and R. J. Montano (1988): A new hypnobehavioral method for the treatment of children with Tourette's disorder. *American Journal of Clinical Hypnosis* 31 (2): 97–106.
Zahm, D. N. (1983): A clinical outcome study of hypnosis treatment upon the tics associated with Gilles de la Tourette syndrome. Paper pesented at the 25th Annual Scientific Meeting of the American Society of Clinical Hypnosis. (Vortragsmanuskript).
Zeig, J. K. (1985a): Experiencing Erickson: An introduction to the man and his work. New York (Brunner & Mazel).
Zeig, J. K. (ed.) (1985b): Ericksonian Psychotherapy (Vol. 1): Structures. New York (Brunner/Mazel).
Zeig, J. K. (1987): Therapeutic patterns of Ericksonian influence communication. In: J. K. Zeig (ed.): The evolution of psychotherapy. New York (Brunner & Mazel), 392–406. [dt. (1988): Therapeutische Muster der Ericksonschen Kommunikation der Beeinflussung. *Hypnose und Kognition* 5 (2): 5–8].
Zeig, J. K. (Hrsg.) (1991): Meine Stimme begleitet Sie überall hin. Ein Lehrseminar mit Milton H. Erickson (4. Aufl.). Stuttgart (Klett-Cotta). [Orig. (1980): A teaching seminar with Milton H. Erickson. New York (Brunner/Mazel).]
Zeltzer, L., H. Dash a. J. P. Holland (1979): Hypnotically induced pain control in sickle cele anemia. *Pediatrics* 64: S. 533–536.
Zeltzer, L. et al. (1980a): Self-hypnosis for poorly controlled adolescent asthmatics. *Clin Res* 28 (5): 862A.
Zeltzer, L. et al. (1980b): Psychological effects of illness in adolescence. (II.): Impact of illness in adolescents – crucial issues and coping styles. *Journal of Pediatrics* 97: 132–138.
Zeltzer, L. et al. (1989): The cold pressor paradigm in children: Feasibility of an intervention model (Part II). *Pain* 37: 305–313.

Glossar

Altersprogression: Methode der Zeitprojektion, in der therapeutische Verfahren (z. B. Trance, Imagination) dazu genutzt werden, künftige Lebenssituationen in der Vorstellung zu erleben und diese therapeutisch zu nutzen.

Altersregression: Zurückschreiten mit Hilfe therapeutischer Verfahren auf zeitlich zurückliegende Vorstellungsinhalte (z. B. Erlebnisse), um diese abzuklären (diagnostischer Aspekt) und gegebenenfalls in aktuelle Problemlösungen zu integrieren.

Amnesie: zeitlich begrenzter Erinnerungsverlust aufgrund unvorhersehbarer (z. B. Schock nach Unfall) oder therapeutisch geplanter Ereignisse (z. B. Konfusion in der Hypnotherapie).

Analgesie: Schmerzlosigkeit bzw. Verminderung der Schmerzempfindlichkeit mittels medikamentöser bzw. anderer therapeutischer Maßnahmen (z. B. durch Hypnotherapie).

Analogie: Hinweis auf Übereinstimmung von Dingen durch Vergleich ihrer Eigenschaften, entweder explizit („Deine Augen sind wie zwei Sterne") oder implizit („Laß dieses Bild vor Deinem inneren Auge entstehen").

Ankern: Verknüpfen (verankern) therapeutisch relevanter Aspekte (z. B. Widerstand, Symptome) mit Orten, Erfahrungsbereichen oder Körperregionen des Klienten (Patienten?).

Anästhesie (hypnotische): Ausschaltung, Unterdrückung oder Verlust von Sinneswahrnehmungen, Empfindungslosigkeit.

Armlevitation: unwillkürliches Heben des Armes oder der Hand (Handlevitation), welches zumeist vom Therapeuten induziert wird und als Zeichen tiefer Trance gedeutet werden kann.

Assoziation (allgemein): Prozeß des Zusammenfügens ursprünglich nebeneinander bestehender Bewußtseinsinhalte oder Handlungseinheiten, welcher therapeutisch genutzt werden kann, um die individuellen Handlungsmöglichkeiten zu erweitern.

Dissoziation (allgemein): Prozeß des „Auseinanderfallens" zusammengehöriger Denk-, Handlungs- oder Verhaltensabläufe in einzelne Aspekte, wobei sich das Auftreten der Einzelheiten weitgehend der Kontrolle des Individuums entzieht.

Dissoziation des Körpererlebens: ein Gefühl der Loslösung vom eigenen Körper, das suggeriert wird oder spontan in der Trance auftreten kann.

Fokussierung: Beschränkung der Aufmerksamkeit auf wenige, in der Hypnose zumeist innerlich repräsentierte Wahrnehmungsbereiche.

Katalepsie: Bewegungsstarre (Unbeweglichkeit) von Körperteilen oder des gesamten Körpers.

Konfusionstechnik: Verunsicherung (Verwirrung) gewohnter Denk- oder Wahrnehmungsmuster durch verbale oder nonverbale Ablenkung, Unterbrechung oder Überlastung aktueller Informationsverarbeitung.

direkte Suggestion: (s. Suggestion)

Evozieren von Fähigkeiten/Ressourcen: therapeutische Strategien zur Aktivierung bisher verdeckter Fähigkeiten und Ressourcen.

Halluzination: Wahrnehmung von Sinneseindrücken ohne entsprechende äußere Sinnesreizung. Als negative Halluzination bezeichnet man die Tatsache, daß bei vorhandenen relevanten oder adäquaten Sinnesreizen keine Sinneswahrnehmung zustande kommt. Diese Phänomene können in der Hypnose induziert werden oder spontan auftreten.

Handlevitation: (s. Armlevitation)

Hypnose: ein Zustand veränderter kognitiver Verarbeitungsprozesse (Bewußtheit, Wahrnehmen, Erinnern, Aufmerksamkeit etc.), physiologisch zumeist begleitet von „trophotropen Reaktionen" (verringerter Blutdruck, reduzierter Sauerstoffverbrauch etc.), d. h. von Reaktionen, die den Körper bei Überlastung schützen können.

Implikation: allgemein die Einbeziehung einer Sache in eine andere; in der Therapie häufig der Verweis auf einen Sachverhalt, ohne ihn ausdrücklich (explizit) zu erwähnen.

indirekte Suggestion: (s. Suggestion)

Einstreutechnik: Einbau von Wörtern oder Sätzen in einen „neutralen" Text, die durch besondere Betonung als indirekte Suggestionen dienen können.

Leading: das Verändern von Vorstellungen, Befindlichkeiten und Verhaltensweisen durch begleitende verbale und nonverbale Suggestionen (s. Pacing).

Metapher: Übertragung eines Sachverhalts aus seinem eigentlichen Bedeutungsgehalts in einen anderen, ohne daß der Vergleich explizit („... ist wie ein ...") angesprochen wird (z. B. „ein Löwe in der Schlacht"). Durch die häufig bildhaften Vergleiche können somit neue, andere Sachverhalte mit bereits vertrauten verknüpft werden. Im weiteren Sinne werden in Therapien häufig alle bildhaften Vergleiche, wie Anekdoten, Analogien, Geschichten, Witze, aber auch „symbolische" Handlungen („lebende Metaphern") unter diesem Begriff zusammengefaßt.

Musterunterbrechung: Unterbrechung gewohnter Wahrnehmungs- oder Denkmuster oder aber Aufspaltung bisheriger Symptommuster in Einzelaspekte.

negative Halluzination: (s. Halluzination)

Ordeal: (deutsch: schwere Prüfung, Heimsuchung, Qual, Feuerprobe, Tortur). Aufforderung an einen Patienten, statt des symptomatischen Verhaltens etwas zu tun, das für ihn unangenehmer ist als das Problemverhalten.

Pacing: das Einstimmen des Therapeuten auf Vorstellungen und Aktivitäten (z. B. Atmung, Gesten) des Patienten, um aus dieser begleitenden Übereinstimmung heraus Veränderungen zu initiieren (vgl. Leading).

paradoxe Intervention: therapeutische Strategie, bei welcher der Patient aufgefordert wird, etwas ihm widersinnig erscheinendes oder Gegenteiliges zu seinen bisherigen Problemlösungen zu tun.

Rapport: Bezeichnung für unmittelbaren bzw. besonders intensiven Kontakt zwischen zwei Individuen aufgrund gemeinsamer Denkweisen, Interessen oder Einstellungen. In der Psychotherapie kann diese Beziehung durch verschiedene Strategien (z. B. Tranceinduktion, Übertragung) erleichtert werden.

Suggestion (allgemein): Übertragung eines Bewußtseinsinhalts von einer Person auf eine andere, oft auch unabhängig von der kritischen Kontrolle (Reflexion) des Empfängers. Dies kann durch eine direkte (eindeutige) Anweisung (z. B. in Trance) erfolgen (direkte S.) oder aber indirekt, d. h. über verschlüsselte verbale oder nonverbale Informationen (indirekte S.).

Suggestion, posthypnotische: direkte oder indirekte Aufforderung an eine in Hypnose befindliche Person, zu einem späteren (posthypnotischen) Zeitpunkt in einer vereinbarten Weise wahrzunehmen, zu denken oder zu handeln.

Utilisation: Erkennen und Nutzen individueller Fähigkeiten, Ressourcen und bisheriger Problemlösestrategien (auch der Symptome) zu therapeutischen Zwecken.

Reframing: Umdeuten (Verschieben des Bezugsrahmens) von problemrelevanten Sichtweisen durch Perspektivenwechsel (Veränderung und Umstrukturierung von Kontextvariablen, kognitiv-emotionalen Deutungsmustern) und Nahelegen von Handlungsalternativen (Symptomverschreibung, Ordeals).

Symptomverschreibung: Aufforderung, symptomatisches Verhalten willentlich und gezielt auszuführen. In der Verhaltenstherapie als „negative Übung" (Dunlap), auch als „paradoxe Intervention" (Frankl) bekannt.

Trance: veränderter Wachzustand, der in Hypnose, aber auch in anderen Situationen wie Entspannung (Meditation), körperlichen Aktivitäten (Jogging, Tanzen) etc. auftreten kann und sich durch spezifische Zustandsbilder beschreiben läßt, z. B. ausgeglichener Muskeltonus (Katalepsie), verlangsamte körperliche Reaktionen, Anästhesie, Dissoziation, Zeitverzerrung.

Tranceinduktion: spezifische therapeutische Strategien, um den normalen Bewußtseinszustand zu verändern und einen Trancezustand zu erreichen.

Zeitprojektion: (s. Altersprogression)

Zeitverzerrung: Veränderung der subjektiven Zeiterfahrung als Teilaspekt von Bewußtseinsveränderung (z. B. in Trance).

Sachwortverzeichnis

Verzeichnis der AutorInnen

Karel Balcar
Klinischer Psychologe, Dr. phil.; Mitarbeiter am Institut für ärztliche Fort- und Weiterbildung sowie am Lehrstuhl für Psychologie der Karls-Universität Prag.

Hiltrud Bierbaum-Luttermann
Diplom-Psychologin und Klinische Psychologin und Verhaltenstherapeutin in eigener Praxis.

Uwe Gabert-Varga
Diplom-Psychologe, Leiter einer Rehabilitationseinrichtung in Süddeutschland.

Peter Hain
lic. Phil., Dipl.-Psychologe, Psychotherapeut SPV/FSP; freie Praxis in Zürich und Bremgarten (CH), Präsident der Gesellschaft für Klinische Hypnose in der Schweiz, Präsident der GHypS (Gesellschaft für Hypnose Schweiz).

Daniel P. Kohen
M. D. Kinderarzt und Direktor des Behavioral Pediatrics Program am Children Medical Center in Minneapolis, USA; Prof. an der Universität von Minnesota.

Samuel LeBaron
Ph. D., M. D. Psychologe und Kinderarzt am San Jose Medical Center, Family Health Center San Jose, USA.

Gudrun Schmierer
Sport- und Gymnastiklehrerin, Krankengymnastin, Arzthelferin, Hypnoseassistentin.

Susy Signer-Fischer
lic. phil. Psychologin und Psychotherapeutin, Leiterin einer Erziehungsberatungsstelle in Basel (CH) sowie in freier Praxis tätig. Projektmitarbeiterin an der Universität Bern, langjährige Präsidentin der Gesellschaft für Hypnose Schweiz.

Manfred Vogt
Diplom-Psychologe, Psychotherapeut in freier Praxis, Ausbilder und Supervisor am Norddeutschen Institut für Kurzzeittherapie (NIK), Bremen.

Charlotte Wirl
Dr. med., Schulärztin, Ärztin für Psychotherapie, Psychosomatik und Psychosoziale Medizin; Psychotherapie und Hypnotherapie in freier Praxis, Präsidentin der Milton-Erickson-Gesellschaft Österreich MEGA.

Informationen zu Workshops der Autoren dieses Buches und über das Weiterbildungs-Curriculum „Hypnotherapeutische und Systemische Konzepte für die Arbeit mit Kindern und Jugendlichen" (z. B. in Berlin, München, Rottweil und Göttingen) erhalten Sie bei:

Milton-Erickson-Gesellschaft
für Klinische Hypnose (MEG)
Waisenhausstr. 55
80637 München

Tel. (0 89) 34 02 97 20
Fax (0 89) 34 02 97 19
email: info@meg-hypnose.de
www.meg-hypnose.de

Über die Herausgeber

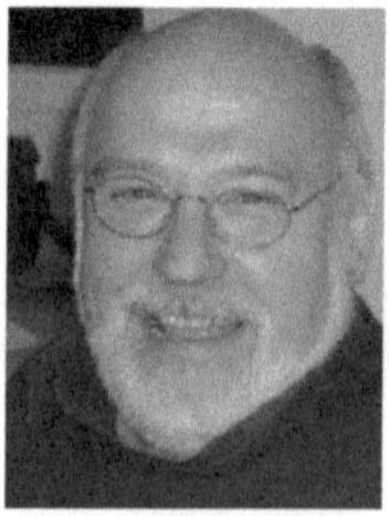

Siegfried Mrochen, Prof. Dr., Diplompädagoge und Diplompsychologe, lehrt Sozialpädagogik an der Universität Siegen; eingebettet in personzentrierte, verhaltenstherapeutische und systemische Arbeits- und Ausbildungszusammenhänge, beschäftigt er sich seit vielen Jahren damit, Elemente der Kurzzeittherapie und -beratung in die Behandlung von Kindern, Jugendlichen und ihren Familien einzubringen.

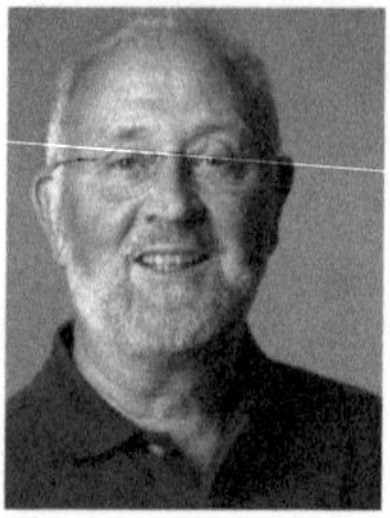

Karl L. Holtz, Prof. Dr., Dipl.-Psych., Psychologischer Psychotherapeut mit den Schwerpunkten kognitive, systemische und hypnosystemische Therapien, Prof. (i. R.) für Psychologie in sonderpädagogischen Handlungsfeldern an der Pädagogischen Hochschule in Heidelberg. Arbeitsschwerpunkte: Lern- und Entwicklungsförderung, Ressourcenorientierung, systemisch-lösungsorientierte Ansätze in Beratung, Supervision und Therapie.

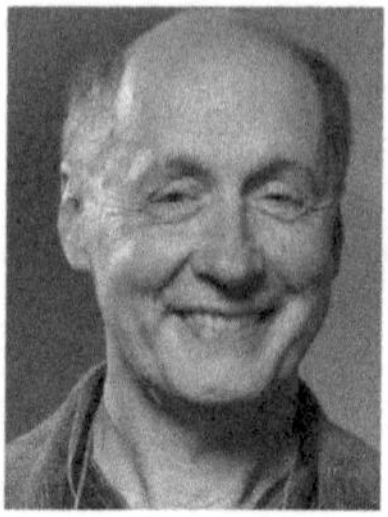

Bernhard Trenkle, Dipl.-Psych., Dipl.-Wi.-Ing.; Psychologischer Psychotherapeut und Lehrtherapeut mit eigener Praxis in Rottweil, 1984–2003 Vorstandsmitglied der Milton Erickson Gesellschaft für Klinische Hypnose (M.E.G.); Gründungsherausgeber des M.E.G.a.Phon (1984–1998). 1999 Lifetime Achievement Award der Milton Erickson Foundation, USA; seit 2005 Mitglied im Vorstand der International Society of Hypnosis (ISH). Autor bzw. Herausgeber mehrerer Bücher.

Karl L. Holtz | Siegfried Mrochen
Peter Nemetschek | Bernhard Trenkle (Hrsg.)

Neugierig aufs Großwerden

Praxis der Hypnotherapie mit
Kindern und Jugendlichen

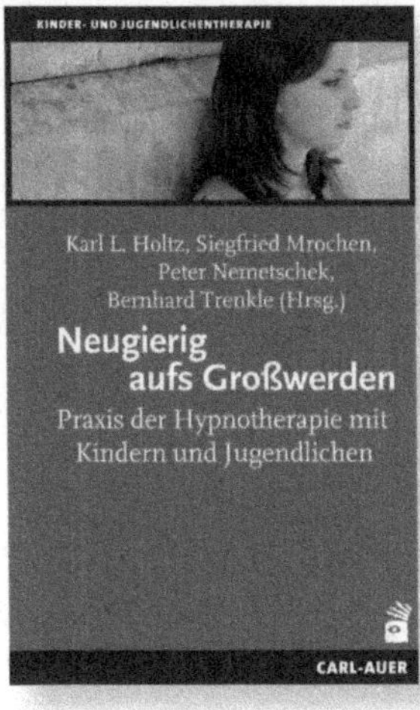

382 Seiten, 39 Abb., Kt
3. Aufl. 2007
ISBN 978-3-89670-586-0

Dieses Buch zeigt die Praxis der Hypnotherapie mit Kindern und Heranwachsenden unter ressourcen-, lösungs- und entwicklungsorientierten Perspektiven. Führende Fachleute aus dem deutschsprachigen Raum berichten über Konzepte und Methoden, die sich in den letzten Jahren als erfolgreich erwiesen haben. „Neugierig aufs Großwerden" bietet vor diesem Hintergrund viele praktische Anregungen und Falldarstellungen zu Themen wie Hyperaktivität, Traumatisierung, Lern- und Leistungsstörung, Heimerziehung und Begleitung von Kindern bei schmerzhaften medizinischen Prozeduren und führt die Ansätze und den Erfolg des Buches „Die Pupille des Bettnässers" fort.

„Die Erwartung, praktische Anregungen für die hypnotherapeutische Arbeit mit Kindern und Jugendlichen zu bekommen, wird rundherum befriedigt."
Stephanie Haine, systhema, 3/2001

„Der Geist, der in diesem Buch zum Tragen kommt, ermöglicht Kindern und Jugendlichen, ihre Kompetenzen wieder zurückzuerobern und mit Lust und Neugier sich auf das Abenteuer des Großwerdens einzulassen."
MEGaPhon, Nr. 34/2001

Carl-Auer Verlag • www.carl-auer.de